腹腔鏡下
肝切除術ガイド

監修 肝臓内視鏡外科研究会

編集 東邦大学 金子弘真
上尾中央総合病院 若林 剛

南山堂

執筆者一覧 (執筆順)

金子　弘真	東邦大学医学部外科低侵襲学分野 特任教授
有泉　俊一	東京女子医科大学医学部消化器外科学 准教授
山本　雅一	東京女子医科大学医学部消化器外科学 教授
伴　大輔	東京医科歯科大学大学院医歯学総合研究科肝胆膵外科学 講師
田邉　稔	東京医科歯科大学大学院医歯学総合研究科肝胆膵外科学 教授
阿部　雄太	慶應義塾大学医学部一般・消化器外科 講師
北川　雄光	慶應義塾大学医学部一般・消化器外科 教授
石沢　武彰	東京大学大学院医学系研究科肝胆膵外科学 講師
長谷川　潔	東京大学大学院医学系研究科肝胆膵外科学 教授
井上　陽介	がん研究会有明病院消化器センター肝・胆・膵外科 医長
齋浦　明夫	順天堂大学医学部肝・胆・膵外科学 教授
杉岡　篤	藤田医科大学医学部総合消化器外科学 主任教授
加藤悠太郎	藤田医科大学医学部総合消化器外科学 教授
木口　剛造	藤田医科大学医学部総合消化器外科学
小島　正之	藤田医科大学医学部総合消化器外科学 講師
土屋　勝	東邦大学医療センター大森病院消化器センター外科 講師
大塚由一郎	東邦大学医療センター大森病院消化器センター外科 准教授
工藤　雅史	国立がん研究センター東病院肝胆膵外科
後藤田直人	国立がん研究センター東病院肝胆膵外科 科長
守瀬　善一	藤田医科大学医学部一般外科学 主任教授
本田　五郎	新東京病院消化器外科 主任部長
大目　祐介	新東京病院消化器外科 医長
若林　剛	上尾中央総合病院肝胆膵疾患先進治療センター センター長
尾﨑　貴洋	上尾中央総合病院消化器外科
別府　透	山鹿市民医療センター 院長
宮田　辰徳	熊本大学大学院生命科学研究部消化器外科学
今井　克憲	熊本大学大学院生命科学研究部消化器外科学

金子　順一	東京大学大学院医学系研究科肝胆膵外科学 講師
武田　　裕	関西労災病院消化器外科 部長
大村　仁昭	関西労災病院消化器外科 副部長
五十嵐一晴	上尾中央総合病院消化器外科
木村　光一	福岡歯科大学総合医学講座内視鏡センター
工藤　健介	福岡歯科大学総合医学講座内視鏡センター
池田　哲夫	福岡歯科大学総合医学講座内視鏡センター 教授
田中　肖吾	大阪市立大学大学院医学研究科肝胆膵外科学 講師
久保　正二	大阪市立大学大学院医学研究科肝胆膵外科学 病院教授
長谷川　康	岩手医科大学医学部外科学講座 講師
新田　浩幸	岩手医科大学医学部外科学講座 准教授
佐々木　章	岩手医科大学医学部外科学講座 教授
板野　　理	国際医療福祉大学医学部消化器外科 主任教授
金沢　景繁	大阪市立総合医療センター肝胆膵外科 部長
高台真太郎	大阪市立総合医療センター肝胆膵外科 医長
日髙　匡章	長崎大学大学院医歯薬学総合研究科移植・消化器外科学 講師
江口　　晋	長崎大学大学院医歯薬学総合研究科移植・消化器外科学 教授
宇山　一朗	藤田医科大学医学部総合消化器外科学 主任教授
青木　武士	昭和大学医学部消化器・一般外科 准教授
草野　智一	昭和大学医学部消化器・一般外科 講師
村上　雅彦	昭和大学医学部消化器・一般外科 教授
久保田喜久	東邦大学医療センター大森病院消化器センター外科
多田　正晴	兵庫医科大学医学部肝胆膵外科
波多野悦朗	兵庫医科大学医学部肝胆膵外科 教授
居村　　暁	徳島大学病院地域外科診療部 特任教授
島田　光生	徳島大学大学院医歯薬学研究部消化器・移植外科学 教授
八木真太郎	京都大学大学院医学研究科肝胆膵・移植外科学 講師
上本　伸二	京都大学大学院医学研究科肝胆膵・移植外科学 教授
青木　　琢	獨協医科大学医学部第二外科学 学内教授
窪田　敬一	獨協医科大学医学部第二外科学 教授

序

　2010年10月，肝臓内視鏡外科研究会監修のもと，腹腔鏡下肝切除術の本邦初のガイド本「腹腔鏡下肝切除術」（南山堂）が刊行され，大変好評であった．そして，同年に腹腔鏡下肝切除は肝部分切除，外側区域切除が保険収載された．その後，腹腔鏡下肝切除は画像の進歩，手術手技の修練や手術器機の改良により発展を遂げてきた．2015年10月，肝臓内視鏡外科研究会では腹腔鏡下肝切除術の全症例の前向きレジストリーを開始し，2016年4月には，前向きレジストリーを前提条件として肝亜区域切除術，区域切除術，肝葉切除術のすべての術式が保険収載された．今後は，この新しい術式の社会への透明性をさらに上げ，患者への安全性を担保しつつ幅広いデータを蓄積し理解を深めてもらい，安心・安全な普及が求められている．

　このような経緯から，新たな腹腔鏡下肝切除術のガイド本の必要性に迫られ，書名を新たに「腹腔鏡下肝切除術ガイド」の刊行に至った．本書ではその変遷から基本的手技だけでなく，適応拡大にむけた肝臓解剖の考え方，画像診断の応用，そしてすべての肝切除術式別の詳細な手術手技について，カラー写真とシェーマを数多く用いて，経験症例数の多い肝臓内視鏡外科研究会の世話人の先生方を中心に解説していただいた．

　また，本書における腹腔鏡下肝切除術の手術手技の理解を深め，技術を補うために，部分切除からすべての解剖学的切除の手術映像をDVD-Videoに付属させた．

　腹腔鏡下肝切除術の新たな手術書として刊行される本書が，本手術の施行を目指す外科医やさらなる技術向上を目指す外科医にとって有益であることを期待したい．

　最後に，本書の作成にあたり，多大なご尽力をいただいた南山堂 石井裕之氏に改めて深謝いたします．

2019年10月吉日

NPO法人 肝臓内視鏡外科研究会 理事長

金子 弘真

目 次

■ **歴史と現況** 腹腔鏡下肝切除術：その時代変遷から近年の動向まで ……………〈金子弘真〉 1

第Ⅰ章　適応と基本的手技

1 適応（疾患・腫瘍条件・肝機能） ……………………………〈有泉俊一／山本雅一〉 6
　A．疾患・腫瘍条件 6
　B．肝機能検査 10
　C．3D-CTによるシミュレーション 11
　D．保険診療で可能な腹腔鏡下肝切除 11

2 Difficulty Scoring System ……………………………………〈伴 大輔／田邉 稔〉 12
　A．Difficulty Scoring System 12
　B．Difficulty Scoring Systemの改訂〜IWATE Criteria 14
　C．その他の難易度指標の提唱 15
　D．腹腔鏡下肝切除のlearning curve 16

3 画像診断の応用① ………………………………………………〈阿部雄太／北川雄光〉 17
　A．3D立体構築画像から得られる腫瘍の解剖学的位置関係 17
　B．腹腔鏡下術中超音波診断の難点 18
　C．脈管構造を把握するための術中超音波プローブの使い方 18
　D．症例：S7部分切除 21

4 画像診断の応用② ………………………〈石沢武彰／長谷川 潔／井上陽介／齋浦明夫〉 23
　A．ICG蛍光イメージングの原理 23
　B．蛍光胆道造影法 23
　　1．胆管内注入法 23
　　2．静注法 24
　C．肝癌の同定 26
　D．肝区域の描出と血流評価 28
　E．胆汁漏の同定 29

5 新しい肝臓解剖の考え方 ………………〈杉岡 篤／加藤悠太郎／木口剛造／小島正之〉 31
　A．レネック被膜の概念 31
　B．レネック被膜の発生学的考察 32

vii

  C．レネック被膜の実体 ································· 32
  D．手技の実際 ······································· 32
   1．肝外グリソン鞘一括先行確保の定型化 ············· 32
   2．肝静脈の頭尾方向への剝離・露出 ················· 35
   3．one-way方式による系統的肝切除の定型化 ·········· 36
  E．将来展望 ··· 36

6 アプローチ法(Pure-Lap，HALS，Hybrid) ········（土屋 勝／大塚由一郎／金子弘真）37
  A．アプローチ法の定義 ································ 37
  B．アプローチ法の変遷 ································ 38
  C．各アプローチ法の役割 ······························ 38
  D．各アプローチ法の特徴と手技 ························ 38
   1．Pure-Lap ······································ 38
   2．HALS ··· 39
   3．Hybrid ·· 41

7 体位とポート配置 ························（工藤雅史／後藤田直人）43
  A．手術準備（各種器材の配置とセッティング） ············ 43
  B．体　位 ·· 44
   1．開脚位 ·· 44
   2．左側臥位 ······································ 44
   3．左半側臥位 ···································· 45
  C．ポート配置 ······································ 45
   1．肝外側区域切除 ································ 46
   2．肝S2・S3部分切除 ······························ 46
   3．肝S4部分切除 ·································· 47
   4．肝S5・S8部分切除 ······························ 47
   5．肝左葉切除・右葉切除 ·························· 47
   6．肝S6・S7部分切除 ······························ 48
   7．再肝切除症例における腹腔鏡下肝切除 ············· 48

8 肝の授動 ····································（守瀬善一）49
  A．腹腔鏡下肝切除における肝授動の考え方 ··············· 49
  B．ポート・体位・術者の位置の設定 ···················· 50
  C．基本手技 ·· 51
   1．頭側剝離：鎌状～冠状～三角間膜の切離と肝静脈根部の露出 ·· 51
   2．尾側からの剝離 ································ 55

9 肝実質切離に用いる器機 ·······················（本田五郎／大目祐介）57
  A．肝実質切離の普遍的概念「発掘（excavation）」 ·········· 57
  B．肝実質切離手技の基本ステップ ······················ 57
  C．ドライな術野の確保 ······························· 58
  D．エネルギーデバイスによる凝固止血の要点と注意点 ······· 58

E.	クランプクラッシング法による肝実質切離	58
F.	超音波外科吸引装置を用いた肝実質切離	60

10 グリソン鞘と血管の処理 ……（若林 剛／尾﨑貴洋） 62
A.	部分切除でのグリソン鞘と血管の処理	62
B.	外側区域切除でのグリソン鞘と血管の処理	64
C.	亜区域と区域切除以上でのグリソン鞘と血管の処理	64

第Ⅱ章 術式別の手術手技

1 部分切除 ……（別府 透／宮田辰徳／今井克憲） 68
A.	手術適応	68
B.	手術アプローチの選択	68
	1. 胸腔鏡アプローチ	68
	2. 腹腔鏡アプローチ	69
C.	術前シミュレーション	69
D.	手術に必要な物品	70
E.	手術手技の実際（腹腔鏡アプローチ）	71
F.	腹腔鏡下肝部分切除における注意点	74
G.	肝硬変例への適応拡大の問題点	74
H.	腹腔鏡下肝部分切除の成績	75

2 外側区域切除 ……（金子順一／長谷川 潔） 76
A.	手術適応	76
B.	手術手技	76
	1. 体位とトロッカー留置	76
	2. 腫瘍の確認とスクリーニング	76
	3. 肝外側区域の授動	77
	4. 肝離断	78
	5. グリソン鞘と左肝静脈の処理	80
	6. 切除肝の回収	80

3 内側区域切除 ……（武田 裕／大村仁昭） 81
A.	腹腔鏡下肝内側区域切除を施行するために	81
	1. 肝内側区域の解剖	81
	2. 手術適応	81
B.	腹腔鏡下肝切除の基本手技	82
	1. 手術体位	82
	2. 使用器具	82
	3. 気腹圧	83

  C．腹腔鏡下肝内側区域切除 ………………………………………………… 83
   1．ポート配置 …………………………………………………………… 83
   2．肝周囲剝離とプリングル法の準備 ………………………………… 83
   3．胆嚢摘出術 …………………………………………………………… 84
   4．肝門部処理 …………………………………………………………… 84
   5．グリソン処理 ………………………………………………………… 85
   6．左側肝切離 …………………………………………………………… 86
   7．右側肝切離 …………………………………………………………… 86
   8．標本摘出，閉創 ……………………………………………………… 87
   9．術　後 ………………………………………………………………… 88

4　前区域切除 ………………………………………………（若林 剛／五十嵐一晴） 89
 A．体位とポート配置 ………………………………………………………… 89
 B．胆嚢摘出と肝の授動 ……………………………………………………… 90
 C．肝門部でのグリソン処理とプリングル法 ……………………………… 91
 D．肝実質切離 ………………………………………………………………… 91
 E．切除肝の回収と閉創 ……………………………………………………… 93

5　後区域切除 ………………………………………（木村光一／工藤健介／池田哲夫） 95
 A．体位と手術器機の配置 …………………………………………………… 95
 B．ポート配置 ………………………………………………………………… 96
 C．場面ごとの手術操作 ……………………………………………………… 96
  1．肝門部脈管処理 ……………………………………………………… 96
  2．肝授動 ………………………………………………………………… 96
  3．肝実質切離 …………………………………………………………… 97
 D．注意すべき合併症とその対応 …………………………………………… 98
  1．出　血 ………………………………………………………………… 98
  2．胆汁漏 ………………………………………………………………… 98
  3．気胸および肺損傷 …………………………………………………… 98

6　左葉切除 …………………………………………………（田中肖吾／久保正二） 99
 A．手術適応 …………………………………………………………………… 99
 B．体位とポート配置 ………………………………………………………… 99
 C．外側区域の授動 ……………………………………………………………100
 D．肝門部の処理 ………………………………………………………………101
  1．グリソン一括処理 ……………………………………………………101
  2．肝門部の個別処理 ……………………………………………………101
 E．肝離断 ………………………………………………………………………102
 F．胆管処理（グリソン個別処理） …………………………………………104
 G．左肝静脈の処理 ……………………………………………………………104
 H．離断後 ………………………………………………………………………105

7 右葉切除 ……（長谷川 康／新田浩幸／佐々木 章）106
- A. 手術適応 …… 106
- B. 出血量を減らす工夫 …… 106
- C. 患者体位 …… 106
- D. 術者の立ち位置とポート配置 …… 106
- E. 手術手順と手術手技 …… 107
  1. 超音波 …… 107
  2. 胆　摘 …… 107
  3. 肝門部操作 …… 107
  4. 下大静脈右縁の剝離 …… 109
  5. 肝実質切離①（demarcation line と中肝静脈の間）…… 109
  6. 肝管，グリソンの切離 …… 110
  7. 肝実質切離②（中肝静脈と下大静脈の間）…… 111
  8. 右肝静脈切離 …… 112
  9. 肝右葉の授動 …… 112
  10. 検体摘出・止血確認 …… 113

8 尾状葉切除 ……（板野 理）114
- A. 手術適応 …… 114
- B. 手術手順 …… 114
  1. 腹腔鏡下尾状葉全切除 …… 115
- C. 責任グリソン処理と肝切離 …… 118
  1. 左側の部分切除 …… 120
  2. 右側の部分切除 …… 120

9 S2およびS3切除 ……（大塚由一郎／金子弘真）121
- A. 手術適応 …… 121
- B. 体位固定 …… 121
- C. 手術器具の準備 …… 121
- D. 手術手技 …… 122
  1. ポート配置 …… 122
  2. 術中超音波検査 …… 122
  3. 肝十二指腸靱帯のテーピング …… 122
  4. グリソン鞘根部の確保 …… 123
  5. 肝外側区域の授動 …… 124
  6. 肝実質切離 …… 125
  7. ドレーン挿入・閉創 …… 127

10 S5およびS6切除 ……（金沢景繁／高台真太郎）128
- A. 手術適応 …… 128
- B. セッティング …… 129
  1. 体位とトロッカー挿入位置 …… 130

  C．S5およびS6領域切除における腹腔鏡操作の流れ･････････････････････････ 131
   1．肝門部でのグリソン確保 ･･･ 131
   2．肝授動操作 ･･･ 131
   3．S5亜区域切除の手術手技 ･･･ 132
   4．S6亜区域切除の手術手技 ･･･ 135
   5．S5およびS6部分切除の手術手技 ･････････････････････････････････････ 137
   6．切除標本の回収 ･･･ 138

11　S7およびS8切除 ･･････････････････････････････････････(本田五郎／大目祐介) 140
 A．手術適応 ･･ 140
 B．手術手技 ･･ 140
  1．S7の系統的切除 ･･ 140
  2．S8の系統的切除 ･･ 142

12　ドナー肝切除①（腹腔鏡補助下：Hybrid） ･････････････････(日髙匡章／江口　晋) 145
 A．手術方法 ･･ 145
  1．術前シミュレーション ･･･ 145
  2．皮膚切開，ポート配置 ･･･ 145
  3．肝授動 ･･･ 146
  4．皮膚切開延長，肝静脈テーピング，肝門部剝離 ･････････････････････････ 147
  5．肝実質切離 ･･･ 149
  6．グラフト摘出，閉腹 ･･･ 150
 B．手術成績 ･･ 152

13　ドナー肝切除②（完全腹腔鏡下：Pure-Lap）･･･････････････(新田浩幸／佐々木 章) 154
 A．手術適応 ･･ 154
 B．手術手技 ･･ 154
  1．呼吸循環管理，体位，ポート配置 ･････････････････････････････････････ 154
  2．肝の授動とグリソン鞘の確保 ･･･ 154
  3．肝区域の同定 ･･･ 156
  4．肝実質切離，動門脈の確保 ･･･ 156
  5．胆管の切離 ･･･ 157
  6．グラフト肝摘出 ･･･ 158

14　ロボットによる切除 ･････････････････････････(加藤悠太郎／杉岡 篤／宇山一朗) 159
 A．手術適応 ･･ 159
 B．当科におけるロボット肝切除の現況 ･････････････････････････････････････ 159
  1．患者と対象疾患 ･･･ 159
  2．手術術式 ･･･ 159
  3．短期成績 ･･･ 160
  4．中長期成績 ･･･ 161
 C．ロボット肝切除の実際 ･･･ 161
  1．手術室における器機配置とセッティング ･･･････････････････････････････ 161
  2．ポート配置 ･･･ 162

3. 基本操作と使用器具 …………………………………………………………… 162
4. ロボット肝切除の手術手技 …………………………………………………… 163

15 その他の術式 ―横隔膜下腫瘍に対するアプローチ法の工夫―
〈青木武士／草野智一／村上雅彦〉167
- A. 横隔膜下腫瘍に対する3つのアプローチ法 ……………………………… 168
    1. 各術式の特徴 …………………………………………………………… 168
    2. 治療選択アルゴリズム ………………………………………………… 169
- B. 胸腔鏡下経横隔膜的肝切除術（TA） ……………………………………… 170
    1. 手術適応 ………………………………………………………………… 170
    2. 術前準備／仮想胸腔鏡画像作成 ……………………………………… 170
    3. 体位と手術環境 ………………………………………………………… 171
    4. 手術手技 ………………………………………………………………… 171
- C. 胸腹腔鏡下肝切除術（TLA） ……………………………………………… 174
    1. 手術適応 ………………………………………………………………… 174
    2. 術前準備／仮想腹腔鏡画像作成 ……………………………………… 174
    3. 体位と手術環境 ………………………………………………………… 174
    4. 手術手技 ………………………………………………………………… 175

第Ⅲ章 術中・術後のトラブルと回避法

1 出　血 ……………………………………………………〈久保田喜久／金子弘真〉178
- A. 「出血させない」ための工夫 ……………………………………………… 178
    1. inflow system の制御 …………………………………………………… 178
    2. outflow system の制御 ………………………………………………… 179
    3. エネルギーデバイスを用いた pre-coagulation ……………………… 179
    4. 「出血させない」ための脈管処理 ……………………………………… 179
- B. 不慮の出血に対する基本手技 ……………………………………………… 179
    1. まずは圧迫，そして冷静な判断 ……………………………………… 180
    2. 十分な術野の確保 ……………………………………………………… 180
    3. 脈管に適した止血操作 ………………………………………………… 181
- C. 短肝静脈からの出血 ………………………………………………………… 182
- D. 副腎からの出血 ……………………………………………………………… 182
- E. HALS，Hybrid，開腹術への移行 ………………………………………… 183
- F. 止血確認時の注意点 ………………………………………………………… 183

2 他臓器損傷 ………………………………………………〈多田正晴／波多野悦朗〉185
- A. ファーストポート挿入時 …………………………………………………… 185
    1. ポートサイト出血 ……………………………………………………… 185
    2. 腹壁下癒着臓器損傷 …………………………………………………… 186
    3. 体型や体位に伴う誤認 ………………………………………………… 186
    4. 対策について …………………………………………………………… 186

- B．肝と他臓器の癒着剝離時 188
  - 1．大網損傷 188
  - 2．腸管損傷 188
- C．肝脱転時 190
  - 1．心囊膜，横隔膜損傷 190
  - 2．下横隔静脈，肝静脈根部，下大静脈の損傷 191
  - 3．副腎損傷 192
- D．肝実質切離時 193
- E．閉創時 193

3 ガス塞栓 （居村 暁／島田光生）194
- A．ガス塞栓症 194
  - 1．炭酸ガス塞栓 194
  - 2．アルゴンガス塞栓 195
  - 3．圧縮空気，窒素ガスによる塞栓 195
- B．アルゴンガス塞栓症例（自験例） 196
- C．ガス塞栓への対処 198

4 自動縫合器関連 （八木真太郎／上本伸二）200
- A．トラブルの種類 200
  - 1．ミスファイヤー（ステープル不形成） 200
  - 2．後出血 200
  - 3．残肝の脈管（とくに胆管）の巻き込み 201
  - 4．ファイヤーが途中で止まってしまう 201
- B．対処法 201
  - 1．グリソンからの出血 201
  - 2．残肝脈管（とくに胆管）の巻き込み 202
  - 3．下大静脈・肝静脈切離からの出血 202
  - 4．ファイヤーが途中で止まってしまう場合の対処法 203

■ 肝臓内視鏡外科研究会でのアンケート結果 （青木 琢／窪田敬一） 205
■ 肝臓内視鏡技術認定制度 （大塚由一郎／金子弘真） 209
■ 前向きレジストリーの現状報告 （新田浩幸／大塚由一郎） 212

  参考文献 215

付属DVD-Video収載の術式映像　　（術者：若林 剛）

❶ IPNBに対する腹腔鏡下左肝切除（グリソン一括法）
❷ 肝細胞癌に対する腹腔鏡下前区域切除（グリソン一括法）
❸ S3亜区域切除（肝細胞癌）とS7亜区域切除（肝転移）
❹ 肝細胞癌に対する腹腔鏡下肝中央2区域切除
❺ 肝細胞癌に対する腹腔鏡下肝右葉切除（グリソン一括法）

歴史と現況
腹腔鏡下肝切除術：その時代変遷から近年の動向まで

　近年，腹腔鏡下肝切除は低侵襲性手術として普及し，最小限の創で最大限の治療効果をもたらすための努力と工夫から，開腹術との比較において低侵襲性のみならず，出血量の減少や術後合併症軽減，在院期間短縮，さらには非劣性の長期成績の報告も増えてきている．
　ここではその腹腔鏡下肝切除の導入から時代の変遷，そして近年の動向について述べる．

腹腔鏡下肝切除の導入

　1991年，欧米で腹腔鏡下肝切除が試みられてから，その報告の大部分は肝血管腫，腺腫あるいは肝嚢胞など正常肝の良性腫瘍に対する部分切除で占められていた．一方，わが国において，筆者らの施設では1993年に転移性肝癌そして肝硬変合併肝癌に腹腔鏡下肝切除を行い，良好な経過をたどったことから，症例を厳選したなかで積極的に腹腔鏡下肝切除に取り組んだ．
　腹腔鏡下肝切除開始当初の術式は肝部分切除であったが，翌年に世界初の解剖学的肝切除である腹腔鏡下肝外側区域切除を筆者らの施設で施行し，比較的安全な手術手技で定型的手術手技になり得ることを報告した．当時，腫瘍の形態や大きさに関しての適応基準は，結節型で腫瘍径3cm以下，肝外突出型では5cm以下とし，また，腫瘍の局在する部位が肝下区域の表面や辺縁，あるいは外側区域では，トロッカーの部位を変更することにより腫瘍の切除は可能と考えた．
　腹腔鏡下肝切除のよい適応ということではこの原則は今も大きくは変わりないが，2000年以後には，さらなる適応拡大も試みられるようになった．そのための工夫として腫瘍の局在が後区域や大きい腫瘍では用手補助腹腔鏡下手術(HALS)や腹腔鏡補助下手術(Hybrid)が応用されるようになった．2007年以降には右肝半切除や左肝半切除などを完全腹腔鏡下手術(Pure-Lap)で行う施設が筆者ら施設を含めて国際的にも次第に増えてきた．そして，近年では画像の進歩やさらなる手術器材の開発により外側区域を除く系統的肝切除でも比較的安全に施行されるようになってきた．
　この腹腔鏡下肝切除の進歩・発展は，内視鏡用の手術器材の改良・開発に大きく依存していることはいうまでもない．超音波探触子，外科手術用超音波メス，バイポーラシーリングデバイス，自動縫合器などの器材が内視鏡手術用に開発され，腹腔鏡下肝切除において最も大きな課題であった安全な肝実質切離を克服することができるようになった．しかし，その使用に関してlearning curveがあることを認識する必要があり，それぞれの手術器機の特性をよく理解することが極めて重要である．また，開腹肝切除の技術や経験が求められるのは当然で，開腹への移行の正しい判断も重要である．

肝臓内視鏡外科研究会発足2007年以降の動向

　腹腔鏡下肝切除の普及を推進するべく2007年に肝臓内視鏡外科研究会が発足され，腹腔鏡下肝切除を導入する施設は着実に増加した．そして，本研究会では腹腔鏡下肝切除の安全性と現状を探る目的で詳細なアンケート調査が実施され，その内訳は毎年行われる研究会で報告，論文掲載された．そ

の最新報告は別項(p.205)に委ねることにする．2010年に腹腔鏡下肝部分切除と肝外側区域切除が保険収載されて以降，腹腔鏡下肝切除の症例数は急激に増えてきている．そして，開腹術と腹腔鏡下手術の比較において低侵襲性を強調するより，術後合併症軽減や非劣性の長期予後の成績も報告されてきた．

その対象となる適応疾患は，原発性肝癌と転移性肝癌がほとんどであるが，なかでも大腸癌肝転移の占める割合が増加してきている．これは，大腸癌肝転移に対する手術治療は肝部分切除にて腫瘍学的な目的が達成されることが多く，相応な術式としての腹腔鏡下肝切除の増加を反映したものと考えられる．

多くのメタアナリシスの結果が報告され，出血量や合併症は少なく，術後の回復が早く，在院日数も短縮され，長期予後に関しても5年生存率，無再発生存とも開腹肝切除と差はないというのがほとんどである．しかしながら，そのエビデンスレベルはいまだ低い．高いレベルのエビデンス獲得のためには多くの症例数を蓄積して，長い年月をかけて厳密な検証が必要とされる．とくに腹腔鏡下肝切除のような新しい術式が高いレベルのエビデンスを得ることは極めて難しく，肝切除自体が部位や術式など多岐にわたるため，ランダム化比較試験(RCT)は困難を極めるうえ，結論を得るには長期間を要する．2015年，本研究会と日本肝胆膵外科学会が中心となり多施設共同研究の傾向スコアマッチングでその有効性を検証した報告がされた．その結果は出血量減少や入院期間の短縮，さらに原発性肝癌においては合併症の軽減も報告された．これは腹腔鏡下肝切除は手技上操作制限があるものの気腹の影響や拡大視効果などにより開腹手術に比べ出血量が少ないと考えられた．原発性肝癌での腹腔鏡下肝切除群の有意な術後合併症率の低値は，慢性肝炎や肝硬変症例に対して小さい傷や少ない授動などの手術操作が影響したものと推察された．

腹腔鏡下肝切除の国際コンセンサス会議は本手術の普及に重要な位置を占めてきた．2008年にアメリカのケンタッキー州ルイビルにおいて腹腔鏡下肝切除の第1回国際コンセンサス会議が開催された．この会議では世界各国から選ばれた45人のエキスパートによって手術適応や手技，合併症，安全性，トレーニングについてエビデンスが少ないなかで徹底的に議論された．そして，肝臓外科および内視鏡外科に熟練した外科医による手術であれば，肝部分切除や肝外側区域切除は安全で有用な術式であると評価された．また，手術の定型化や臨床成績を確実なものとするためには学会や政府レベルでの教育と認定の標準化が必要であると結論付けられた．このコンセンサス会議によりエキスパート間の協調性が得られ，データの共用が可能となり，いくつかの重要論文が作成された意義は大きく，2009年以降，腹腔鏡下肝切除に関する論文数は急増した．

その6年後の2014年10月には岩手県盛岡市において第2回国際コンセンサス会議が開催された．世界各国から選ばれた34人のエキスパートと9人の審査医師らによって，腹腔鏡下肝切除の手術手技と同時にその有益性やリスクについての議論がクリニカルクエスチョン形式で行われた．そして，これまで報告された成績をより客観的に評価するため，本会議では独立した審査員（主に腹腔鏡下肝切除を行わない開腹肝切除のエキスパート）を置くコンセンサス会議モデル(an independent jury based consensus model)を採用し，さまざまな項目に対して積極的な討論がなされた．エビデンスに基づく推奨や短期・長期成績を中心に腹腔鏡下肝切除の現状が示され，技術的な面での推奨も多数行われ，極めて意義のある会議となった．そして，クリニカルクエスチョンに対する数多くの論文が作成され，腹腔鏡下肝切除の今後の方向性が示された．

教育と技術認定制度

　腹腔鏡下肝切除は強くlearning curveが関与するため，適切な指導のもとでの教育も極めて重要となっており，2009年から年に3回のハンズオンセミナーが肝臓内視鏡外科研究会と企業の共催で開催され，現在までに約800人の外科医が受講している．そして，当初受講された若手外科医が，現在エキスパートとして活躍されているのはうれしい限りである．本セミナーは2日間にわたるもので，第1日目の講義からビデオクリニック，2日目にはさまざまな手術器機が用意されたなか，指導者のもとでブタを用いた手術修練であり，世界的にも類をみない充実した内容の研修システムとして高い評価を得ている．

　2012年から日本内視鏡外科学会では腹腔鏡下肝切除の技術認定制度が開始された．詳細は別項(p.209)に委ねるが，腹腔鏡下肝切除の基本となる手技を評価するもので，対象は肝部分切除で肝内の脈管を計画的・確実・安全に処理を行う肝実質切離手技とした．申請者は年々増えているが，審査は比較的厳しくその合格率は30％前後である．しかし，この技術認定制度が安全・確実な手技の道標となり適応拡大につながる基本路線となることを期待している．

　腹腔鏡下肝切除では通常の開腹手術に比べ難易度は高く，その手技の習得により多くの時間を要する．症例ごとに外科医自身の手術技量を考慮して，より慎重に適応を検討することが重要である．腹腔鏡下肝切除手技の難易度を腫瘍の位置や切除術式，腫瘍径，主要脈管との関係，肝機能の5項目からスコア化し，術者の経験に応じた症例を選択する評価方法であるDifficulty Scoring Systemも報告されている．その詳細は別項(p.12)に委ねるがその検証結果も近年報告されている．

臨床的検証と前向き登録制度

　腹腔鏡下肝切除の臨床的確証の充足についてはそのデータが蓄積されつつあったが十分とはいえないなかで，2014年肝臓癌や膵臓癌の無理な腹腔鏡下手術への適応拡大から不幸な結果を招いた事例が倫理上の問題点や病院運営管理面も含めて大きな社会問題となった．追い打ちをかけるように一部報道では術式自体を否定するような記事もみられた．しかし，National Clinical Database，および前述の日本肝胆膵外科学会と本研究会が中心となった多施設共同研究の報告などの実態調査から，術後90日死亡数は，腹腔鏡下手術が開腹手術に比べ高いものではないうえ，むしろ合併症や出血量の軽減が報告された．しかしながら，2014年以降の腹腔鏡下肝切除に対する社会の評価は厳しく，患者や国民に与えた誤解や不安が完全に払拭されることはなかった．そこで2015年10月より肝臓内視鏡外科研究会では腹腔鏡下肝切除の全症例の術前前向き登録制度を開始した．この登録制度により，患者への安全性を担保し，新しい術式に対する社会への透明性を上げ，公正で幅広いデータを蓄積し，術式に対する理解を深めてもらうことで腹腔鏡下肝切除の正しい評価と安心・安全な普及に努めた．そして，これらの取り組みやこれまでの多施設共同腹腔鏡下肝切除の良好な結果もあり，2016年4月には，肝亜区域切除，区域切除，肝切除のすべての術式が保険収載されることになった．ただし，ここには疑義解釈があり，前向き登録をすることが前提条件となっている．

　その前向き登録制度の現状報告の詳細は別項(p.212)に委ねるが，2015年10月から2018年9月末までの登録症例数は9,372例，登録施設数は341施設と世界に類をみない数となり，いかに日本が腹腔鏡下肝切除を積極的に取り入れているかがうかがわれる．その結果は，腹腔鏡下肝切除の全症例30日死亡率0.14％(10/7,326)，90日死亡率0.20％(15/7,326)，新たに適用拡大された亜区域，区域，葉切除の30日死亡率0.24％(4/1,653)，90日死亡率0.54％(9/1,653)と極めて低い値であった．

今後の動向

　腹腔鏡下肝切除の導入と検証には紆余曲折があったが，患者に対して低侵襲という利点があると信じてここまで前向きにオールを漕いできた．

　海外では生体肝移植ドナーに対する低侵襲性手術として，腹腔鏡下肝切除が適応されてきている．わが国においても早晩保険適用されるものと期待している．

　今後も肝臓ならびに内視鏡手術器材はさらに改良され，術前・術中画像評価や3Dを含めた手術画像の進歩も続くであろう．そして，ロボット手術さらには拡張現実（AR）による手術支援へとその可能性は進み，外科治療の重要な選択肢として腹腔鏡下肝切除はさらに発展していくものと考えている．

第Ⅰ章

適応と基本的手技

第Ⅰ章 適応と基本的手技

1 適応(疾患・腫瘍条件・肝機能)

　腹腔鏡下肝切除の適応となる疾患や肝腫瘍は，通常の開腹肝切除の適応と同じである．肝腫瘍が肝前下領域(S2, 3, 4, 5, 6)の肝表(末梢側)に存在し，主要脈管と離れている場合は腹腔鏡下肝切除のよい適応である[1]．ここでは，腹腔鏡下肝切除の適応となる疾患・腫瘍条件，肝機能について述べる．

A 疾患・腫瘍条件

　腹腔鏡下肝切除や開腹肝切除の適応となる肝腫瘍を表Ⅰ-1に示す．肝良性腫瘍の肝細胞腺腫や限局性結節性過形成は無症状なことが多いが，腹痛や腫瘍出血・破裂などの症状がある場合には手術適応となる(図Ⅰ-1)[2]．また，増大傾向がある場合や，肝細胞癌と鑑別が困難な場合も適応となる．無症状の肝細胞腺腫では，5cm以上や男性例に腫瘍出血や肝細胞癌の合併例が多いため手術適応となる．肝細胞腺腫や限局性結節性過形成は，限局しているため肝部分切除でよい．腹腔鏡下肝切除が安全に行える外側区域や肝前下領域(S2, 3, 4, 5, 6)の肝表(末梢側)に存在する場合には，腹腔鏡下肝切除のよい適応である(図Ⅰ-2, 3)．

　肝血管腫は日常的にみられる頻度の高い良性腫瘍であるが，まれに10cmを超える巨大肝血管腫がある．腹痛や不快感，腹部膨隆，圧迫感のほか，腹腔内出血を呈することがあるため肝切除の適応となる(図Ⅰ-4)[3]．10cm以上の巨大肝血管腫では片葉切除など解剖学的肝切除を要することが多い．巨大肝血管腫においては，血小板や凝固因子が消費されて出血傾向，播種性血管内凝固症候群(DIC)を呈することがあり，カサバッ

表Ⅰ-1　疾患・肝腫瘍と肝切除

疾患・肝腫瘍		部分切除	系統的肝切除(解剖学的肝切除)
良性腫瘍	肝細胞腺腫	●	
	限局性結節性過形成	●	
	肝血管腫	●	●
	肝血管筋脂肪腫	●	
悪性腫瘍	肝細胞癌	●(5cm以下，肝機能不良)	●
	肝内胆管癌		●
	混合型肝癌		●
	転移性肝癌	●	(脈管浸潤)

1 適応（疾患・腫瘍条件・肝機能）

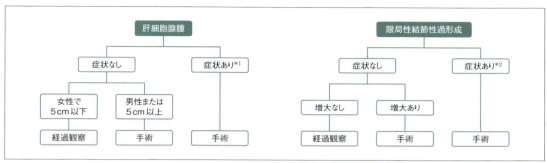

図Ⅰ-1　肝細胞腺腫と限局性結節性過形成の治療方針
＊1：出血，破裂，腹痛など　＊2：腹痛，圧迫など
いずれも肝細胞癌が疑われる場合は手術する．肝細胞腺腫においては，経口避妊薬は中止する．
（有泉俊一，山本雅一：外科的アプローチ．肝胆膵，69（5）：781-788，2014 より一部改変）

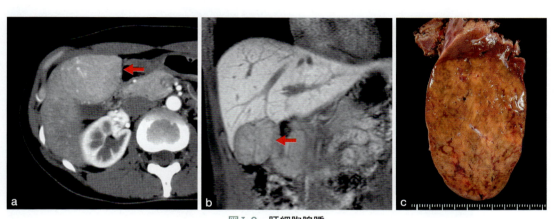

図Ⅰ-2　肝細胞腺腫
腹部CT造影早期相で造影され（a），MRI肝細胞造影相で低信号を呈した（b）．肉眼所見を示した（c）．

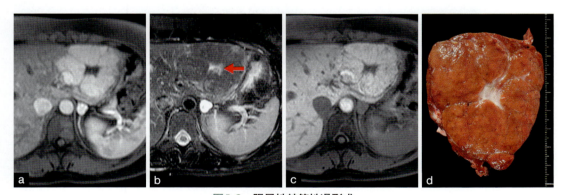

図Ⅰ-3　限局性結節性過形成
腹部MRI造影早期相で造影され（a），T2強調像で中央瘢痕が高信号となり（b），肝細胞造影相で高信号を呈した（c）．肉眼所見も中央瘢痕を認める（d）．

ハ・メリット症候群と呼ばれる．このような肝血管腫は緊急性や出血傾向があるため腹腔鏡下肝切除は注意を要する．肝血管腫のなかに肝表から肝外に発育する肝外発育型血管腫があるが，これは4cm以上で腹腔内破裂・出血の危険性があり手術適応となる[4]．

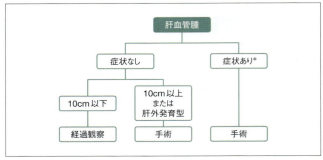

図 I-4 肝血管腫の治療方針
＊：腹痛，圧迫感，出血傾向，カサバッハ・メリット症候群など

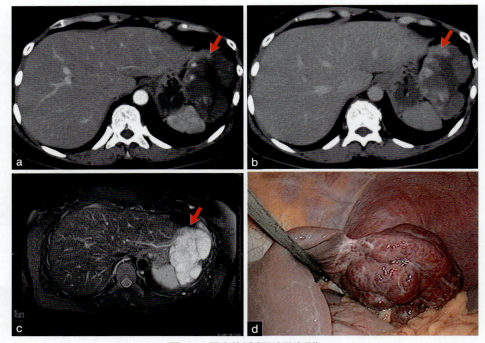

図 I-5 肝血管腫（肝外発育型）
腹部CTでは肝の左外側に腫瘤像を認め，造影早期相で腫瘤辺縁から造影され(a)，後期相において造影剤の腫瘤停滞を認めた(b)．MRI-T2強調像では高信号(c)，手術所見では肝外に突出する肝血管腫を認めた(d)．

肝外の肝血管腫とつながる肝実質を切離するだけでよいため，腹腔鏡下肝部分切除のよい適応である（図I-5）．そのほかの良性腫瘍は，肝細胞癌との鑑別が困難な場合に手術適応となる．病理診断のために全切除が必要であるが，安全に行える部位であれば腹腔鏡下肝部分切除のよい適応となる．

転移性肝癌のなかでとくに大腸癌肝転移は手術適応となる．同時性・異時性を問わず，根治切除が可能な肝転移は肝切除が推奨されている[5]．肝機能も正常なことが多く，外側区域や肝前下領域（S2, 3, 4, 5, 6）の肝表（末梢側）に存在する場合には腹腔鏡下肝切除のよい適応である．切除断端に癌が露出しない切除が重要である．肝切除後の5年生存率は35〜58％である．胃癌肝転移は，転移個数が単発または少数であれば切除成績

1 適応（疾患・腫瘍条件・肝機能）

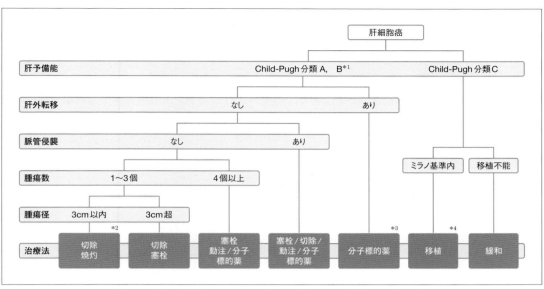

図I-6　肝癌診療ガイドライン（2017年）による治療アルゴリズム
　　　＊1：肝切除の場合は肝障害度による評価を推奨
　　　＊2：腫瘍数1個なら①切除，②焼灼
　　　＊3：Child-Pugh分類Aのみ
　　　＊4：患者年齢は65歳以下

（日本肝臓学会 編：肝癌診療ガイドライン2017年版．68，金原出版，2017）

が良好であり，手術適応となる．肝切除後の5年生存率は10～40％である[6]．

　肝細胞癌に対しては解剖学的肝切除（系統的肝切除）が推奨されてきた．肝細胞癌は門脈侵襲による肝内転移を伴うからである．最新の肝癌診療ガイドライン（2017年）でも，腫瘍数が1個ならば腫瘍径にかかわらず肝切除が第一選択と推奨されている（図I-6）[7]．腫瘍数3個以内腫瘍径3cm以内では，肝切除かラジオ波焼灼療法（RFA）が推奨され，腫瘍数3個以内腫瘍径3cm超ならば，肝切除か肝動脈化学塞栓療法（TACE）が推奨された．また，安全で合理的な手術術式として系統的肝切除が推奨されたが，具体的な術式については推奨がない[7]．しかし，肝細胞癌のなかでたとえば単純結節周囲増殖型，単発病変で腫瘍径2～5cm，T2（門脈侵襲あり）では区域切除の切除成績が亜区域切除の切除成績より良好なことが報告されている[8〜10]．同様な報告が最近の日韓共同研究により明らかとなり，単発病変で腫瘍径5cm以下では解剖学的切除（区域切除またはそれ以上）の切除成績（無再発生存率と生存率）が非解剖学的切除（区域切除に満たない肝切除）の切除成績より良好であることが報告された[11]．

　この新しい肝癌診療ガイドラインには腹腔鏡下肝切除の手術適応についても初めて記載された．腹腔鏡下肝切除の手術適応は，「肝部分切除術や外側区域切除術が可能な肝前下領域（S2, 3, 4, 5, 6）の末梢に存在する5cm以下の単発腫瘍」である[7]．腹腔鏡下肝切除の短期治療成績は，開腹肝切除より出血が少なく，腹水などの合併症が少ないことも報告されている．今後，5cm以下の単発腫瘍に対する解剖学的切除と腹腔鏡下肝切除の長期切除成績についてさらなる検討が必要である．

B　肝機能検査

　腹腔鏡下肝切除でも肝機能検査は必須である．通常のChild-Pugh分類に加えICG-R15値の測定は必須である．個々のICG-R15値から高崎基準や幕内基準を用いて安全な予定肝切除量(許容肝切除量)や術式を決定する(図I-7, 8)[12,13]．

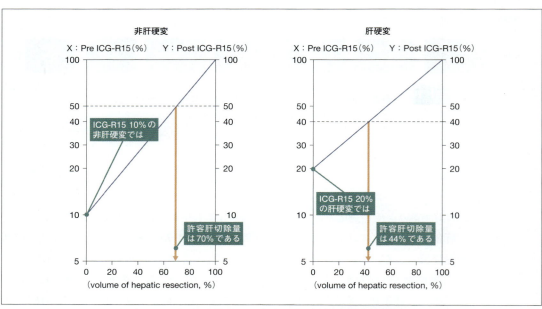

図I-7　ICG-R15値による安全な許容肝切除量(高崎基準)
ICG-R15値は患者により異なる．値が正常であれば肝切除量70％までは安全である．一方，肝硬変でICG-R15値が高い場合(20％)には50％の肝臓を切除することは危険であり，44％までが安全な肝切除量となる．

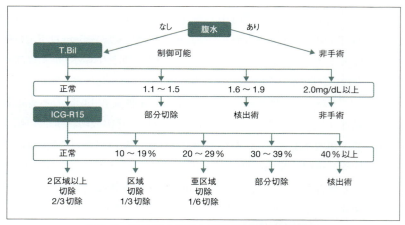

図I-8　ICG-R15値による術式選択(幕内基準)

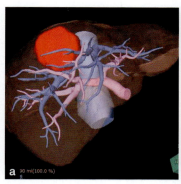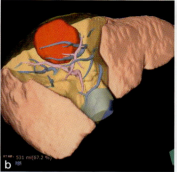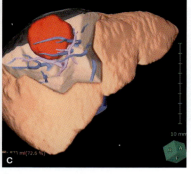

図I-9　3D-CTによるシミュレーション
a：脈管との関係が明瞭である．b：前区域切除(33%)，c：S8切除(27%)などさまざまなシミュレーションと予定肝切除量の測定ができる．

C　3D-CTによるシミュレーション

　3D-CTを用いてさまざまな術式のシミュレーションと予定肝切除量の測定が可能である[14]．部分切除はもとより，解剖学的肝切除では腫瘍と周囲脈管との関係を明らかにする(図I-9)．

D　保険診療で可能な腹腔鏡下肝切除

　平成30年(2018年)度の診療報酬改訂により，亜区域切除，1区域切除，2区域切除，3区域切除以上の肝切除が腹腔鏡下切除として保険診療が可能となった．しかし，血行再建や胆道再建を伴うものは対象とならず，生体肝移植ドナー手術も対象外である．

　腹腔鏡下肝切除の適応となる疾患・肝腫瘍，腫瘍条件，肝機能検査について述べた．平成30年度よりほぼすべての術式が腹腔鏡下肝切除として保険診療上可能となったが，腫瘍条件，肝機能，手術部位を考慮して安全な腹腔鏡下肝切除を行う必要がある．

第Ⅰ章 適応と基本的手技

2 Difficulty Scoring System

　近年，腹腔鏡下肝切除は目覚ましく発展し高難度な肝切除が一般的に行われるようになり，実施施設も拡大している．そして，肝切除は症例ごとに一つとして同じ術式はなく，難易度も容易な症例から難しい症例までさまざまである．

　2017年12月の肝臓内視鏡外科研究会の前向きレジストリー登録の途中経過報告をみると300を超える施設が参加しており，月に300件前後の症例が登録されている．全術式においても，大肝切除においても術後30日，90日の手術関連死亡率は1％以下であり，過去のNCD研究における開腹肝切除の報告と比較しても極めて安全に遂行されているといってよい[1]．これは高難度な本術式をわが国に導入するにあたって，診療報酬上の施設基準による限定があったこと，研究会が主導する講習会などの教育の機会が豊富にあったこと，前向きレジストリー登録における透明性の確保，基盤となる外科技術の水準の高さなど，さまざまな要因があったと思われる．結果として，自律的かつ安全に配慮して段階的に導入されたと振り返ることができるだろう．

　確かに腹腔鏡下肝切除は普及してきたが，現時点では一部の先進的な施設を除いて，いまだ多くの施設ではこれから部分切除を導入したり，また部分切除からより拡大した術式を導入したりする段階にあると思われる．また，定型化ができてきた施設では後進への継承が課題となる．それらの問題意識から2014年に盛岡で開催された第2回腹腔鏡下肝切除術国際コンセンサス会議において，腹腔鏡下肝切除における難易度分類を試みるためにDifficulty Scoring Systemが提唱され討議された．

A Difficulty Scoring System

　腹腔鏡下肝切除において低～高難度な術式を導入するにあたって，外科医の技量・習熟度に合わせて症例選択することは安全な普及を考えるうえで必須のことと思われる．手術における難易度は極めて主観的な感覚であり，術者の技量，助手の技量，スコピストの技量，手術チームの完成度によって感じる難易度は相対的に大きく左右される．しかし，難易度を数値化する目的が普及・教育の道標とすることであることからすると，これからステップアップする人にとっての難易度であって，上級者が中難度の症例を施術して容易だと感じることとは異なる．指導者が修練医に対して適切な症例を選択する際の指標である．その視点からすると，およそ簡単な症例から難しい症例まで順列をつけることができると思われる[2]．

　前述したように，2014年に盛岡で開催された第2回腹腔鏡下肝切除術国際コンセンサス会議において，症例ごとに術前情報から腹腔鏡下肝切除の難易度を判定する

Difficulty Scoring Systemを筆者らは提唱した[2].肝臓内視鏡外科研究会の前向きレジストリー登録の項目にも採用されており,術前登録の際に必要項目を入力するとdifficulty scoreが算出される.difficulty scoreは低難度(Low:1〜3),中難度(Intermediate:4〜6),高難度(High:7〜10)に分類した(図I-10a).difficulty scoreは,①腫瘍の主たる占拠部位,②切除術式,③腫瘍径,④主要脈管(グリソン二次分枝,主肝静脈,下大静脈)への近接(1cm以内),⑤肝機能(Child-Pugh A/B)の5つの項目の合計スコアによって算出される(図I-10b).スコアから該当する低・中・高難度のカテゴリーにはほぼ感覚的に合致すると思われる.

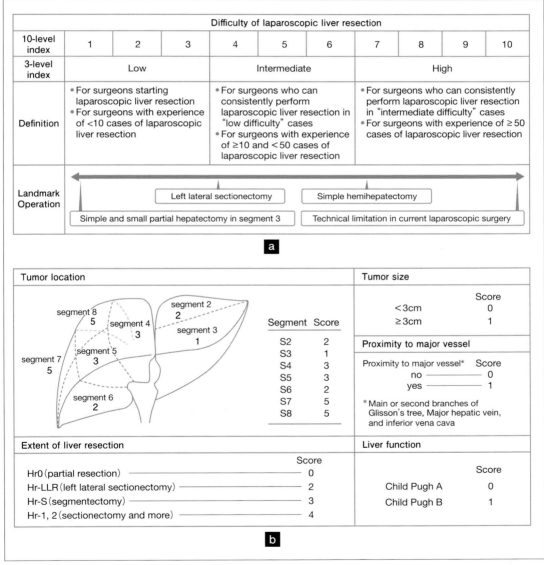

図I-10　Difficulty Scoring System
a:完全腹腔鏡下肝切除の難易度を10段階で示した.
b:腫瘍の占拠部位,切除範囲,腫瘍径,主要脈管との近接,肝機能の5つの因子のスコアを合計しdifficulty scoreとして,術前に予定術式の難易度を予測できる.

一般的に難易度を客観的な指標に還元しようすると「出血量」,「手術時間」,「合併症」ということになる．しかしながら，同じような症例を2時間で行う術者と3時間で行う術者がいるのが肝切除であり，流儀もあるので手術時間のみで難易度を測ることもできないし，複数の術者がいるなかでは手術時間から難易度は正しく反映できないと思われる．出血量にも同様のことがいえる．しかし，difficultyの結果として上記のような指標に相関するのは当然のことなので，手技が一定のレベルの単一施設においては手術時間，出血量などとdifficultyは相関するものと思われる．Difficulty Scoring Systemも単一施設の成績においてバリデーションされており[3]，また，ビックデータになればそのような因子もすべて含めての結果となるので，わが国の2015年肝臓内視鏡外科研究会アンケート報告において全国集計で手術時間，出血量，在院日数，合併症などで相関があることが報告されたこともバリデーションになるであろう[4]．

B　Difficulty Scoring Systemの改訂〜 IWATE Criteria

　Difficulty Scoring Systemにはいくつかの未完成な点があり，それらを補完したIWATE CriteriaがWakabayashiによって提唱された（図I-11）[5]．これは前述の国際会議

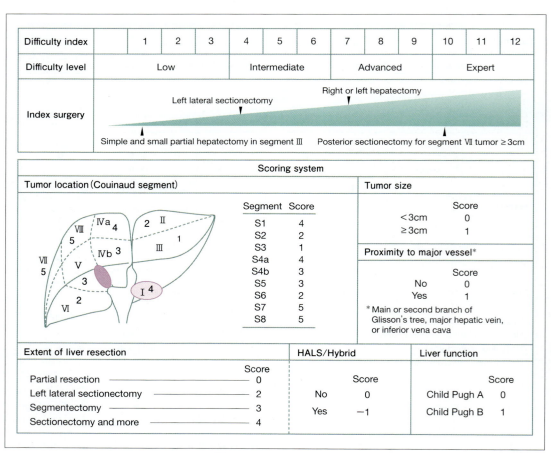

図I-11　IWATE Criteria

での討論をエキスパートオピニオンとして追記したものである．変更点としては，①Segment 1が追加されたこと，②Segment 4が上下に4aと4bとして分けられたこと，③Hand assisted/Hybrid手技の項目を追加したこと，④難易度のレベルを1～12に設定し，1～3をLow，4～6をIntermediate，7～9をAdvanced，10～12をExpert difficultyと分類したことである．これらによって，Difficulty Scoring Systemの不備な点が網羅され完成された．

Difficulty Scoring Systemでは大肝切除がほとんどHigh difficultyに入ってしまうため，適応拡大が進んできた現在ではHigh difficultyのなかで層別化があったほうが望ましいと思われる．その点からも，7～12の難易度が2分されたことが有用であったと思われる．ただし，追記された項目の配点はあくまでもエキスパートオピニオンとしてつけられたものであり，実際に妥当なのか，Difficulty Scoring Systemよりも有用性があるのかを今後検証していかなければならない．

C　その他の難易度指標の提唱

Difficulty Scoring Systemと類似したスコアリングとして，Hasegawaらは手術時間を指標として，術式，腫瘍占拠部位，BMI，血小板数の項目をスコアリングするモデルを提唱した[6]．肥満や血小板低下をもたらす門脈圧亢進の関連も難易度に影響すると思われる．項目を増やせば増やすほど精度は高くなるが，日常臨床で役立てることを考えると5～6因子というのが現実的であろう．

またKawaguchiらは，術式をgrade Ⅰ (the beginning and least complex level, group Ⅰ), grade Ⅱ (the intermediate level, group Ⅱ), and grade Ⅲ (the advanced level, group Ⅲ)に分類した[7]．このように術式別に難易度を分けることは明解であり，以前からcomplexityとして開腹肝切除において提唱されてきた[8]．しかし，同じ術式名のなかで難易度が少なからず異なる症例を経験する実感からすると，スコアリングとして術式以外の要素を加えて，それを反映するほうが実用的ではないかと考える．

欧州のグループからはDifficulty Scoring Systemが実際の手術適応を反映していないという批判がある[9]．たとえば，高度肥満，再肝切除，複数肝切除，再肝切除，化学療法後肝切除など明らかに手術適応を検討するにあたって障害となる因子が含まれていないという批判である．この指摘は的確であり，スコアリングとして改善の余地がある．もともと，Difficulty Scoring Systemは術式の難易度を明解に示すために（とくにこれからの導入を意識して），術式を単純化してモデリングした．そのため複雑な状況設定は加味されていない．あらゆる状況に対応するには，単純なスコアリングに加えて，十分に適応を考慮して実施すべき事項として別に設定すべきではないかと思われる．たとえば，再肝切除の場合は明らかに難易度が高くなるが，前回切除部位の近くかどうかによって難易度は大きく異なる．これは再肝切除という1つの項目でスコアリングするのは不可能である．また，呼吸機能が不良な症例も気道内圧が管理できないため，腹腔鏡下肝切除にとっては不利な点であり，呼吸機能の程度が大きく影響する．実臨床では患者固有の複雑な状況に応じて適応判断することが求められる．それを標準化すること

がスコアリングの目的と思われる．

　主観的な指標である難易度を目的とした層別化やスコアリングに対して，あくまでも客観的な指標を予測するという研究のもとに行うべきだという批判もある[10]．現段階でまだまだ検証が不十分であるが，今後はよりコンセンサスが得られる実用的なスコアリングシステムを目指して，技術の進歩や時代の変遷に伴ってスコアリングの項目や配点も変化していくべきである．

D　腹腔鏡下肝切除の learning curve

　Difficulty Scoring Systemでは，最初の定義として低難度は「最初の10例」として行うべきレベルと設定した．中難度は低難度症例が十分安全に施行できる技量がある場合に，次のステップアップとして行うべきレベルとし，高難度は50例以上の経験を経て，中難度症例が安全に施行できる技量がある場合に次のステップアップとして行うべき症例とした．

　しかし，これはあくまでもエキスパートオピニオンである．また，learning curveを考えるときに，すでに確立した術式で指導者がいる状況でのlearning curveと，これから導入し習得するという意味でのlearning curveは大きな違いがあることに留意するべきである．

　Linらは小範囲切除に関して，自施設の導入経験をもとにCUSUM解析にて22例の小範囲切除が定型化に必要であったと解析した[11]．Nomiらは単一施設で単一術者の大肝切除に関して解析し，導入として定型化までのlearning curveとして45例を要して，より洗練した標準化に30例要するとした[12]．Hasegawaらの報告が実状と照らして最も参考になると思われる．自験例を詳細に解析して，大肝切除（3 segments以上の切除，もしくは内側区域・前区域・後区域切除）前に60例の小肝切除を経験するべきとした[13]．今後，多施設の症例集積で目安を示していくことが必要と思われる．

　導入に際して大切なことは初期に高難度の症例は避けることである．また，少し慣れてきた頃に過信して高難度症例に挑戦せず，あえて自重することが肝要なのかもしれない．その際に，先述のDifficulty Scoring Systemや，learning curveの数字が参考になる導入になると幸いである．筆者らの教室ではdifficulty score 7以上は内視鏡技術認定医が行い，次期取得に向けての修練医がdifficulty scoreに従って5例まではdifficulty score 3まで，認定取得までは40例をlearning curveとして見込み，difficulty score 6までの症例と基準を設けてトレーニングを行っている．

　また，導入に際しての基本手技に関して，肝臓内視鏡外科研究会が主催するハンズオンセミナーが年3回行われている．そのような機会を利用することもお勧めする．

第Ⅰ章　適応と基本的手技

3　画像診断の応用 ①

近年の医用画像から得られるものとしては，疾患の質的診断はもちろんのこと，画像から得られる解剖情報をワークステーションで処理することによる多くの手術支援情報がある．また，その情報を実際の肝切除の術野に落とし込む際には術中超音波診断が欠かせない．ここでは腹腔鏡手術の欠点である空間感覚の喪失，術中超音波の困難性に対して，主にCTから作成する医用画像と術中超音波を活用した安全確実な腹腔鏡下肝切除のためのコツを述べる．

A　3D立体構築画像から得られる腫瘍の解剖学的位置関係

近年のCT高解像度化とワークステーションの進化による脈管の3D画像構築の簡便化により，われわれは術前より個々の患者の肝臓脈管解剖とその脈管骨格に対する腫瘍の位置関係の把握が容易となった．腫瘍がどの門脈枝に支配されているかといういわゆる担癌グリソンの把握は解剖学的切除に重要な基本情報であるが，それだけでなく，末梢の門脈枝，静脈枝が腫瘍の周りをどのように取り巻いているかなどの情報が，熟練した肝胆膵外科医が通常のCT画像を閲覧するよりもさらに詳細に理解することができる．術者が事前に計画する切離予定線に対して，これらの脈管がどの方向からどう切離すると切離面に同定できるかをあらかじめ予測することができるのは，ここ20年間の肝臓外科の最も進化した点ともいえる（図Ⅰ-12）．

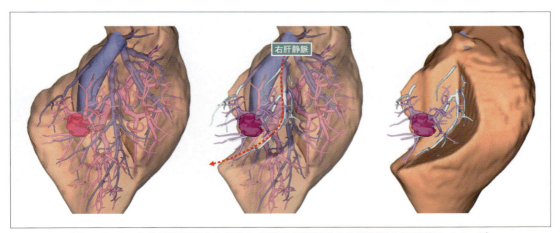

図Ⅰ-12　3D立体構築画像から得られる腫瘍の解剖学的位置関係と切離線のイメージ

B　腹腔鏡下術中超音波診断の難点

　　開腹術・腹腔鏡手術にかかわらず実質臓器である肝臓に腫瘍が存在する場合は，肝表面の浅い腫瘍などを除き，術中超音波を用いて存在を確認し，肝切除を行う．しかし，腹腔鏡下肝切除では開腹術に比べ多くの利点がある反面，空間感覚の喪失という最大の欠点があり，さらには腫瘍把握の頼みの綱である術中超音波がその取り回しの難しさから開腹操作に比べて情報が不十分になる可能性がある．これらが腹腔鏡手術の難易度を上げている要因と考える．

　　なぜ腹腔鏡下における術中超音波は難しいのか？　これは独特な長いプローブ形状に加えて，腹部のトロッカーの位置に制限された進入点により接触子を微調整して安定した画像を得ることが難しいためである（図Ⅰ-13）．解剖学的切除はもちろんのこと，部分切除においてでも術前に認識した腫瘍を同定するためや，過不足ない切離線で不要な脈管損傷を防ぐために脈管解剖を理解することは極めて重要である．

C　脈管構造を把握するための術中超音波プローブの使い方

　　前述したように腫瘍と脈管の位置関係を把握する利点は多いが，実際の術野で行う術中超音波に描出される脈管が3D立体構築画像上のどの脈管であるかの「枝の同定」なくしては利点を享受できない．ただし，腹腔鏡下における術中超音波の困難性が問題となってくる．そこで筆者らは超音波プローブ挿入の基本トロッカーを臍トロッカーに統一した（図Ⅰ-14）．臍は体幹正中に位置し，一般的な腹腔鏡下肝切除ポート配置において肝臓から最も遠い位置である．この臍からのプローブ挿入による肝実質のスキャン面は肝門部および肝静脈根部を含む矢状断〜冠状断に近い像となるが，脈管の根部から枝を追うことができる．なぜかというと，肝臓のなかにおいて，主要グリソンは肝門部か

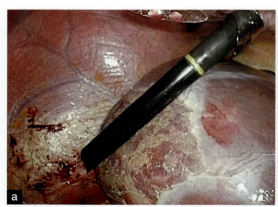 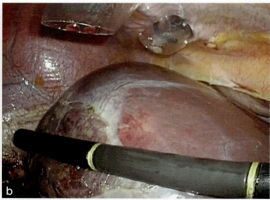

図Ⅰ-13　肝臓周囲のトロッカーから挿入した術中超音波プローブ
あるトロッカーからプローブを挿入して超音波検査を施行（a）した後に別のトロッカーからプローブを挿入した際（b），プローブを当てる方向に制限があるため，2つの画像が術者の頭のなかで統合しにくいのが術中超音波の欠点である．

ら，肝静脈は肝静脈の下大静脈(IVC)流入根部からそれぞれ放射状に分岐する特徴をもつからである（図I-15）．それらの脈管を超音波プローブによる一平面に描出させるには体軸に沿ったプローブ操作が適している．また，右肝を横隔膜から脱転しても肝門および肝静脈のIVC流入根部は位置が変わらないので右肝脱転後もずれることはなく，逆に脈管をプローブ描出軸に合わせることもできる．それゆえに右葉脱転による肝臓の変形に対しても肝門部と肝静脈根部の非可動性が，臍ポートからの超音波プローブによる脈管把握を理解しやすくさせる．さらに，これと術前CTより作成した脈管VR画像情報を併用することで門脈第三分岐，肝静脈第二分岐までは比較的簡単に把握することができる（図I-16）．切除標本が大きい大肝切除で臍からの標本摘出を検討している場合は，手術開始時から臍をマルチアクセスポートにするとビデオスコープと超音波プローブを同時に挿入することができるため便利である．

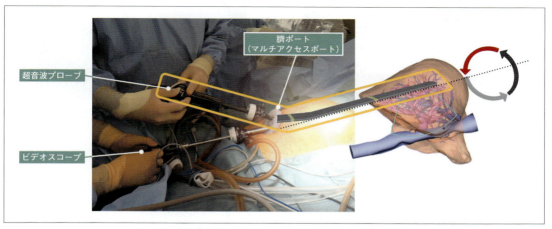

図I-14　腹腔鏡下肝切除のための術中超音波操作のコツ

臍は一般的な腹腔鏡下肝切除ポート配置において肝臓から最も遠い位置にあり，この位置からの超音波プローブ操作は肝臓内の脈管を把握することが比較的容易である．切除標本が大きい大肝切除で臍からの標本摘出を検討している場合は，手術開始時から臍をマルチアクセスポートにするとビデオスコープと超音波プローブを同時に挿入することができるため便利である．

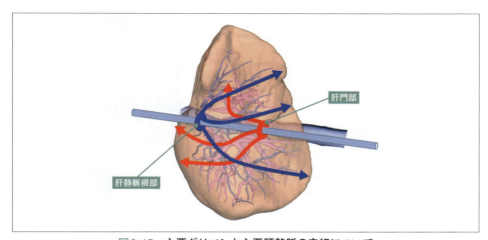

図I-15　主要グリソンと主要肝静脈の走行について

19

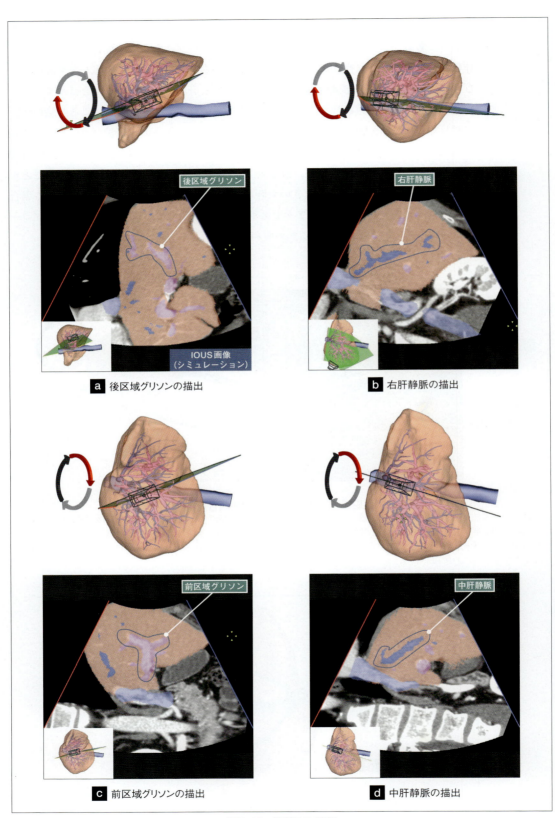

図I-16 脈管VR情報

D 症例：S7部分切除

　異時性の大腸癌肝転移，S7に3cmの単発病変に対して部分切除を選択した．術前の3D画像構築で腫瘍にはS7グリソンの1本を処理することがわかる．また，腫瘍マージンを確保しても後区域グリソン本幹およびG7本幹は温存できることも把握しやすい（図I-17）．

　手術ではまず右肝を脱転した後に臍トロッカーより超音波プローブを挿入し，後区域グリソンを全体に描出した（図I-18a）．腫瘍から十分なマージンを確保して肝表面に切離開始線をマーキングし（図I-18b），肝切離を開始した．肝切離の途中で適宜超音波

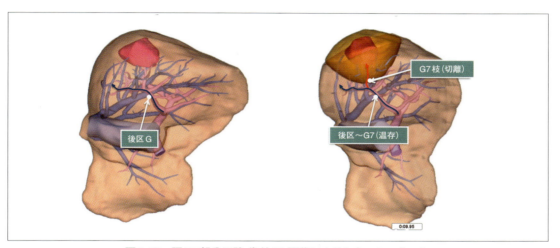

図I-17　肝S7部分切除 術前3D画像によるシミュレーション

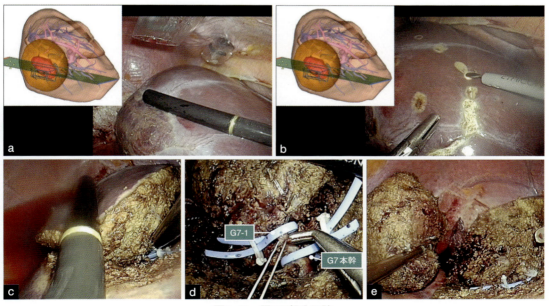

図I-18　肝S7部分切除

チェックを行う．超音波画面ではG7本幹からの枝に向けて鉗子の先端が確認できる（図I-18c）．このように超音波施行中にプローブと肝実質が遠景から確認できる視野の確保が望ましい．

G7本幹から分岐する1本目の枝を処理（図I-18d）し，肝切離を終了した（図I-18e）．

肝切除において術中超音波情報は極めて重要である．開腹術に比べて取り回しが難しい術中超音波検査を腹腔鏡でいかに活用できるかが重要である．

第Ⅰ章 適応と基本的手技

4 画像診断の応用 ②

近年，インドシアニングリーン（ICG）を蛍光試薬として用いた術中イメージング法の臨床応用が進展している．肝切除に際しては，ICG蛍光イメージングを胆道造影や肝癌の同定，肝区域の描出および血流評価に応用することができる．とくに腹腔鏡下肝切除では，外科医は常にモニターを見ながら手術を行うので，生体構造や機能に関する情報をリアルタイムに描出する蛍光イメージングの特性を十分に活用することができる．ここでは，ICG蛍光イメージングの原理を概説したうえで，本法を腹腔鏡下肝切除に応用する際のコツと注意点について述べる．

A ICG蛍光イメージングの原理

タンパクと結合したICGに760nm前後の励起光を照射すると，約830nmのピーク波長をもつ蛍光を発する[1]．この波長は近赤外領域にあるために肉眼ではとらえられないが，ヘモグロビンや水によって吸光されにくいため，フィルタを装着したカメラで撮影することで，ある程度の厚みをもった組織を透かして対象物を描出することができる．さらに肝切除では，ICGの蛍光特性に加えて胆汁排泄性を利用することによって，蛍光イメージングを後述するさまざまな用途に応用することができる．

B 蛍光胆道造影法

手術中に胆管の蛍光像を得るためには，希釈したICG溶液を胆管内に直接注入するか，静注後に胆汁排泄されたICGを利用する．

1. 胆管内注入法

肝機能検査容量の1/100程度（0.025mg/mL）に希釈したICGを内視鏡的経鼻胆道ドレナージ（ENBD）や経皮経肝胆道ドレナージ（PTBD），Cチューブなどから胆管内に注入し，赤外観察装置で撮影する[2]．X線造影剤に微量のICGを混ぜて胆道造影法を行うと，まずCアーム撮影で肝内胆管も含めた解剖を確認し，同時に術野における胆管の走行を描出することができる[3]．タンパクと結合しない純粋なICG溶液は蛍光を発しないので，胆管内注入法では造影前にシリンジに陰圧をかけ，ICG溶液と胆汁を十分に混和しておくと，造影剤注入直後から十分な蛍光シグナルを描出できる．

2. 静注法

　ICG2.5mg（肝機能検査と等濃度に希釈した場合は1mL）を術前または術中に静注し，胆汁中に排泄されたICGの蛍光を描出する．静注後に全身を循環したICGは次第に肝細胞に取り込まれ，静注後数分から6時間以上かけて胆汁中に排泄される．なお，障害物がなければ，ICG蛍光法の感度は非常に高い（肉眼的に全く緑色に見えないICG溶液でも十分な蛍光を呈する）．したがって，静注法による蛍光胆道造影で胆管と背景組織（と

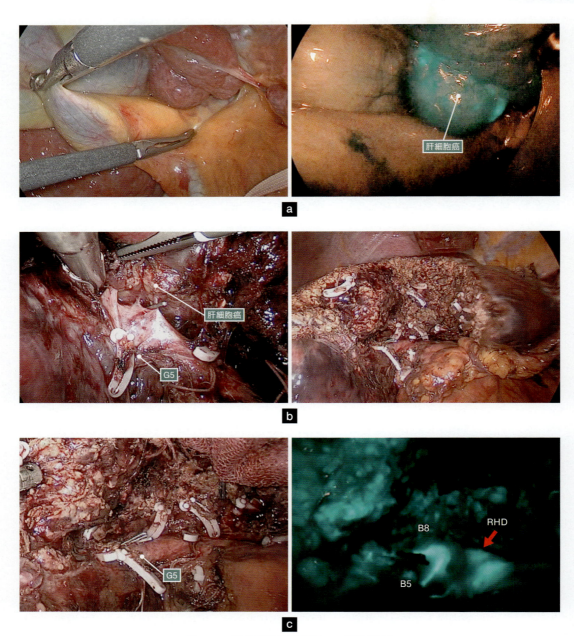

図 I-19　蛍光胆道造影（肝S4/5部分切除）
術前肝機能検査で静注されたICGが滞留しているため肝細胞癌が蛍光を呈している（a）．肝門板およびS5のグリソン鞘主幹（G5）から腫瘍周囲に入る分枝を根部で処理して肝部分切除を実施した（b）．肝門板を蛍光イメージングで観察すると，グリソン鞘のなかをS5およびS8の胆管（B5，B8）が損傷なく走行していることが確認できる（c）．

くに肝)とのコントラストを向上させるためには，ICG静注から撮影までのインターバルを十分に長く（最低でも15分以上，理想的には90分以上）設定することが望ましい[4,5]．肝切除では，肝機能検査のためにICG（0.5mg/kg）が手術の数日前に静注されていることも多い．このような症例では，検査後から持続的に胆汁分泌されるICGを用いて胆管

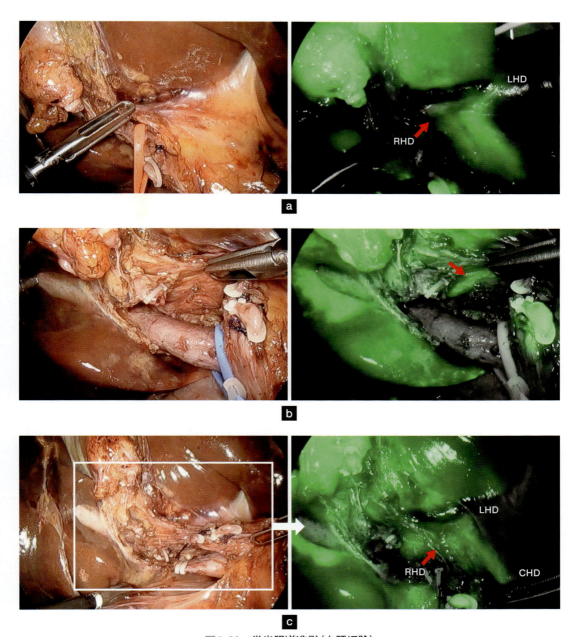

図I-20　蛍光胆道造影（右肝切除）

手術前日に肝機能検査目的でICG（0.5mg/kg）が静注された．肝転移周囲を中心に胆汁排泄が遷延しているためか，術中にICGを追加投与することなく胆管の蛍光像を得ることができた．まず，胆嚢管を切離し，蛍光胆道造影で左右肝管合流部を確認しながら，右肝管と肝との間の腹膜を切離した（a）．右肝動脈切離後には，肝門板の背側から右肝管が確認できた（b）．門脈右枝を切離すると，左右肝管合流部がさらに明瞭となり，右肝管切離予定部位の決定に役立った（c）．

を描出できる可能性があるので，ICGを術中に追加投与する前にまず総胆管の蛍光像を確認してみるとよい．

　腹腔鏡手術では，胆管へのカニュレーションが不要である点で静注法による蛍光胆道造影の利点が大きく，とくに胆摘術では本法が簡便かつ安全な術中胆道造影法として注目されている．腹腔鏡下肝切除においては，肝門板やグリソン鞘を露出する術式で，切除側に入る索状物に胆管が含まれるか確認するために本法を活用できる（図I-19）[6]．また，片肝切除では肝管切離に際して左右肝管の合流部を確認するために蛍光胆道造影が実施される機会が増えると思われるが（図I-20），肝門板背側の構造，たとえば左肝管に合流する後区域肝管の描出などは困難なことが多い．術前画像検査や術中超音波を参照することはもちろん，必要に応じて従来法による術中胆道造影を実施して胆管の解剖を確認すべきである．

C　肝癌の同定

　ICGを静注し，非癌部の肝組織から十分に排泄されたタイミングで肝を赤外観察すると，癌組織の内部あるいは周囲に滞留したICGの分布を蛍光像としてとらえることができる[7]．この現象のメカニズムは，後に免疫染色や遺伝子発現解析の手法を応用して明らかにされた[8]．すなわち，分化度の高い肝細胞癌組織ではICGの取り込みに関与するトランスポーターの発現が正常よりは低下しているものの保持されているが，胆汁排泄過程に異常があるために，肝細胞癌組織の内部にICGが滞留する．一方，低分化肝細胞癌や胆管細胞癌，転移性肝癌ではICGのトランスポーターの発現を認めないが，腫瘍周囲の非癌部肝実質に胆汁排泄異常があるため（未成熟な肝細胞の分布に一致するという報告もある[9]），腫瘍を取り囲むリング状の蛍光シグナルが観察される．

　このような癌種による蛍光パターンの特徴にかかわらず，手術中に腫瘍の外から赤外観察を行えば，肝表面あるいは離断面に出現する蛍光シグナルを頼りに腫瘍の位置を同定することができる[7]（図I-21）．とくに腹腔鏡下肝切除では，肝表面を触診することが難しいため，肝被膜直下にある腫瘍の位置をいつでもリアルタイムに描出できることの利点は大きい[6]．現在，ほぼすべての腹腔鏡メーカーから赤外観察機能を備えた硬性鏡システムが市販されており，本法を実施するための手術室の環境は整いつつある．一方，肝癌同定を目的としたICGの至適投与法は十分に解明されていない．わが国では，術前肝機能検査の一環としてICG-R15が測定されることが多く，手術から2週間以内にICG（0.5mg/kg）が静注されていれば，これを腫瘍同定用の蛍光プローブとして利用することができる．本法による擬陽性を減らすためには，とくに肝機能異常を認める症例では，手術前日のICG検査を回避したほうがよい．オランダの研究グループは，腫瘍同定の目的であれば手術1～2日前に10mgのICGを静注すれば十分であると提案している[9]．

　本法を有効に利用するための注意点を列記する．まず蛍光シグナルの組織透過性に限界があるため（8mm程度），深部の肝腫瘍を描出するには従来どおり術中超音波を用いる必要がある．また，本法は癌組織に特異的な反応をするというよりは，肝内における胆汁の分布を描出しているという背景を理解することが重要である．慢性肝炎や肝硬変

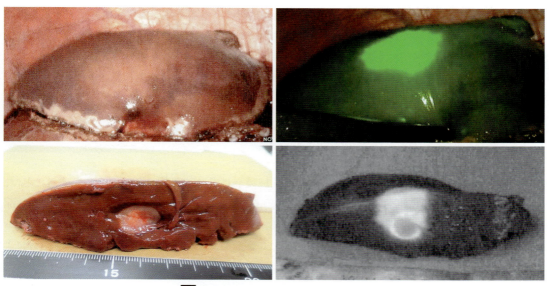

a 大腸癌肝転移に対する肝S8部分切除

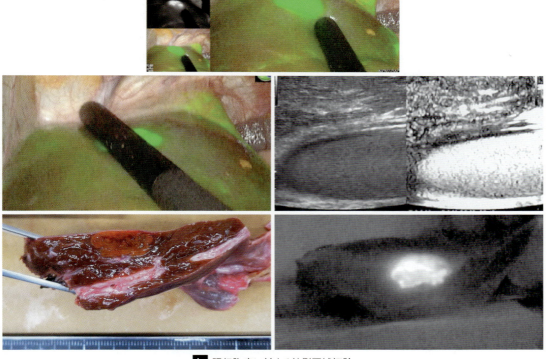

b 肝細胞癌に対する外側区域切除

図I-21　肝腫瘍の同定

a：腫瘍は肝表面から8mm以上深部に存在するが，腫瘍末梢の非癌部肝実質に胆汁うっ滞があるため，本症例では蛍光イメージングで腫瘍の位置が肝表面に投影されている．転移性肝癌であるため，腫瘍内部にICGの取り込みは認めない．
b：肝S2被膜下にある腫瘍が蛍光イメージングで描出されている．本症例のように，肝被膜下にある小病変を術中超音波で描出することが難しい場合もある．高分化肝細胞癌では腫瘍内部にICGの取り込みを認めることが多い．

に散在する異型結節や再生結節，周囲に胆汁うっ滞を伴う良性腫瘍も蛍光を呈す可能性があるので，術前診断のない蛍光領域が発見された場合には，術中超音波などで悪性を示唆する所見を確認してから追加切除を検討するべきであろう．さらに，イメージング装置によって白色光カラー像の特徴はもちろん，蛍光像の表示方法やシグナル同定能に相違があることにも配慮を要する[5]．

D　肝区域の描出と血流評価

　肝切除において，解剖学的な肝区域境界に沿って正確に肝実質を離断することは，肝細胞癌の経門脈的転移を制御するうえでも，また胆汁漏や肝虚血に伴う術後合併症を予防するためにも重要な手技である．従来，開腹手術において肝区域境界を同定するためには，インジゴカルミンを門脈枝に注入する染色法か，グリソン鞘の一括処理により虚血域を出現させる方法が用いられてきた．しかし，染色法では肝表面に出現する青色の染色域が数分で退色してしまうことが問題であり，グリソン鞘一括処理でも肝離断中に肝区域境界を認識することができない点に限界があった．一方，肝細胞に取り込まれたICGの分布を蛍光イメージングで描出できれば，胆汁排泄が完了するまでの数時間，いつでも肝区域境界を確認することが可能になる．

　2008年にAokiらは門脈枝にICGを注入して開腹手術中に肝区域を蛍光標識する方法を報告した[10]．筆者らは，穿刺ガイド付きの超音波プローブを用いて当該門脈枝に十分に希釈したICG溶液(0.025〜0.05mg/mL)を注入することで，腹腔鏡下手術であっても染色法を応用した肝区域の蛍光標識(陽性法)が再現できることを示した[11]．肝門部グリソン鞘を剥離せずに肝区域境界を同定できる点で，蛍光イメージング陽性法の役割は大きいと考えるが，肝表面に接地させた超音波プローブを駆使して体外から門脈枝を穿刺する必要があるため，技術的な難度は高い(図I-22a)．一方，グリソン鞘一括処理で出現する虚血域をICG蛍光イメージングで強調する方法(陰性法)は，グリソン鞘を確保しやすい術式でとくに有用である(図I-22b)[6,11]．この場合，当該グリソン鞘を閉鎖した後にICG 1.25〜2.5mgを静注する．この方法は，主要なグリソン鞘を切離する前に，温存すべき周囲の肝区域への血流が保たれているか確認するためにも応用できる．

　ICG蛍光イメージングを用いて明瞭に肝区域境界を描出するコツは，肝を通過して体循環に出たICGが非蛍光領域となるべき肝区域に再流入するのを防ぐことである．すなわち，陽性法ではごく低濃度(理想的には，初回通過時にすべて肝細胞に取り込まれる量)のICG溶液を用いること，陰性法ではICG静注から5〜10分は当該グリソン鞘の閉鎖を継続することが重要である．本法の欠点は，肝区域の蛍光標識をやり直したり，別の肝区域に対して繰り返したりすることが難しい点である(一度肝細胞に取り込まれたICGは数時間蛍光を呈すため)．全体の手術計画を考慮して，最も効果的なタイミングでICGを静注または門脈内投与するべきである．

4 画像診断の応用 ②

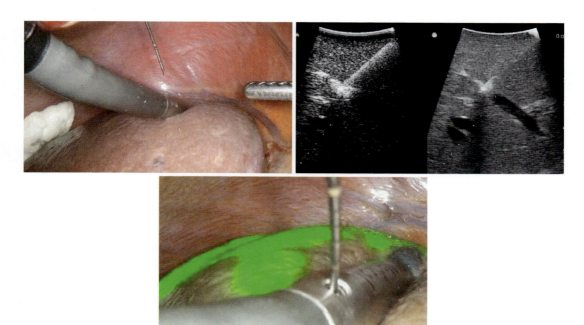

a 陽性法

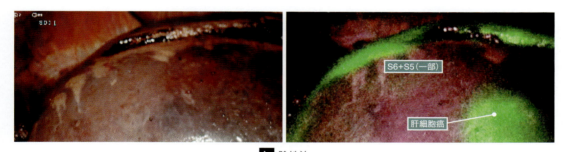

b 陰性法

図 I-22　肝区域の描出
a：肝 S8 背側の門脈枝を超音波ガイド下に体表から穿刺し，ICG（0.05mg/mL）を注入することにより，担癌肝区域のみが明瞭な蛍光領域として肝表面に描出された．
b：肝 S6 のグリソン鞘主幹と S5 グリソン鞘の分枝を閉鎖した後に，ICG（0.125mg）を静注した．肝細胞癌（術前に静注された ICG が滞留し肝表面に描出されている）を含む肝区域が非蛍光領域として同定された．

E 胆汁漏の同定

　蛍光胆道造影や肝区域の描出のために，手術中に ICG が投与された場合には，肝離断終了後に胆汁漏を同定する目的で蛍光イメージングを活用することができる．具体的には，まず肝離断面を十分に洗浄・吸引した後に，その蛍光像を撮影する．胆汁漏があれば，肝離断面に付着する強い蛍光シグナルとして認識される．胆汁漏がなくても，肝実質そのものや，太いグリソン鞘の断端が蛍光を呈す場合もあるので，筆者らは離断面を清拭したガーゼを蛍光イメージングで観察して胆汁漏の有無を確認している[6]．

ICG蛍光イメージングを用いて胆道造影や肝腫瘍・肝区域の同定，胆汁漏の確認を行うための方法を解説した．これらの技術は腹腔鏡下肝切除の安全性・有効性を高める技術として期待されているが，ICGの投与に関しては，保険適用の範囲内あるいは臨床研究の枠組みで実施する必要がある．

第Ⅰ章　適応と基本的手技

5 新しい肝臓解剖の考え方
―レネック被膜に基づく安全確実な腹腔鏡下系統的肝切除の定型化―

　肝臓の解剖は複雑で特有な構造も多く，その実体は未解明な部分が多いため肝切除の定型化は進んでいなかった．しかし，近年の低侵襲肝切除をはじめとする肝臓外科の急速な発展に伴い，安全確実に肝切除を実施するために正確な肝臓解剖の確立が不可欠となった．筆者らは，肝固有被膜であるレネック被膜に基づく新しい肝臓解剖を提唱し[1]，あらゆる肝切除の定型化を図っている．最近では，肝切除におけるレネック被膜の有用性に関する報告も増えつつある[2]．ここでは，レネック被膜の概念と実体に基づく新しい肝臓解剖の考え方を紹介し，実際の肝切除への応用について述べる．

A　レネック被膜の概念

　レネック被膜は，1802年にレネックが提唱した肝固有被膜である[3]．図Ⅰ-23に筆者らの提唱するレネック被膜の概念を示す．赤線で示すレネック被膜は無漿膜野を含む肝

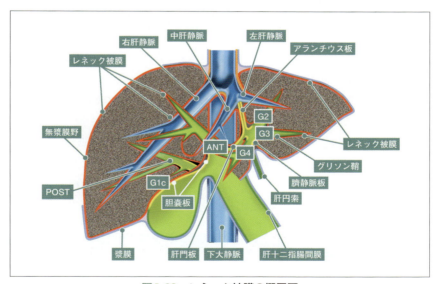

図Ⅰ-23　レネック被膜の概要図
赤線で示したレネック被膜は無漿膜野を含む肝表面全体を覆うだけではなく，肝門および肝静脈根部から肝内に入り込み，グリソン鞘と肝静脈周囲の肝実質を覆っている．肝静脈周囲には心嚢から連続する橙線で示すレネック被膜も存在し，下大静脈と肝静脈は2層のレネック被膜で覆われている．また，グリソン鞘の末梢は肝静脈表面のレネック被膜に連続しており，レネック被膜は全体としてループを形成している．
（Sugioka A, et al: Systematic extrahepatic Glissonean pedicle isolation for anatomical liver resection based on Laennec's capsule: proposal of a novel comprehensive surgical anatomy of the liver. J Hepatobiliary Pancreat Sci, 24（1）: 17-23, 2017 より改変）

表面全体を覆うとともに肝門から肝内に入り込みグリソン鞘周囲の肝実質を覆っている．同時にレネック被膜は肝静脈とともに肝内に入り込み肝静脈周囲の肝実質を覆っている．さらに複雑なことに下大静脈と肝静脈は心嚢側から分布するレネック被膜（橙線）にも覆われている．したがって，下大静脈と肝静脈は2層の被膜で覆われていることになる．一方，グリソン鞘周囲実質を覆うレネック被膜の末梢側は最終的に肝静脈周囲のレネック被膜に連続している．肝静脈周囲でしばしば遭遇する蜘蛛の巣状の索状物がこれに相当する．すなわち，レネック被膜は全体として1つの閉鎖したループを形成しているのである．

B　レネック被膜の発生学的考察

　レネック被膜の存在様式は奇異に感じられるが，発生学的考察が必要である．発生学的に肝臓は，胎生25日頃に肝芽（肝憩室）として横中隔内に発生し，脈管系は存在しない．胎生35日頃に肝芽は卵黄静脈を内部に引き込み脈管系が形成される．したがって，レネック被膜が横中隔由来とすれば，卵黄静脈が肝芽内に引き込まれる際に表面の横中隔由来のレネック被膜も肝内に引き込まれ，肝内脈管周囲の肝実質を裏打ちすることは理解し得る．レネック被膜に覆われた肝実質とグリソン鞘は発生学的に異なる構造であることから，グリソン鞘は肝実質から分離し得ることも理解され，肝外グリソン鞘一括確保の手技の理論的根拠となっている[1]．

C　レネック被膜の実体

　肝固有被膜であるレネック被膜の実体に関しては，すでにHayashiや本田らによるいくつかの病理組織学的研究が報告されている[4,5]．それによれば，レネック被膜は弾性線維に富む血管豊富な膜構造であり，肝実質由来であることが示されている．レネック被膜は漿膜下の一層の密な線維構造として認められ，無漿膜野や胆嚢床をも覆っている．グリソン鞘周囲の肝実質との境界にも同様の膜構造が認められる（図Ⅰ-24a）．肝静脈壁周囲にも同様の膜構造が存在するが，その癒着はより強固である．Hayashiらは弾性線維染色を用いて，グリソン鞘や肝静脈はいずれも末梢までレネック被膜で覆われていることを示した（図Ⅰ-24b〜d）[4]．

D　手技の実際

　肝臓外科医にとってレネック被膜の概念をいかに実際の肝切除手技に活用するかが重要である．

1. 肝外グリソン鞘一括先行確保の定型化

　肝外グリソン鞘一括確保はTakasaki[6]が最初に実施した手技である．肝外グリソン鞘一括確保により肝実質切離の前に標的グリソン鞘を遮断して切除予定領域を虚血域とし

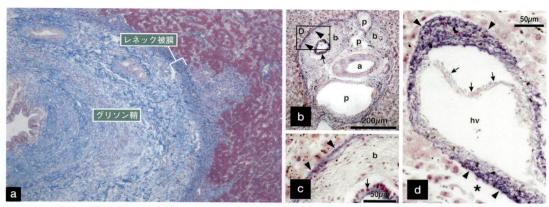

図I-24 レネック被膜の実体
a：レネック被膜はグリソン鞘周囲の肝実質を覆う線維性被膜として認められる（Azan-Mallory染色）．
b～d：弾性線維染色であるアルデヒドフクシン染色で末梢のグリソン鞘周囲および肝静脈周囲にもレネック被膜が存在することが示されている．
（b～d：Hayashi S, et al：Connective tissue configuration in the human liver hilar region with special reference to the liver capsule and vascular sheath. J Hepatobiliary Pancreat Surg, 15（6）：640-647, 2008）

て同定し，過不足のない肝実質切離を可能とするとともに，術中の癌細胞の揉み出しも可及的に防ぐことができると考えられる．最近では，術中ICG投与によるcounterstainingにより深部の虚血域を同定することも可能となり，肝外グリソン鞘一括先行確保の意義はさらに高まると考えられる．レネック被膜の概念によれば，グリソン鞘はレネック被膜に覆われた肝実質とは別の構造物であり，すべて肝外の構造であると考えられる．すなわち，肝実質側のレネック被膜とグリソン鞘との境界を正確に剝離すれば，グリソン鞘はすべて肝外で確保できると考えられる．しかしその手技にはいくつかのコツがある．

a. 4つの解剖学的指標と6つのゲート

理論的には，肝外グリソン鞘とレネック被膜との境界を正確に剝離すれば，肝外グリソン鞘一括確保が可能であるはずであるが，実際には肝外でグリソン鞘とレネック被膜の境界に入ることができる部位は限られている．筆者らはこれらの部位を4つの解剖学的指標と6つのゲートとして定めている．すなわち，①アランチウス板，②臍静脈板，③胆囊板，④G1c（尾状葉突起グリソン鞘）であり，これらを指標としてゲートⅠからⅥの6つのゲートが規定される（図I-25）．それぞれのゲートに正確にアクセスすることで，肝外グリソン鞘一括確保の手技が定型化される．左葉系グリソン鞘の肝外一括確保の際には，ゲートⅠとⅡの間を剝離することで外側区域（S2＋3）のグリソン鞘が，ゲートⅡとⅢの間を剝離することで左葉（S2＋3＋4）のグリソン鞘が肝外で一括確保される．右葉系グリソン鞘では，後述する胆囊板胆囊摘出術と呼ばれる手技を起点として，ゲートⅣとⅤの間を剝離することで前区域グリソン鞘が，ゲートⅤとⅥを剝離することで後区域グリソン鞘が肝外で一括確保される．

b. アンカーとその実体

各ゲートには，肝外グリソン鞘根部と肝実質のレネック被膜との間をつなぐ細い索状あるいは膜状構造が複数存在する．あたかもグリソン鞘を肝実質につなぎ止めているかのような構造であることから，筆者らはアンカー（錨）と呼んでいる（図I-26）．アンカー

を丁寧に処理することで，肝外グリソン鞘根部の視野が一気に開け，ゲートへのアプローチが容易となると同時に末梢のグリソン鞘も肝外に引き出され安全に確保できる．アンカーの実体は単なる索状物や膜状構造の場合もあるが，内部に細い胆管やグリソン鞘が存在することがある．

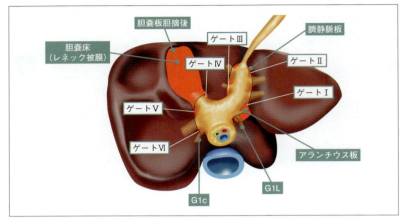

図I-25　肝外グリソン鞘一括確保のための「4つの解剖学的指標と6つのゲート」
赤で示したレネック被膜とグリソン鞘との境界にアプローチできるのは，4つの解剖学的指標〔アランチウス板，臍静脈板，胆嚢板，G1c（尾状葉突起グリソン鞘）〕で規定される6つのゲートのみである．

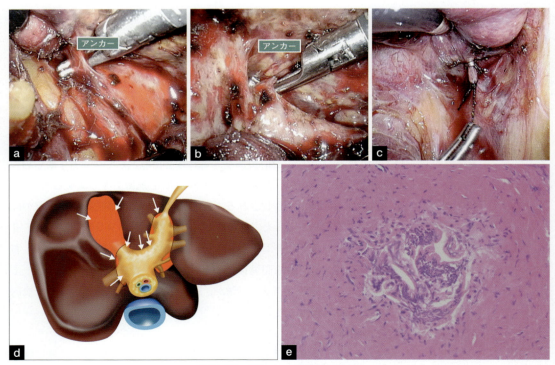

図I-26　アンカーの部位と実体
前区域グリソン鞘根部のアンカー（a, b），臍部グリソン鞘根部のアンカー（c）を示す．dはアンカーの部位を示す．eはアンカーの断面の組織像で，このように内部に胆管を認める場合もあるため，処理は丁寧に行う必要がある．

c. 胆嚢板胆嚢摘出術

右葉系のグリソン鞘の肝外確保手技の起点は、胆嚢板胆摘により前区域グリソン鞘根部の前面を正確に剥離・露出し、ゲートIVとVを確認することである（図I-25参照）。胆嚢板胆摘の起点は体頸部移行部で、この部位で漿膜のみを切離すると肝実質を覆うレネック被膜が露出される。ひとたび胆嚢床のレネック被膜が確認できれば、底部方向に鈍的に剥離することでレネック被膜に覆われた胆嚢床が容易に露出される。胆嚢底部の遊離後は逆に体頸部移行部から肝門に向かって剥離すると、自然に前区域グリソン鞘が露出される。

2. 肝静脈の頭尾方向への剥離・露出

肝区域・亜区域のランドマークである主肝静脈を安全確実に剥離・露出することは系統的切除における必須の手技である。この手技においては、肝外グリソン鞘一括確保とは異なり、肝静脈壁にレネック被膜を残すことで定型化が可能となる。

a. 肝静脈の剥離・露出

肝静脈を安全確実に剥離・露出するには根部から末梢に向かう頭尾方向の剥離が有用である。頭尾方向の剥離が肝静脈の剥離・露出に有用であることは昔から知られており、分枝の損傷を回避できるからであると考えられていたが、実際には肝静脈周囲にレネック被膜が温存されることが本質である。頭尾方向の剥離では肝静脈壁は白色調を呈し小孔はバイポーラなどで容易に止血できる。前区域切除、中央二区域切除、内側区域切除、S8亜区域切除などのいわゆるcentral hepatectomyで肝静脈を剥離・露出する際には肝実質切離により肝静脈壁を覆うレネック被膜の最外層を露出する。筆者らはこの手技をouter-Laennec approachと呼んでいる。この手技のコツは肝静脈合流部の最頭側から肝静脈の正中線上で肝実質切離を開始することであり、切離線が肝静脈の側壁にそれると分枝を損傷し危険である。図I-27に示すように肝実質背側のレネック被膜を肝静脈壁に温存するように実質をやや強く削ぐようにしながら2層のレネック被膜に覆われた白色調の肝静脈壁を少しでも露出できれば、そのままの層で剥離を進める

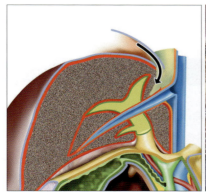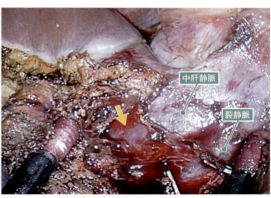

図I-27　outer-Laennec approach
肝実質を肝静脈の正中線上で最頭側から離断し、肝静脈を覆う2層のレネック被膜を肝静脈壁に温存する。central hepatectomyの際に適した方法である。写真では内側区域切除の際に中肝静脈根部で肝実質切離によりouter-Laennec layer（矢印）が認められる。

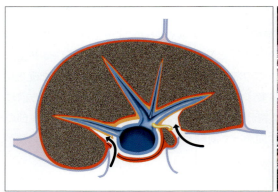
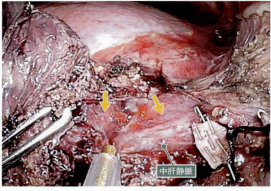

図Ⅰ-28　inter-Laennec approach

肝の背側から2層のレネック被膜の間隙を剥離し，1層のレネック被膜を肝静脈壁に温存する．肝右葉切除，肝左葉切除，肝後区域切除，S7亜区域切除などの際に適した方法である．写真は肝左葉切除の際に中肝静脈をinter-Laennec layerで剥離しているところで，剥離面の両側（矢印）にレネック被膜が認められる．

ことができる．この方法では中肝静脈に合流するV8の処理なども容易である．一方，肝左葉切除，肝右葉切除，肝後区域切除，S7亜区域切除などでは，肝静脈背側から肝静脈根部にアプローチするとよい．筆者らはこの手技をinter-Laennec approachと呼んでいる[7]．図Ⅰ-28に示すように背側から肝静脈根部を剥離することで，2層のレネック被膜の間隙を剥離することが可能となり，一層のレネック被膜に覆われた肝静脈が露出される．outer-Laennec approachの場合とは肝静脈壁の色調に若干の違いがある．

3. one-way方式による系統的肝切除の定型化

筆者らの提唱する系統的肝切除術式は「one-way方式の肝切除」として包括的に表現される．すなわち，①標的グリソン鞘の肝外一括先行確保・遮断，②肝静脈根部から頭尾方向への肝静脈の剥離・露出，③過不足のない一方向性肝実質切離，からなる術式である．この方法は，標的グリソン鞘の一括先行確保・遮断により虚血域を確認した後，one-way方式により肝静脈根部からの頭尾方向への肝静脈の安全確実な剥離・露出が可能となる．従来，2方向からの肝切離を要していたcentral hepatectomyにおいても，one-way方式により2本の肝静脈根部を連続して剥離・露出するとともに肝切離面の平坦化が得られる．肝切離面の切り替えがないため術者と助手が良好な視野を共有できる利点も大きい．

E　将来展望

レネック被膜の概念に基づく肝切除は，尾状葉単独全切除を含むあらゆる系統的肝切除を定型化できる．筆者らは全く同様の概念で腹腔鏡下ならびにロボット支援下での系統的肝切除を実施している．さらに，肝門部胆管癌，生体肝移植ドナーおよびレシピエント手術，胆道損傷，腫瘍栓合併肝細胞癌，血行再建を伴う肝癌症例などあらゆる高難度な肝切除術式に対してもレネック被膜の概念を応用している．今後，レネック被膜の概念に基づいてあらゆる肝切除が定型化され，安全確実な肝切除が普及するものと期待される．

第Ⅰ章 適応と基本的手技

6 アプローチ法 (Pure-Lap, HALS, Hybrid)

　腹腔鏡下肝切除（LLR）は，その黎明期においては，完全腹腔鏡下に肝の尾側のごく表面に局在する腫瘍を切除することに限られた手術であった．技術的にも手術器具的にも未開であり，安定した手術としての確立が模索されていた．その後，手術の手技や器具が徐々に発達していくなかで，腹腔鏡下肝切除においても完全鏡視下のみならず，種々のアプローチ法が取り入れられるようになった．そして，腹腔鏡下肝切除にあった多くの課題は解決されつつ，低侵襲性手術としての普及の道を歩み始め，さらには手術適応も徐々に拡大するに至った．

　ここでは，腹腔鏡下肝切除における各アプローチ法の手技とともに，特徴と役割について述べる．

A　アプローチ法の定義

　2008年にアメリカのルイビルにて開催された第1回腹腔鏡下肝切除術国際コンセンサス会議において，腹腔鏡下肝切除のアプローチ法（図Ⅰ-29）については以下のように定義された[1]．

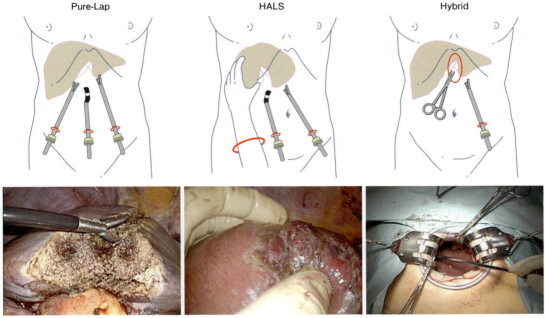

図Ⅰ-29　腹腔鏡下肝切除のアプローチ法

37

①完全腹腔鏡下手術 pure-laparoscopic procedure（以下Pure-Lap）は，標本摘出には小切開を要することもあるが，すべての肝切除手技が腹腔鏡用ポートから施行される．
②用手補助腹腔鏡下手術 hand-assisted laparoscopic surgery（以下HALS）は，肝切除を容易に施行するためにハンドポートをあらかじめ設置して行う．一方，Pure-Lapが施行困難となった場合など，予定外にハンドポートを設置する場合はpure laparoscopy with hand-port conversion とする[1]．
③腹腔鏡補助下手術 hybrid (laparoscopy-assisted) procedure（以下Hybrid）は，Pure-LapもしくはHALSで手術を開始した後に，実際の肝切除は小切開を加えた開腹下で行うアプローチをいう．

B アプローチ法の変遷

　肝臓内視鏡外科研究会における2007年の第1回アンケート調査ではPure-LapよりもHybrid手術が多くの割合で施行されていたが，年次を重ねるごとにPure-Lapによる腹腔鏡下肝切除が多く施行されるようになっている[2]．肝臓内視鏡外科研究会によると6,189例の前向きレジストリーにおいて，各アプローチ法の割合はPure-Lap 5,690例（91.9％），HALS 106例（1.7％），Hybrid 290例（4.7％），その他 106例（1.7％；Robot 5例，Thoraco 2例，未入力 96例）の内訳になっている（2018年6月現在）．

C 各アプローチ法の役割

　現在では，Pure-Lapは最も一般的に行われている手技となったが，2000年代では多くの施設でPure-Lap，HALS，Hybrid手技が症例や術式の難易度などにより選択され行われていた[3]．
　2014年に盛岡で開催された第2回国際コンセンサス会議におけるクリニカルクエスチョンの一つに「HALSとHybridの役割は何か？」についての検討がなされた[4]．ここではPure-Lap，HALS，Hybridの3つのアプローチのいずれかがほかのアプローチよりも優れていることを示唆するデータはないものの，HALSとHybridは，大きな病変[5]，後方病変[6]，ドナー肝切除[7]およびmajor LLRにおける外科医のトレーニング[8]などにおいて有用であるとした．すなわち，HALSとHybridの役割はPure-Lapの術中のさまざまな困難性を克服し，その結果として開腹手術への移行頻度を減らすことができる手技として推奨された[4]．

D 各アプローチ法の特徴と手技

1. Pure-Lap

　腹腔鏡下肝切除の導入当時，Pure-Lapの手術適応は腫瘍条件として肝表面に近いもの，あるいは肝の辺縁に局在し，手術術式は肝部分切除や肝外側区域切除を好ましい

6 アプローチ法（Pure-Lap, HALS, Hybrid）

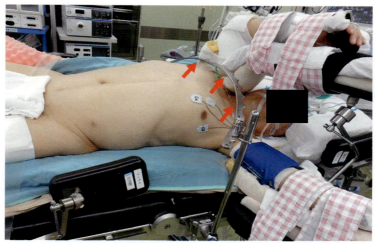

図Ⅰ-30　開腹用リトラクター装着の準備
矢印：リトラクター

適応として行われてきた[9]．以後，肝亜区域1，7，8，4a（postero-superior segments）に局在するような難易度の高い病変に対してもPure-Lapで切除することが可能となり[10]，区域切除や葉切除などのmajor LLRが保険適用となった現在は，腹腔鏡下肝切除の術式における明確なアプローチの適応はない．ただし，これから腹腔鏡下肝切除を導入する際はPure-Lapの手技においての好ましい適応からステップを踏んで行っていくべきである．

体位は基本的に仰臥位，頭高位とし，肝右葉の脱転操作が必要な場合では左半側臥位にて行う．体位をとる際に，Hybridあるいは開腹移行に備えて，あらかじめ開腹用リトラクターが装着できるようにクレンメを手術台に装着し備えておくことが肝要である（図Ⅰ-30）．腹腔鏡下肝切除における拡大視効果と尾側からのアプローチの視野は開腹肝切除の腹側からのアプローチに比べ肝背側の視野が良好であるという利点がある．一方，Pure-Lapでは肝授動操作から肝実質切離までの操作はすべて腹腔鏡用の鉗子やデバイスなどを用いて行うため，トロッカーによる動作制限に留意すべきである．とくに肝後上区域の切除の際，必要に応じて肋間ポートの追加や体位変換による視野展開を要することがある．出血に関してはPure-Lapは気腹圧の影響もあり，開腹肝切除に比べ少ないが，手術時間は長い傾向にある[11,12]．不慮の出血に遭遇した際，あらゆる手段を駆使しても止血が得られない場合や手術が長時間に及ぶ場合にはHALSやHybridあるいは開腹手術へ速やかに移行するべきである．Pure-Lapで切除した肝臓は確実にバッグに収納し破砕することなく創から摘出する．臍部あるいは恥骨上など任意の場所に新たに小開腹を加えて回収するか，開腹既往があればその創を利用して回収するのも整容性への配慮になる．

2. HALS

HALSのよい適応として，major hepatectomy[13]や大きな病変，肝後上区域の腫瘍に対する術野確保や切離面の展開とともに，上腹部手術の既往による腹腔内癒着により

39

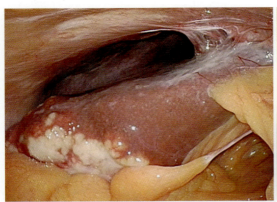
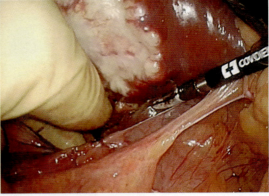

図 I-31　腹腔内癒着による hand-port conversion

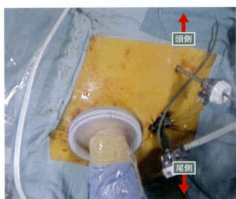
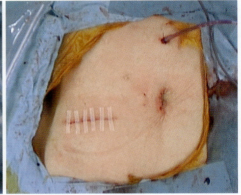

図 I-32　HALS の皮切部位

Pure-Lap 操作が困難なことが想定される場合があげられる（図 I-31）．HALS の併用のタイミングとして，あらかじめハンドポートを設定し片手を腹腔内に挿入して手術を行うか，Pure-Lap の術中に出血制御や癒着などにより視野展開が困難な場合，HALS に移行するかである．

　HALS に必要な皮膚切開は，術者の手袋サイズとおおむね同じ大きさ（約 7cm）が必要になる．皮切の位置は腫瘍からやや離れた位置に置くことが望ましく，手を挿入する位置が肝臓に近過ぎても遠過ぎても手の融通が利かなくなるので，右中下腹部に皮膚切開を加えることが多い（図 I-32）．この際，過去の手術創が近くにあれば利用するのも整容性への配慮とともに新たな腹壁破壊を最小限にとどめることにつながる．手を挿入した後はラップディスク®やGelPort®を用いて気密性を維持し腹腔鏡操作を行う．肝切離に関しては通常の Pure-Lap で行っている方法を用いるが，左手の挿入により術野不良になることや，助手の鉗子ポートが失われ，助手操作が制限されることがあるため，適宜ポートを追加する必要がある．

6 アプローチ法 (Pure-Lap, HALS, Hybrid)

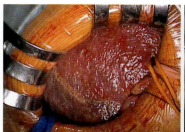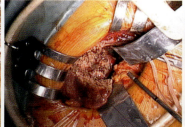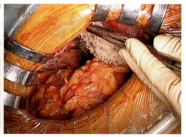

図 I-33　Hybrid後区域切除

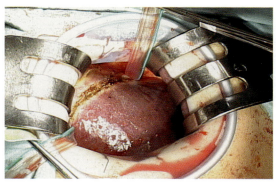

図 I-34　Hybrid外側区域切除におけるテープハンギング

3. Hybrid

　Hybridにおける直視下操作は開腹肝切除と同じ器具や手技を用いて施行できることが最大の利点である．Hybridのよい適応としては腹腔鏡下肝切除の導入やドナー肝切除があげられる．Hybrid手術では心窩部正中や右季肋部に皮膚切開を加えることが多いため，術前にポート配置を考慮することが重要である．皮膚切開の大きさは肝切離の難易度に応じて小切開を設けるため，7〜12cm以上に延長することもある．小切開の大きさに関しては明確な基準はないが，少なくとも手術の安全性が確保できるように切開創を設けなければならない．小切開創からの肝切離は症例の体形によっては開腹手術に比べてかえって術野が狭くなり，術式によっては小切開創に肝切離面が合わないことがある（図 I-33）．さらに腹側からのアプローチのみでは肝背側の視野が確認できずに不慮の出血をきたしたり，肝離断方向を誤認したりすることもあり得るため，Hybridを併用する前に肝授動を十分に行い，切離面の背側にテーピングをかけてhanging maneuverの要領で肝を挙上し，小切開創に肝切離面を近づけることで開腹手技に近い操作が可能になる（図 I-34）．さらに肝離断中にも適宜，腹腔鏡による拡大視効果と尾側からのアプローチを併用することでHybridの限界を補い，開腹移行を回避できる可能性がある．

　腹腔鏡下肝切除の導入から適応拡大への道のりにおいて，とくにmajor hepatectomyに腹腔鏡下肝切除を適用する際，Pure-Lapでの困難を克服するために，HALSやHybrid手技を取り入れていくことで開腹手術への移行頻度を減らし，安全性と根治性

表 I-2　各アプローチの特徴

	Pure-Lap	HALS	Hybrid
皮切の大きさ	最小限 (検体摘出に必要な大きさ)	7〜8cm	7cm〜
皮切の場所	任意	右下腹部, 正中	心窩部正中, 右季肋部
触感	×	○	○
肝実質切離 気腹	○	○	×
手術器具	腹腔鏡用	腹腔鏡用	腹腔鏡用, 開腹用
肝授動操作	腹腔鏡下	腹腔鏡下	腹腔鏡下, 直視下
肝切除手技	腹腔鏡下	腹腔鏡下	直視下
腹腔鏡視野	尾側	尾側	腹側, 尾側
術野展開	鉗子操作	左手による展開	小開腹下, テープハンギング 併用
止血操作	腹腔鏡下	用手圧迫, 腹腔鏡下	腹腔鏡補助下, 直視下
限界	トロッカー操作のみでの動作制限がある	手の挿入により術野を隠す	体格や術式によって術野が遠く狭い

を担保しながら導入されてきた．それぞれのアプローチにはそれぞれの利点がある（表 I-2）．よって，腹腔鏡下肝切除にかかわる肝臓外科医はPure-Lapのみならず，HALSとHybridも十分に習熟すべき手技である．

第Ⅰ章 適応と基本的手技

7 体位とポート配置

　肝臓は肝鎌状間膜，左右の冠状間膜や三角間膜といった支持間膜で固定されている．また，右胸壁（肋骨）に囲まれており，腹腔鏡下肝切除を行う際には，その体位やポート配置が手術の難易度を大きく左右する要因となる．ここではさまざまな腫瘍局在に対応した体位と，ポート配置について述べる．

A 手術準備（各種器材の配置とセッティング）

　腹腔鏡下肝切除では，モニターやカメラ装置，気腹装置，吸引洗浄管，電気メスや超音波凝固切開装置（LCS）のほかに，肝実質離断に用いる超音波外科吸引装置（CUSA）やマイクロ波凝固装置など，多数の器材が使用されている．各種器材にはコードがつながっているため，術野設定時の混線を防ぐような工夫をすることが円滑な手術を進めるには重要である[1]．
　筆者らの行っている腹腔鏡下肝切除の一般的な器材の配置を一例として紹介する（図Ⅰ-35）．筆者らは主に開脚位，左側臥位，左半側臥位の3パターンで腹腔鏡下肝切除を行っているが，いずれの場合も器材は同じ配置にしている．天井からの吊り下げ式モニターを患者頭側の両側に配置し，超音波画像システムは患者右側に，電気メスやエネルギーデバイスのジェネレーターは患者左側尾側に配置している．この配置は左右逆でも問題ないが，いずれにしても術者が術中に立ち位置を変えることが可能なスペー

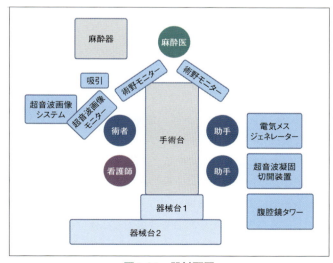

図Ⅰ-35　器材配置

スをつくっている．患者の足側に気腹装置を含めた腹腔鏡タワーを配置しているが，この配置によってカメラや気腹チューブ，電気メス，エネルギーデバイス系のコードをすべて患者足側から術野に供給することになり，コードが絡むことが少なく直接介助の看護師から術者に渡すことが可能となる．吸引洗浄管と超音波画像システムのコードのみ，頭側から供給されるが，専用のポケットを患者右側に設置し，そのなかに収納することで，術野の妨げにならない工夫をしている．

B 体位

　腹腔鏡下肝切除では，実質臓器である肝臓の重量を最大限に活かし，患者体位を工夫できることが開腹肝切除との大きな相違点である．さらに筆者らは腹腔鏡下肝切除ではすべての術式において5〜10度程度の頭高位をとっている．頭高位によって中心静脈圧が下がり，肝離断中の出血軽減が図れるほか，胃や横行結腸などの消化管による視野の妨げも軽減されるため有効と考えている．

　腫瘍が複数存在する場合には，手術台をローテーションすることで同じ体位で手術ができることもあるが，ローテーションに伴う落下の危険性や良好な術野確保という面では術中に体位変換を行うことを躊躇しないほうがよい．

　筆者らは次のように主に3パターンの体位で腹腔鏡下肝切除を行っている．

1．開脚位

　肝S2，S3，S4領域の部分切除（亜区域切除を含む）や肝外側区域切除の際の基本的な体位である．両腕を閉じる体位を基本とする施設もあるが[2]，当科では両腕を広げて行っている．そうすることで側腹部ポートからの操作が制限されず，動静脈ラインに対して術中もアプローチしやすい．ただし，左右の上肢の外転は90度以内とし，腋窩神経が過度に伸展しないよう心がける．開脚は最大90度までとし，下肢固定のベルトは膝上で固定し，腓骨神経を圧迫しないように十分に注意を払う．

2．左側臥位

　肝S6，S7領域の部分切除（亜区域切除を含む）の際の基本的な体位である．マジックベッド（Hug-u-Vac®）や骨盤固定ベルトを用いることで患者の体位をしっかりと固定する．マジックベッドは背部全体を覆うようにして固定することで安定した体位を確保し，腰部に関してはポート挿入位置を確認し，術者の鉗子に干渉しない形状に固定する．骨盤固定ベルトは腸骨稜にしっかりと固定し，かつ臍部周囲のポート挿入の際に清潔野が保たれる位置に調節する．開脚位同様，両腕は閉じずに挙上し過度な四肢の伸展や圧迫による神経損傷には十分に注意する（図Ⅰ-36）．左腋窩に除圧スポンジを置いて左上肢の圧迫による神経損傷も予防する．腹部の術野を広く保つために，右下肢は外側に展開し，さらに腰部で手術台を伸展させた体位をとる（左ジャックナイフ位）[3]．とくに右葉の脱転や，横隔膜直下の病変に対する部分切除の際には，術者の鉗子が右腸骨と干渉しやすいので注意が必要である．

7 体位とポート配置

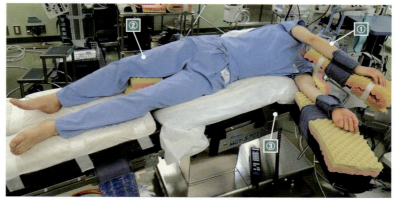

図 I-36　左側臥位
①：右上肢は肩甲骨や肘が過伸展されないように注意し，かつ右肩の高さを越えて上げすぎないようにする．
②：右下肢はやや外側に（仰向けの方向に）展開する．
③：腰部で手術台を少し曲げて側腹部を伸展させることで側腹部の術野を少しでも広く確保することができる．腰から足側が下がっているが，上半身もズレ落ちない程度に若干頭高位としている．

3. 左半側臥位

　肝S5，S8領域の部分切除（亜区域切除を含む）や肝葉切除，前・後区域切除の際の基本的な体位である．筆者らは右葉・左葉切除の際には肝切離面が地面に対して垂直方向に近い形になるように左半側臥位で手術を行っている．左葉切除では肝左葉の脱転操作が必要なため30度程度軽く患者右側を挙上，右葉切除では肝右葉の脱転操作を行いやすくするため45度程度患者右側を挙上している．このように同じ左半側臥位でも少し挙上角度を変えている．同じ理由で，前後区域間が肝切離面となる後区域切除の際には，60度程度患者右側を挙上した左半側臥位をとっている．前区域切除では45〜60度程度挙上した左半側臥位をとっている．このように左半側臥位のなかでも切除する部位，切離面によって患者を挙上する角度を若干調整している．体位の固定方法は基本的に左側臥位と同様であり，マジックベッドを用いて背部の固定を行うが，術中ローテーションを行う場合は清潔野をつくる前に体位テストを行い，落下の危険性がないか確認する．左半側臥位では右上肢の挙上が不十分となり，右肘が術野の妨げとなる場合があり，その際には右上肢のみ閉じる体位とする場合もある．右上肢を閉じる場合は術者の鉗子と干渉することを念頭に置いてポートの挿入位置を検討する．

C　ポート配置

　腹腔鏡下肝切除では腫瘍の局在，数や大きさが症例ごとに異なり，術式も系統的肝切除から部分切除まで多岐にわたるために，その症例に応じたポート配置を術前に検討する必要がある．一般的にはカメラ用の12mmのポートを中心として，その左右に5mmあるいは12mmの操作用のポートを留置し，計5本のポートを挿入する[2]．腹腔鏡下肝切除は転移性肝癌を対象とすることも多く，手術既往があることが多い．そのた

め最初のポート留置に際しては癒着による腸管損傷を回避するため小開腹下で行うオープン法がよいと考える．プリングル操作は，血流遮断用鉗子を用いる場合は臍下の位置で肝切除部位から離れた部位から挿入している．ターニケット法で行う場合は操作用ポートを挿入，留置後，鉗子操作や視野の妨げにならない位置を確認して比較的近い位置に留置している．

1. 肝外側区域切除（図I-37a）

開脚位では基本的に臍下部よりカメラポートを留置する．術者は患者右側，第一助手は患者左側に位置する．肝外側区域切除の場合は，切離した肝円索を結紮し，肝離断面（肝円索～肝鎌状間膜）のラインが術者右手のポートと直線的になるようにやや外側から体外へ出す．上腹部正中やや右側より12mmポートを挿入し，術者の右手として肝離断操作を行い，グリソン系脈管切離の際もこのポートから自動吻合器の挿入を行う．心窩部の5mmポートは，術者の左手として視野展開に用いる[4]．

2. 肝S2・S3部分切除（図I-37b, c）

体位は開脚位で臍下部よりポートを挿入する．部分切除では基本的に腫瘍に対して逆台形・左右対称となるようにポートを配置するが，腫瘍の局在によって多少の工夫が必

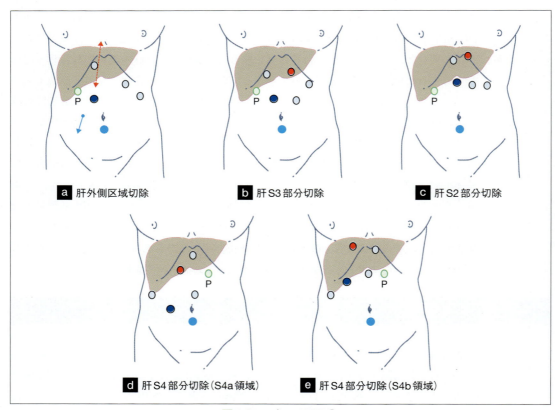

図I-37 ポート配置①
○：5mmポート，●：12mmポート，○：プリングル，●：腫瘍，●：カメラポート，↔：肝離断線

要である．肝S3領域の部分切除の際には，逆台形のポート配置とする（図I-37b）．術者は患者右側に立ち，上腹部正中やや右側の12mmポートから肝離断操作を行う．一方，横隔膜下に近い肝S2領域の部分切除の際には，このポート配置では腫瘍頭側の肝離断操作が難しくなる．そのため術者左手のポートは心窩部に配置し（図I-37c），腫瘍頭側の肝離断操作の際は心窩部ポートからアプローチすることで横隔膜下に局在する腫瘍でも安全に肝離断操作が可能となる．

3．肝S4部分切除（図I-37d, e）

体位は開脚位で臍下部よりカメラポートを挿入する．術者は患者右側に立ち，主に右側腹部の12mmポートより肝離断操作を行う．腫瘍がS4a（もしくはS5）領域に存在する場合は，基本的な逆台形・左右対称となるポート配置で十分に肝離断操作が可能である（図I-37d）．一方で腫瘍がS4b領域に存在する場合は，腫瘍頭側の肝離断操作が難しくなるために，術者が術中に患者左側に立ち位置を移動し，心窩部ポートから腫瘍頭側の肝離断操作を行う（図I-37e）．こうすることで肋間ポートを挿入せずに，S4b領域の横隔膜直下に存在する腫瘍でも安全に切除可能となる．

4．肝S5・S8部分切除（図I-38a, b）

体位は左半側臥位で行い，まずは臍部右側（右下腹部）からカメラポートを挿入する．肝S5領域に腫瘍が存在する場合は，術者は患者右側に立ち，腫瘍に対して逆台形状に操作ポートを挿入する（図I-38a）．一方で，肝S8横隔膜直下に腫瘍が存在する場合には術者は患者左側に立ち，肋弓下に操作ポートを配置する（図I-38b）．肋弓下ポートからのアプローチでは肝S8横隔膜直下の腫瘍頭側の肝離断操作は困難であり，心窩部ポートからのアプローチで腫瘍頭側の肝離断を行う．S7やS8などの横隔膜直下の病変に対しても筆者らは肝右葉を脱転することで十分にアプローチすることができると考えているため，肋間ポートは基本的には使用していないが，腫瘍頭側の肝離断の際に肋間ポートが有用であるという報告もある[5]．

5．肝左葉切除・右葉切除（図I-38c, d）

体位は前述のとおり術式に合わせて右側挙上角度を調節している．カメラポートは右側腹部から挿入し，肝離断ラインが正面視できる配置としている．術者は患者右側に立ち，操作ポートは肝門操作に対応できるよう配慮しつつ，かつ術者の右手からのアプローチが肝離断面に対して直線方向になるように配置する．肝左葉切除の場合，左葉の脱転を行う場面で術者は患者左側に立ち位置を移動し，左季肋部のポートよりアプローチし左葉の脱転を行う（図I-38c）．一方で右葉切除の場合，患者左側のポート配置は右葉の脱転および肝離断の際に助手が視野展開をしやすい配置としている（図I-38d）．また，すべてのポートを挿入する前に，術中超音波で腫瘍の局在や，肝静脈などの位置を確認したうえで患者左側のポートを挿入することも重要である．

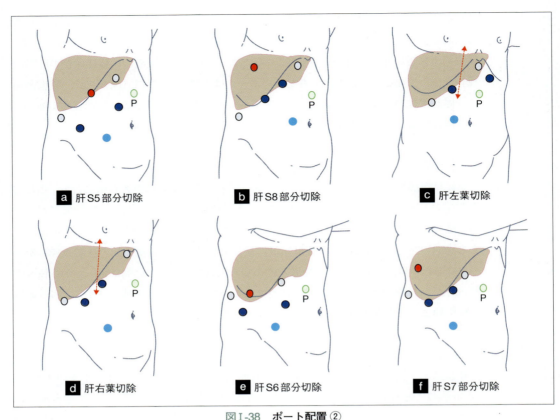

図I-38 ポート配置②
○：5mmポート，●：12mmポート，○P：プリングル，●：腫瘍，●：カメラポート，↔：肝離断線

6. 肝S6・S7部分切除（図I-38e，f）

　体位は左側臥位とする．肝S6・S7領域の腫瘍は肝右葉の授動を十分に行うことで，肝S5・S8に存在する腫瘍と同様の視野展開が可能となる．ゆえに，肝S6部分切除のポート配置（図I-38e）は肝S5部分切除のポート配置と類似し，肝S7部分切除のポート配置（図I-38f）は肝S8部分切除のポート配置と類似する．

7. 再肝切除症例における腹腔鏡下肝切除

　再肝切除症例では術前に体表から腹部超音波検査を行い，腹壁と腹腔内臓器（腸管など）の呼吸性移動（ズレ）をみる．腹壁とのズレを認めない部位は癒着している可能性が強く，この癒着マッピングを術前にしておくことでファーストポート挿入時に腸管を損傷するリスクを回避できる[6]．必ずしも臍部周囲からファーストポートを挿入する必要はなく，癒着マッピングを参考にしたうえでファーストポートの位置を検討する．

　腹腔鏡下肝切除は腫瘍の局在や術式により体位やポート配置が大きく異なる．安全・確実な手術を遂行できるよう，ぜひとも適切な体位の取り方とポート挿入法を習得していただきたい．

第Ⅰ章 適応と基本的手技

8 肝の授動

A 腹腔鏡下肝切除における肝授動の考え方

　肝臓の授動は，開腹下肝切除と同様，腹腔鏡下肝切除においても基本となる手技であるが，その適応と方法にはそれぞれの特性から両者間に相違点が存在する．肝切除術は，横隔膜下腔で肋骨の籠(rib cage)のなかに守られた肝臓を切除する手技であり，従来の開腹下アプローチにおいては，肋骨弓下などの大切開でこのrib cageを開き，肝臓を後腹膜より授動脱転し取り出して，肝臓の切除を行ってきた．一方で，腹腔鏡下アプローチ(図Ⅰ-39)では，腹腔鏡と鉗子がrib cageのなかに直接侵入して手術を行うという特性がある．このことが，両アプローチにおける肝臓の授動に対する考え方の相違を生み出している．

　開腹下アプローチにおいては，前方アプローチなど一部の手技を除くと，出血コントロール・肝離断面展開のために，まず切除部周囲肝臓を可及的全授動した後に術者の

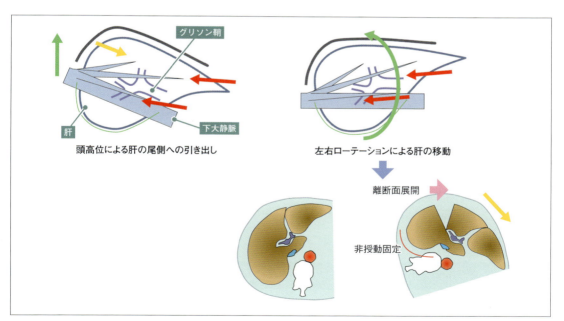

図Ⅰ-39　腹腔鏡下肝切除の特長
　➡：内視鏡・操作の方向，　➡：重力による展開，　➡：体位変換(左：頭部挙上，右：左向きローテーション)
腹腔鏡の回転・位置調整により同一の視野が確保できるため，体位変換への対応が容易で，狭い空間のなかで重力により"臓器を転がしていく"ことで視野展開を行う．この際に，しばしばあえて一部の間膜を切離せずに残すことで，臓器を支持して切離面を展開するために用いる．

49

左手の内に収めて安全に肝離断を行うことがよしとされてきた．これに対して，腹腔鏡下アプローチでは，術野には術者の左手あるいはそれに相当するよいデバイスが存在しない．また，開腹創がないために肝臓を挙上する腹側の空間も限定されており，rib cageの限定された空間のなかで開腹アプローチと同様の手技による視野展開を行うことには限界がある．一方で，腹腔鏡下では，①肝門および肝背側・下大静脈(IVC)周囲（開腹で腹側からのぞき込んで裏になる部分）の尾側背側からの視野が良好である（図I-39）．②腹腔鏡の回転・位置調整により同一視野が確保できるため，体位変換への対応が容易である（＝体位変換を利用して手術が施行できる），といった特長がある．腹腔鏡下肝切除では，体位変換を利用して狭い空間のなかで"臓器を重力により転がしていく"ことで視野展開を行う（図I-39）．この際に，あえて一部の間膜(attachment)を切離せずに残すことで，臓器を支持して切離面を展開するために用いる局面がしばしば生じてくる．このように切除肝周囲の間膜をその背側に至るまで全切離・授動しない腹腔鏡下肝切除の開腹下と異なる特徴は，患者予後にとって優位点となる場合がある．肝細胞癌の切除において，切除肝周囲間膜の切離を最小限にすることで，硬変肝の周囲に生じた側副血行・リンパ行路を温存して，術後の腹水貯留や肝不全などの合併症を低減することが知られており，また，術後肝機能温存にも貢献する可能性が示唆されている．

術中出血コントロールの観点から考えると，腹腔鏡下肝切除においては，気腹圧による静脈性出血の低減により，とくにプリングル法による流入血行遮断を併施した場合には，術中出血量が開腹に比して著明に減少することが知られている．大血管の損傷に注意を払い，常に良好な視野での注意深い確実な操作を心がければ，肝離断面を手の内に収めて圧迫止血せざるを得ないような状況に陥ることは比較的少ない．ただし，止血のために肝離断面を背側から鉗子などで押し上げて出血をコントロールしつつ出血点を確認する操作は，腹腔鏡下肝切除の際にもやはり有効である．また，出血による開腹または用手補助へのコンバージョンの際には，腹腔鏡下からの移行過程で気腹圧がなくなることにより生じる大量出血が問題になることがある．この際にも，操作局所の背側にあたる部分が剥離されて背側に鉗子などの器具が挿入でき，腹背両側から出血点を圧迫しながら開腹移行が可能な状態をつくっておくことは，大量出血を防ぐ意味で有用である．腹腔鏡下肝切除導入後比較的早い時期に，IVC・主肝静脈・グリソン一〜二次分枝など大脈管を露出するような非硬変肝の系統的切除を行う際などは，開腹アプローチと同等の全肝授動操作を行うことが，出血などへの対応の際の安全性を担保することにつながる．

B　ポート・体位・術者の位置の設定

ポート配置の詳細は第I章-7 (p.43)，もしくは各術式の項を参照されたい．筆者らは右葉系，左葉系の授動とも剣状突起直下尾側に12mmポートを1本挿入して肝静脈根部および横隔膜下へのアプローチを容易にしている．このポートと臍部（または近傍）のカメラポートのほか，右葉系では心窩部〜右肋骨弓下を中心に，左葉系ではその配

置が左に移動して左肋骨弓下にもポートが配置される形で，さらに2～3本のポートを追加して手技を行っている．

　体位は，右葉系では頭高位左半側臥位を基本体位として，剥離の局面に応じて左右にベッドローテーションをかけながら行い，左葉系は頭高位仰臥位を基本体位として行っている．開脚位を利用する施設が多いが，筆者らは開脚をせずスコピストが主に術者と同側に立つことで，両脚の間に立つ外科医を気にすることなくベッドローテーションを行えるようにして，術中体位変換を多く利用している．右葉系の剥離操作では，術者は患者の左に立って頭側の剥離を行い，IVC周囲など尾側からの剥離操作の時点で操作性に問題があれば右に移動している．左葉系では頭側の剥離は主に右から操作を行っているが，尾状葉を全脱転する際には左に移動している．

C　基本手技

1. 頭側剥離：鎌状～冠状～三角間膜の切離と肝静脈根部の露出
（図Ⅰ-40の❶，❷）

①肝右葉または左葉の全脱転を行う症例（肝機能が良好で葉切除などを施行する症例）では，胆嚢摘出を行った後に肝円索の切離を行う（肝門でのグリソンの剥離・肝十二指腸靱帯へのプリングル用テーピングも必要に応じてこの前後に行っている）．

②肝円索は切離後に肝側断端を牽引に使用する．その際の牽引による肝の裂創を防ぎ，また，腹壁から肝円索の臍側断端が下垂して視野の妨げになることを防ぐため，肝臓から距離をとり，腹壁に近いところで超音波凝固切開装置（LCS）を用いて切断する．

③続けて鎌状間膜を冠状間膜移行部の手前まで切離し，肝円索の肝側断端にエンド

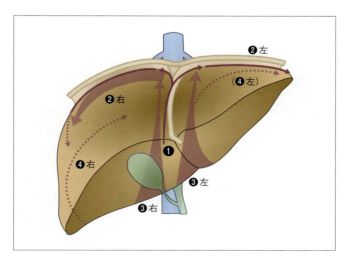

図Ⅰ-40　左右肝臓の授動
❶→❹ の順で施行（左❹ は場合により不要）
❶鎌状間膜と冠状間膜の切離（左右共通），❷右・左 三角間膜の切離，❸右・左 肝臓背側下大静脈周囲の剥離，❹右：無漿膜野（bare area）の最終切離（左：三角間膜尾側面の切離）．太い矢印と点線矢印は肝背面側での展開．

ループ®をかけて結紮把持し，その糸の遠位端をエンドクローズ™で体外に導出して牽引に用いる．視野の展開の状況に応じて，随時エンドクローズ™を別の部位より再刺入し，牽引の方向を変更するが，右葉の剝離ではまずは左尾側に，左葉の剝離では右尾側に牽引する（図Ⅰ-41）．

④鎌状間膜の切離を頭側冠状間膜に向かって続ける．鎌状間膜の切離は頭側に向かって肝表面に着地していくように進め，冠状間膜への移行部で左右に分かれ，肝表面からの立ち上がりの左右腹膜付着ラインの切離につないでいく（図Ⅰ-42）．

⑤上記④の操作により，冠状間膜基部の肝表面で結合組織が最もまばらになった領域に侵入する．炎症などがない症例では，この部位の剝離は鈍的に施行可能である．この領域を鈍的に広げながら，冠状間膜底部である肝表面を奥に向かう三角形の面として剝離してたどっていく．肝表面の剝離が奥に進むのに先行して冠状間膜の表面を覆う腹膜を左右でそれぞれ別々に肝被膜との移行基部で切離していく．この際には，必ず腹膜の裏を剝離し腹膜のみ遊離した状態での切離を行う．ハサミでの切離も可能であるが，LCSで切離する際には，アクティブブレードを必ず外（腹腔側）になるように使用する．アクティブブレードが内になる状態での使用は，キャビテーションによる肝静脈あるいはその分枝の損傷を生じるリスクとなる（図Ⅰ-42）．

⑥上記⑤の操作を行う過程では，次第に横隔膜下腔奥に向かって腹腔鏡と鉗子が侵入していき，周囲の視野が狭まってくるために位置誤認が生じやすくなる．IVC～肝静脈の3相性の拍動と肝静脈根部に流入する左右横隔膜下静脈の位置を常に意識して確認することで操作部位と肝静脈根部との位置関係を把握しながら剝離操作を行う．

⑦冠状間膜底面を形成している肝表面を奥に向かって剝離露出しながらたどってい

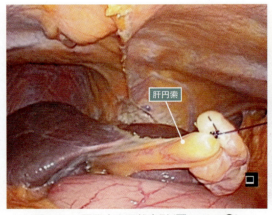

図Ⅰ-41　肝円索の切離牽引（図Ⅰ-40の❶）
後に牽引に使用する際の肝の裂創および腹壁から臍側断端が下垂して視野の妨げになることを防ぐため，腹壁に近いところで肝円索を切断する．断端にエンドループ®をかけ，その糸をエンドクローズ™で体外に導出して牽引に用いる．

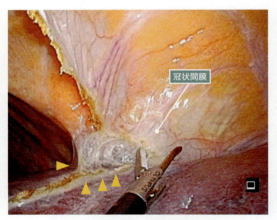

図Ⅰ-42　鎌状間膜～冠状間膜の切離（図Ⅰ-40の❶）
鎌状間膜を肝表面のレベルで切離し，続けて冠状間膜の左右腹膜を切離する．超音波凝固切開装置で切離する際にはアクティブブレードを必ず外にする．

くと，肝の表面が下方に沈むように彎曲していき，結合織がさらにまばらになる場所があり，その奥に肝静脈根部の3相性の拍動が確認できる（図Ⅰ-43）．ここで，鈍的剥離または結合織を1本ずつ切離して熱を静脈側に伝えさせない操作により，水平に右側に分岐する右肝静脈根部と前面に向かって立ち上がる中左肝静脈根部を確認し，その間の溝で下大静脈表面を露出する．

⑧ **右葉系切除**（図Ⅰ-40の❷右）：右三角間膜頭側腹側表面の腹膜を肝付着部で右側に向かって，のぞき込むような視野をつくりながら可及的に切離する（図Ⅰ-44，45）．その後，やはりのぞき込む視野で右肝静脈右側縁を剥離しつつ，その右側背側に

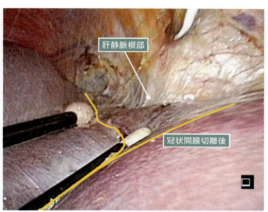

図Ⅰ-43　冠状間膜切離後の肝静脈根部の視野（図Ⅰ-40の❶）

冠状間膜内の疎性結合織を肝表面より剥離していくと，その奥に肝表面が下に沈む部位があり，その奥に3相性に拍動する肝静脈根部が立ち上がってくる．

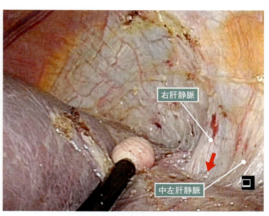

図Ⅰ-44　冠状間膜根部剥離と右三角間膜の切離（図Ⅰ-40の❶，❷右）

冠状間膜根部を剥離すると右肝静脈根部と中左肝静脈根部の間の溝（矢印）が確認できる．右三角間膜に切離を伸ばして肝背側尾側に向けて無漿膜野の剥離を行うと右肝静脈の肩（右側縁）の部分が確認できる．

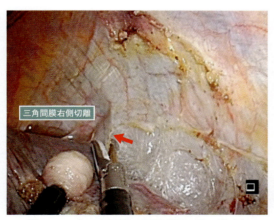

図Ⅰ-45　右三角間膜の切離（図Ⅰ-40の❷右）

右三角間膜の頭側腹膜を内側→外側に可及的右奥まで切離しておき，後で尾側からの内側→外側切離線図Ⅰ-40の❹と出会うことで無漿膜野外周の腹膜の切離が完了する．

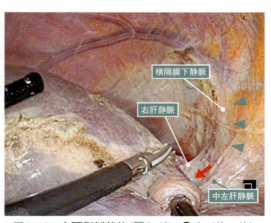

図Ⅰ-46　右頭側剥離後（図Ⅰ-40の❷右が終了後）

右肝静脈根部と中左肝静脈根部の間の溝（赤色矢印）が確認でき，肝静脈根部に流入する横隔膜下静脈（緑色矢頭）が確認できる．肝静脈根部の3相性の拍動と横隔膜下静脈の位置を常に確認することで，状況把握ができた安全な剥離が可能となる．

ある無漿膜野(bare area)の剝離を肝表面を露出しながら尾背側に向かって進めておく．この部位の剝離は炎症などがなければ鈍的に可能であり，右肝静脈右側縁を出す際には，少し背側に回り込みIVC右側に向かっておくと，後の操作で尾側から無漿膜野の剝離を進める際にエンドポイントがわかりやすくなり有用である．この剝離の過程では，右肝静脈根部〜横隔膜下静脈(図Ⅰ-46)を意識し，その近くでのエネルギーデバイスの使用はできる限り避け，必要な場合には十分慎重に行う．

⑨左葉系切除(図Ⅰ-40の❷左)：左三角間膜表面の腹膜の切離を左に向かって進める．中左肝静脈根部左側の露出に際しては，横隔膜下静脈，左肝静脈の浅枝が近接して並行に走行している症例が多いので損傷をきたしやすく注意を要する．三角間膜が肥厚していない症例では，左葉外側区域背側をたどって頭側の三角間膜背側にガーゼを置いた後，腹側頭側からのぞき込んで間膜背側のガーゼを透見することができる．静脈が走行していないことが確認できる部位で間膜に穴をあけ，内側肝静脈根部前面の腹膜切離線とつなげる操作を行っている〔炎症があるなど，この操作によっても中左肝静脈根部露出が困難な場合には，三角間膜左外側縁(脾臓近傍)から内側に向かって間膜を切離していくか，または，後述する背側尾側からの肝静脈根部露出確認を行う〕．三角間膜を左側縁まで切離することは，腹腔鏡で左頭側をのぞき込む視野をつくることで容易に可能となる．ただし，外側区域切除で頭側の三角間膜に空けた穴にテープを通して尾側腹側に牽引しながら離断面の展開を行うなど，切除手技によっては，あえてこの時点で切離せずに肝臓の支持のために間膜を用い，肝離断後に切離する場合もある．

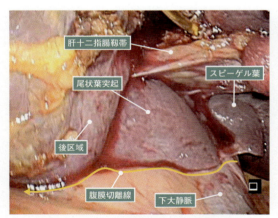

図Ⅰ-47　腹膜切開線(図Ⅰ-40の❸右)
肝下部下大静脈頭側縁と尾状葉の移行部の前面を覆う腹膜を一層のみ横に鋭的に切開する．右に肝後区域背側腹膜まで切開を延長したうえで，肝を腹側に持ち上げ，視野手前の剝離面を広げていきながら，奥では尾状葉背側のトンネリング操作を行う．

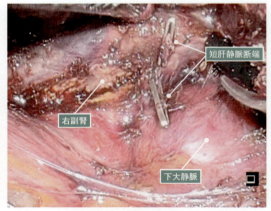

図Ⅰ-48　下大静脈周囲剝離(図Ⅰ-40の❸右)
肝を腹側に持ち上げ，視野手前の剝離面を広げていきながら，奥では尾状葉背側のトンネリング操作を行う．短肝静脈を1本ずつ処理しながら下大静脈前面を頭側に向かって剝離する．

2. 尾側からの剝離

a. 右葉授動：尾側からの下大静脈前面・右副腎の剝離（図I-40の❸右，❹右）

まず，肝下部IVC頭側縁と尾状葉の前面を覆う移行部の腹膜を一層のみ横に鋭的に切開する（図I-47）．肝後区域背尾側付着部の腹膜まで右に切開線を延長したうえで，肝を腹側に持ち上げ，視野手前から奥に向かって手前が十分に広くなるように剝離面を広げていきながら，奥では尾状葉背側IVC前面のトンネリング操作を行う．短肝静脈を1本

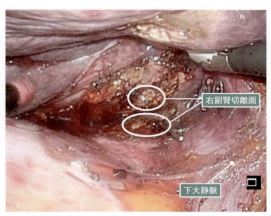

図I-49　固着副腎切離後（図I-40の❸右）
右副腎固着例では下大静脈前面と副腎外側を頭側まで剝離しておきその間の副腎と肝背面の間を超音波凝固切開装置などで頭側に少しずつ切離してその奥に到達する．

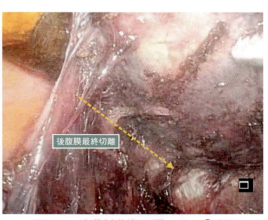

図I-50　右葉授動終了（図I-40の❹右）
下大静脈周囲で手前から奥へ三角形の剝離面が広がる視野を維持しながら，右側では頭側から施行していた腹膜切開線と尾側からの腹膜切開線をつなげる．下大静脈右側では頭側からの剝離層に向かって肝背側表面をたどる形で無漿膜野の剝離を進める．最後に矢印の後腹膜最終付着疎性結合織の切離をし，頭側からの剝離面に尾側からの剝離面がつながると，下大静脈の右側縁に右肝静脈根部とそれを包む下大静脈靱帯のみが残された状態となり，肝右葉の授動が終了する．

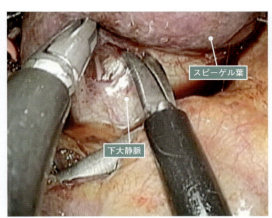

図I-51　腹膜切開線（図I-40の❸左）
スピーゲル葉左側尾側縁と下大静脈の境界の腹膜を尾側から頭側に向かって切離し下大静脈前面の剝離に入る．

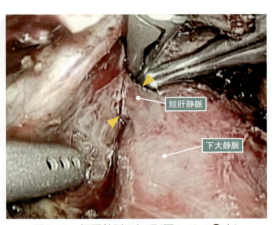

図I-52　短肝静脈の処理（図I-40の❸左）
下大静脈前面の剝離は炎症がない症例では鈍的に可能である．残ってくる短肝静脈を1本ずつ丁寧に剝離・確保・処理しながら頭側右側に向かって剝離を進める．左側よりの尾状葉剝離は極めて視野が良好で，左のみからの全尾状葉剝離も可能である．

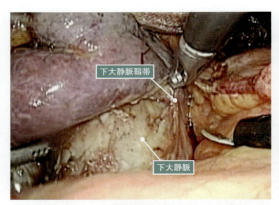

図 I-53　下大静脈靱帯の処理（図 I-40 の ❸ 左）
短肝静脈を1本ずつ処理しながら頭側右側に向かって剥離を進めると，頭側下大静脈右側に下大静脈靱帯が残ってくるのでこれをよく観察しながら切離する．

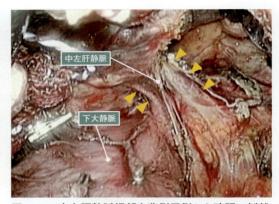

図 I-54　中左肝静脈根部を背側尾側から確認・剥離
（図 I-40 の ❸ 左，❹ 左）
下大静脈靱帯を切離し，左三角間膜の尾側腹膜を切離して，中左肝静脈根部（矢頭）を背側尾側より確認・剥離する．頭側に炎症などの線維化が強い症例では，こちらからの視野で確保する．

ずつ処理しながらIVC前面を頭側に向かって剥離する（図 I-48）．右副腎固着例ではIVC前面と副腎外側を頭側まで剥離しておき，その間の副腎と肝背面の間をLCSなどで頭側に少しずつ切離していく（図 I-49）．手前から奥へ三角形の剥離面が広がる視野を維持しながら腹膜切離線も右に延長していき，右外側縁で頭側から施行していた腹膜切開線に尾側からの腹膜切開線を連続させる．IVC右側では頭側からの剥離層に向かって肝背側表面をたどる形で無漿膜野の剥離を進める（図 I-50）．これにより，頭側からの剥離面に尾側からの剥離面がつながると，IVCの右側縁に右肝静脈根部とそれを包むIVC靱帯のみが残された状態となり，肝右葉の授動が終了する．

b．**左葉授動：左側からの下大静脈前面の剥離・左中肝静脈根部の剥離**
　　（図 I-40 の ❸ 左，❹ 左）

左側からの尾状葉剥離は極めて視野が良好で，左のみからの全尾状葉授動も可能である．スピーゲル葉左側尾側縁とIVCの境界の腹膜を尾側から左頭側に向かって切離しIVC前面の剥離を行う（図 I-51）．IVC前面の剥離は，炎症がない症例では鈍的に可能である．残ってくる短肝静脈を1本ずつ丁寧に剥離・確保・処理しながら頭側右側に向かって剥離を進める（図 I-52）．頭側IVC左側にIVC靱帯が残ってくるのでこれを切離し（図 I-53），左三角間膜の尾側腹膜を切離して，中左肝静脈根部を背側尾側より確認・剥離し（図 I-54），肝左葉の授動が終了する．

また，左葉切除などで尾状葉を温存しつつ肝静脈根部の確認が必要な場合には，外側区域背面とスピーゲル葉前面の間でアランチウス管を含む索状の結合織を確保・切離し，断端を頭側に向かって剥離していく．アランチウス管は中左肝静脈根部へ連続していくので，これを追うことで背側尾側からの肝静脈根部の確認・剥離が容易となる．

第Ⅰ章　適応と基本的手技

9　肝実質切離に用いる器機

　肝実質切離に用いる器機（デバイス）の種類や使用方法は外科医によりさまざまである．しかし，繰り返し安全かつ適切に肝実質切離を行うためには，デバイスの種類によらない普遍的な手技の概念を理解しておく必要がある．ここではそのような手技の概念に基づいて，デバイスの適切な使用方法について述べる．

A　肝実質切離の普遍的概念「発掘（excavation）」

　肝実質切離の基本動作は，土のなかに埋まった古い遺物や遺跡などを破壊せずに掘り出す発掘作業に類似している．肝実質切離手技は，クランプクラッシング法による手技[1]と超音波外科吸引装置（CUSA）を用いる手技[2]に大別され，これまでに両者の優劣を論じた報告も散見されるが[3]，いずれの手技においても切離部の肝実質（土）を除去してグリソン枝や肝静脈（遺物・遺跡）を掘り出すという発掘の概念は同じである．この普遍的な手技の概念を正しく理解して実践することにより，安全な肝実質切離が施行可能となる．

B　肝実質切離手技の基本ステップ

　発掘の概念をもって肝実質切離を行うことに加えてもう一つ重要なのは，肝臓全体を繰り返し俯瞰する（遠景から全体を見渡す）ことによって切離面や脈管の方向を確認することである（図Ⅰ-55）．以下に，発掘と俯瞰を踏まえた肝実質切離手技の基本ステップを示す．

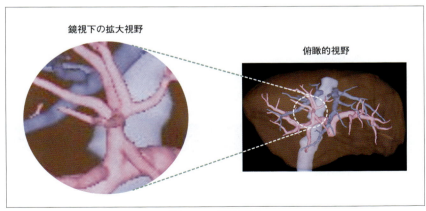

図Ⅰ-55　俯瞰画像
とくに腹腔鏡下肝切除では近接した視野のなかで切離面や脈管の方向を誤認しやすいため，繰り返し遠景から肝臓全体を俯瞰して切離方向や露出した脈管の解剖を確認する．

57

①発掘　肝実質を破砕してある程度細い脈管とともに切離し，一定以上の太さの脈管を損傷なく露出する．
②俯瞰　いったん離れた位置から肝臓全体を俯瞰することで，露出した脈管の位置と方向を確認し，温存すべきものか離断すべきものかを判断する．
③脈管処理　脈管を離断する場合は，その背後に枝がないことを確認しつつ脈管の全周を剝離して確保し，結紮・クリップ・シーリング後に離断する．

肝実質切離手技は，基本的に①と②を繰り返すことで進められる．脈管を離断する際に③のステップを行うが，③における脈管の全周を剝離する作業は基本的に①と同じ発掘作業である．

C　ドライな術野の確保

発掘作業を円滑に進めるために，可能な限りドライな術野を維持する．ドライな術野を維持するためには，プリングル法による流入血の制御や，輸液量と気腹圧，胸腔内圧の調整による中心静脈圧の制御[4]が不可欠である．さらに，肝実質切離とほぼ同時に切離面からのoozingをこまめに凝固止血する手技が有用である．ただし，この手技はoozingを制御するために(薄焼き卵のように)切離面表層のみを凝固する手技である．損傷した比較的太い血管を圧迫しながら熱凝固して(やや強引に)止血する手技や，肝実質切離時の出血を少なくするために切離予定ラインを比較的太い脈管も含めてやや盲目的に前凝固する手技(pre-coagulation)とは区別して行う．

D　エネルギーデバイスによる凝固止血の要点と注意点

oozingも含めて肝実質切離時のすべての出血の原因は，血管壁の破綻(部分損傷か完全離断)である．血管の破綻部が肝実質内に埋もれていたり極めて細いために視認できない場合もあるが，出血点には必ず破綻した血管があり，止血の基本は血管の破綻部の閉鎖である．エネルギーデバイスによる止血操作では血管の破綻部をシールすることで止血を達成する(シーリング)．ベッセルシーリング装置(LigaSure™など)やバイポーラ電極凝固装置(BiClamp®など)では，2つのジョーの間で血管を圧迫してシールする．モノポーラデバイスでは，デバイスの通電部を止血部に押し付け，出血源となっている破綻部の血管を圧迫して熱凝固することでシールする．つまり，破綻部の血管を圧迫して血流を消失させた状態で熱凝固することがシーリングの要点である(図I-56)．

E　クランプクラッシング法による肝実質切離

クランプクラッシング法は予定する切離面の肝実質をペアン鉗子などで挟み潰す手技である．肝実質を適度な圧力と速さで挟み潰し，太めの脈管を露出(発掘)する(図I-57)．腹腔鏡下肝切除では，しばしばエネルギーデバイスを用いてクランプクラッシング法が行われる．元来これらのエネルギーデバイスは，組織を挟み込みながらエネ

9 肝実質切離に用いる器機

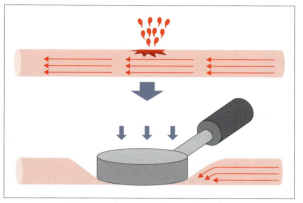

図I-56　シーリングのメカニズム
破綻した血管の血流を遮断して熱凝固を加えることで血管壁が接着してシーリングが成立する．ピンポイントで圧迫凝固することで，迅速な止血とともに凝固範囲を少なくして余分な熱損傷を回避することができる．

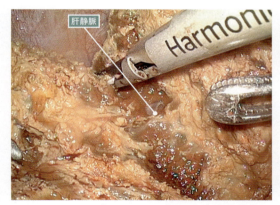

図I-57　クランプクラッシング法による肝実質切離
エネルギーデバイスを用いているが，凝固は行わずに挟み潰しているため，凝固されていない肝切離面に肝静脈が露出している．

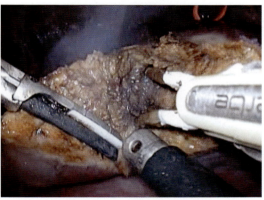

図I-58　誤ったクランプクラッシング法による肝実質切離
肝実質深部を，バイポーラ電極凝固装置を用いて凝固と同時に挟み潰しており，デバイスによって挟まれた肝実質が炭化しながら圧縮されている．本症例では，この後の超音波凝固切開装置による同部位の離断で，内部に含まれていた比較的太い静脈が半離断され出血をきたした．

ルギー機能をアクティブにすることで，内部に含まれる脈管（血管やリンパ管）をシールすることを想定して開発されている．しかし，深部での肝実質切離においてそのような使い方をすると，元来のクランプクラッシング法とは似て非なる手技となる．デバイスによって挟まれた肝実質が炭化しながら圧縮され，本来露出して処理すべき太さの脈管もそのなかでともに圧縮される（図I-58）．脈管が含まれていることに気づかずに炭化された部分を離断すると，遅発性の出血や胆汁漏れをきたしたり，太い脈管が半離断されてその場で大きな出血に至ることもある．エネルギーデバイスを用いてクランプクラッシング法を行う場合，挟み潰す際にはエネルギー機能は併用しないことを原則とすべきである．

F 超音波外科吸引装置を用いた肝実質切離

　CUSAの基本構造体は円筒形の金属製吸引管であり，これが長軸方向に高速で振動することにより先端部分が鋭的に働く．肝実質は主にこの先端部分で破砕され，切離部にたまる血液などとともに吸引除去される．太めの血管の一部が見えたら，損傷しないようCUSA先端を巧妙に動かして脈管をさらに露出する．CUSA先端を切離面に対していずれの向きに動かすべきかについては諸説あるが，重要なのは切離面に対する向きではなく，そこに現れる脈管に対する向きである．CUSAの仕組みを理解して，以下の3つの基本動作を使い分ける（図I-59）．

1. shoveling
　スコップで土の表面をすくい取るような動作である．CUSAの円筒先端の一部のみを使用して肝実質を剝がし取るように除去する．

2. boring
　地面に垂直にまっすぐ穴を掘るボーリング用掘削機械のような動作である．CUSA全体を長軸方向に差し込み，円筒のなかに入った肝実質を一度に吸引除去することができる．適度な力を加えながら先端を進めて抵抗を感じたら，止めたり方向を少しずらしたりすることで太い脈管の損傷を回避する．

3. back scoring
　へらを引きずるように動かすことで軟らかい物質を削り取る動作である．CUSA先端をshoveling動作とは逆方向に動かし，円筒先端の一部を押し当てて引きずるように動かす．shovelingやboringの動作のように円筒先端を長軸方向に押し当てないため鋭的な作用が少なく，脈管の表面を損傷なく露出することができる．

　限られたアクセスポートを用いて行われる腹腔鏡下手術では，しばしば脈管背後へのアプローチが困難になる．CUSAの円筒形金属チップにおいて鋭的作用を有するのは先端のみであり，側面が接触しても組織は損傷を受けない．そこで金属チップの側面で脈管側面を圧排しながら，その背後の肝実質を金属チップ先端によるshovelingやboringの動作で破砕除去するテクニックがしばしば有効である（図I-60）．

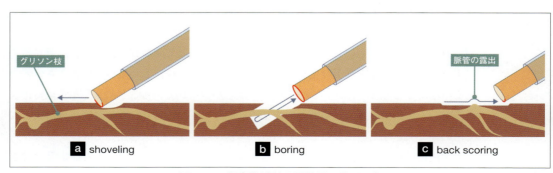

図I-59　超音波外科吸引装置の動かし方

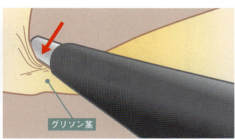

図I-60 脈管の全周を露出する際に背側の肝実質を超音波外科吸引装置で破砕除去するテクニック
金属チップの側面で脈管側面を圧排しながら，その背後の肝実質を金属チップ先端によるshovelingやboringの動作で破砕除去する．

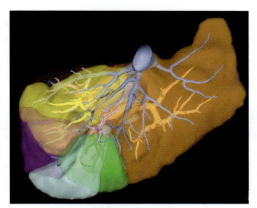

図I-61 Intersegmental plane
グリソン枝支配領域(cone unit)の境界面であるintersegmental planeには理論的にグリソン枝はないが比較的太い肝静脈が走行する．

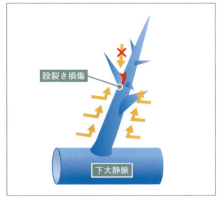

図I-62 肝静脈露出時の股裂き損傷の回避
超音波外科吸引装置先端を肝静脈の下大静脈側(太い側)から末梢側(細い側)に向かって動かすことで分枝合流部の股裂き損傷を予防する．末梢側から下大静脈側に向かうと，合流部の股を損傷しやすい．股裂き損傷は肝静脈本幹に向かって広がることで制御困難な状況に陥りやすい．

　グリソン枝支配領域(cone unit)の境界面であるintersegmental planeには理論的にグリソン枝はなく，その一方で比較的太い肝静脈が走行する(図I-61)[5]．そのためグリソン枝の中枢側から肝表に向かってback scoring動作で肝実質切離を進めると，CUSA先端は自然にグリソン枝のないintersegmental planeを通過する．その際，肝静脈の走行する方向を予測し，できるだけCUSA先端を肝静脈の下大静脈側(太い側)から末梢側(細い側)に向かって動かすことで分枝合流部の股裂き損傷を予防する(図I-62)．

第Ⅰ章 適応と基本的手技

10 グリソン鞘と血管の処理

　腹腔鏡下肝切除は国内外で広がりを見せており，その術式は部分切除のみならず葉切除などの大きな肝切除や亜区域切除などの系統的肝切除も行われるようになった[1〜2]．肝細胞癌などでは肝予備能や腫瘍条件から系統的切除が適している場合も多く，繰り返す治療が必要な疾患に対して侵襲を軽減できる腹腔鏡下で肝切除を行う意義は大きい．亜区域切除以上の系統的肝切除では，比較的大きなグリソン鞘と血管の処理が必要になる．部分切除で必要なグリソン鞘と血管の処理と，区域切除で必要なグリソン鞘と血管の処理は，使用するデバイスが異なる．

A　部分切除でのグリソン鞘と血管の処理

　日本内視鏡外科学会の技術認定(肝領域)では，肝部分切除術に限定されてはいるが，肝内での脈管処理のない，あるいは極めて少ない肝辺縁などの実質切離症例は対象外とすると明記されている[3]．したがって，肝内での脈管処理は重要で，各施設において肝内グリソン鞘と血管の処理は定型化しておくべきである．

　部分切除で処理すべきグリソン鞘と血管は，基本的にはクリップで閉鎖処理を行う．技術認定の肝臓切除術手術評価項目によると「肝実質切離において脈管(グリソン，肝静脈，胆管など)が鉗子やテープなど適切な手技で確保され，切離における手術器具の選択や操作も適切で安全かつ滞りがない」とされている[3]．つまり，処理すべきグリソン鞘も血管も必ず「裏を取る」操作が必要である．とくに肝静脈は分岐があるのを知らずに，クリップをかけ切離すると思わぬ大出血が起こるので処理すべき脈管の裏側に何もないことを確認して行うことが肝要である(図Ⅰ-63)．

　部分切除で処理すべきグリソン鞘は，太い場合は基本的にはHem-o-lok®クリップを使用して閉鎖し，さらにその上から縦方向にクリップが抜けないように金属クリップで二重閉鎖する(図Ⅰ-64)．グリソン鞘の太さに合わせて，Hem-o-lok®クリップはMからXLまでのサイズがあり，適正なものを使用する(表Ⅰ-3)．サイズが合わないとHem-o-lok®クリップは脱落する危険があり，また縦方向でスリップするため必ず金属クリップでの二重閉鎖を勧める．細いグリソン鞘は金属クリップを使用する．筆者らはDSクリップのM，ML，Lを比較的多く使用している(図Ⅰ-65)．これはクリップの形状から二重結紮の効果があると考えている．さらに細い脈管がグリソン鞘と判断した場合は，筆者らはチャレンジャーTi-PのSMクリップを使用している(図Ⅰ-66)．SMクリップは2〜5mm位の脈管の閉鎖に適しており，スリップしづらいので細いグリソン鞘の閉鎖に多用している．

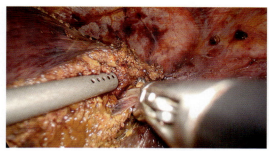
図I-63 V8の裏を取る

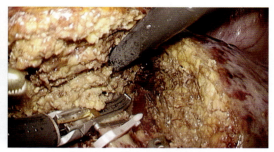
図I-64 グリソン鞘の処理

表I-3 Hem-o-lok® クリップのサイズ

クリップサイズ	カートリッジの カラーコード	クリップの数／ カートリッジ	開口長（A）(mm)	血管のサイズ(mm)*
M	青	6	5.2	2〜7
ML	緑	6	7.8	3〜10
L	紫	6	10.7	5〜13
XL	ゴールド	6	12.8	7〜16

＊：血管のサイズは一般的な例である．

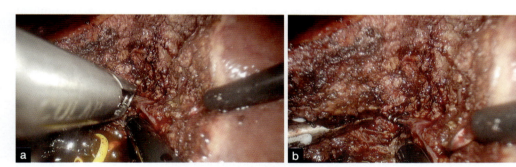
図I-65 V5をクリップする
a：DSクリップをV5にかける，b：DSクリップは二重結紮の効果がある．

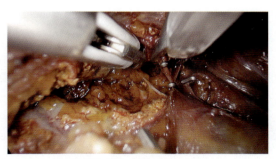
図I-66 SMクリップ

　部分切除で処理すべき血管は肝静脈と門脈である．数mmまでの細さであれば，バイポーラエネルギーデバイスで熱凝固閉鎖も可能である．感覚的には3〜4mmを超えると，上記の金属クリップを使用し，さらに8〜10mmを超えるとHem-o-lok®クリップを使用することもある．血管は閉鎖されると速やかに血液凝固が起こるはずなので，ク

リップの脱落を心配する必要はない．熱凝固を行う場合でも，前述したように「裏を取る」操作が重要である．

B 外側区域切除でのグリソン鞘と血管の処理

　　腹腔鏡下肝外側区域切除は手術手技の確立とその容易さから，安全かつ最も行いやすい腹腔鏡下での肝切除と考えている[4]．肝円索と外側区域の固定間膜を切離し，肝実質を薄くするように肝離断したのちグリソン鞘と左肝静脈を自動縫合器で切離して終了するシンプルな手術である．

　　超音波凝固切開装置（LCS）で肝円索と鎌状間膜を切離し，肝円索をエンドループ®で結紮，エンドクローズ™で結紮糸を経皮的（右側腹部トロッカー右側）に体外へ出し牽引する．肝臓を尾側へ牽引することで冠状間膜の切離が容易となり，後述する自動縫合器によるグリソン鞘の切離にも有用である．

　　肝実質切離は肝臓の腹側と背側の両面から行い，後の自動縫合器でのグリソン鞘と肝静脈の切離ができるように肝実質を薄くすることが目的である（厚さ約1cm）．LCSなどで肝実質切離操作を行っていく．肝円索を尾側に牽引することで，外側区域のグリソン鞘と左肝静脈の下大静脈（IVC）流入部は直線となる．グリソン鞘の切離は umbilical plate と arantian plate も含むため，ステープルが厚めの自動縫合器を選択する（図I-67）．筆者らは，ゴールドまたはブルーのカートリッジを選択している．この際は，左肝静脈を巻き込まないよう注意する．続いて左肝静脈を自動縫合器（ホワイトカートリッジ）で切離し，肝外側区域切除が終了する（図I-68）．自動縫合器による挫滅から，ステープルライン近傍より oozing を生じることもあるが，ガーゼによる圧迫や電気メスでの止血で十分に対応できる．

C 亜区域と区域切除以上でのグリソン鞘と血管の処理

　　亜区域切除での脈管処理は，前述した部分切除でのグリソン鞘と血管の処理と同様である．ただし，太いグリソン鞘では Hem-o-lok® クリップではなく，自動縫合器を使用する．亜区域のグリソン鞘ではホワイトもしくはブルーカートリッジを使用し，十分な操作腔ができた時点で自動縫合器を挿入することが重要である．区域以上のグリソン鞘

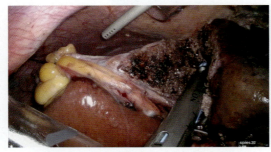

図I-67　外側区域グリソンの一括切離

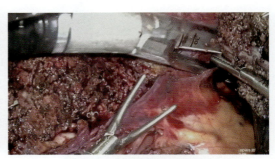

図I-68　左肝静脈の一括切離

10 グリソン鞘と血管の処理

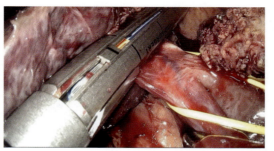
図I-69　S4aとS4bの一括縫合
後に外側区域の胆管拡張が出現．

では，太さに合わせてブルーからゴールドまでのカートリッジを使用する．切除区域グリソンが十分露出されたら残肝区域グリソンに損傷，狭窄のない部位で切除区域グリソン鞘を自動縫合器で一括縫合切離する．自動縫合器によるグリソン鞘の閉鎖切離には，常に残肝のグリソン鞘に狭窄のリスクが伴うことを認識し，可能な限り切除肝側で操作を行う必要がある[5]．筆者らは内側区域切除でS4aとS4bのグリソン鞘を一括縫合した症例で，外側区域胆管の拡張をきたした症例を経験している（図I-69）．また，右葉切除を自動縫合器によりグリソン一括法で行う場合は，必ず前区域と後区域を別々に縫合閉鎖切離することが必須である．

　区域以上の血管処理では，主肝静脈は基本的に自動縫合器（ホワイトカートリッジ）で切離する．IVCに流入する静脈の処理には，細心の注意が必要である．短肝静脈は3mmまでであれば，クリップは使用せずバイポーラエネルギーデバイスで熱凝固閉鎖する．これは，クリップの脱落やクリップとともに細静脈が引き抜けるリスクがあるため，あえて熱凝固閉鎖を行う．もちろん，太さに応じて前述した金属クリップで閉鎖する場合もある．右下肝静脈が太い場合は，7mm径位までであればHem-o-lok®に金属クリップ，それ以上であればPVS 7mmを使用する．同様に下大静脈靱帯に短肝静脈が含まれていると判断した場合は，PVS 7mmを使用することが多い．IVCに流入する血管をクリップで閉鎖した場合，手術操作でクリップを触らないように細心の注意が必要である．

　脈管の閉鎖に自動縫合器を使用するときの基本的な考え方は，厚みのあるグリソンや静脈を薄いステープルで縫合しないことである．少し厚めのステープルカートリッジを使用し，出血や胆汁漏がある場合は追加のクリップや縫合閉鎖を併用する．筆者らは開腹再肝切除の症例で，肥厚した右肝静脈をホワイトカートリッジで縫合閉鎖した際に，ステープルラインが弾けた症例を経験している．ブルーもしくはゴールドカートリッジを使用すべきであったと思われる．グリソン鞘と血管の処理に自動縫合器を使用する場合は，慎重にステープルの厚さを選択すべきである．

第Ⅱ章

術式別の手術手技

第Ⅱ章 術式別の手術手技

1 部分切除

　腹腔鏡下肝切除のなかで，腹腔鏡下部分切除（以下，部分切除）は2010年4月から保険収載され，広く施行されている．2018年6月現在，腹腔鏡下肝切除は肝臓内視鏡外科研究会での全例事前登録が義務付けられている[1]．2015年10月から2017年12月までにすでに6,056例が登録され，そのなかで部分切除は70％弱を占める中心的な術式である．さらに部分切除は日本内視鏡外科学会による腹腔鏡外科手術の技術認定制度の対象術式である[2]．悪性腫瘍症例に対して，肝実質切離，脈管処理を完全内視鏡下（pure）に行った症例が審査対象とされている．部分切除は今後さらに多くの施設で施行されることが予想されるが，存在部位や切除範囲により難易度が大きく異なるため注意を要する．
　ここでは部分切除の安全な普及のために必要な"占拠部位に応じたアプローチの選択と手術手技"についてまとめる[3〜5]．

A 手術適応

　部分切除は肝表在性の小型腫瘍を主な対象として開始されたが，手術適応は拡大されつつある（表Ⅱ-1）．部分切除の導入当初はdifficult tumor location[6]と呼ばれるS7, S8, S4頭側の腫瘍はcontraindicationとされていたが，現在では存在部位によって適応外とすることは少なくなっている．2015年までに集計された日本内視鏡外科学会の報告[7]によると，11,371例の腹腔鏡下肝切除のなかで296例（2.6％）の開腹移行例が報告されており，開腹移行が可能なことは必要条件である．

B 手術アプローチの選択

1. 胸腔鏡アプローチ[3〜5]

　胸腔鏡アプローチの適応を表Ⅱ-2にまとめた．胸腔鏡アプローチにおいては鉗子操作

表Ⅱ-1　内視鏡下肝部分切除の手術適応
① 腫瘍学的に部分切除で問題なし
② 開腹肝切除が可能な肝機能，全身状態である
③ 腫瘍径3cm以下（表在性では5cm），3個以下が目安
④ 脈管浸潤や腫瘍栓を有さない
相対的適応
① difficult tumor location
② 高度癒着例

表Ⅱ-2　胸腔鏡アプローチによる肝部分切除の手術適応
① 肝ドーム部の腫瘍，とくに背側や肝静脈根部に位置する腫瘍
② 腫瘍径3cm以下（できるだけ2cm以下），単発
③ 腹腔内高度癒着が予想される症例
④ 片肺換気が可能な肺機能

1 部分切除

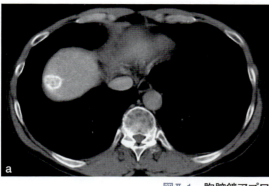
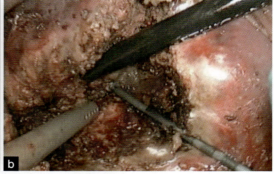

図Ⅱ-1　胸腔鏡アプローチによる肝部分切除
a：術前肝動脈CT，b：胸腔鏡下肝切除時の術中写真
肝線維化を認めたが，良好な視野で肝切除が可能であった．横隔膜を広く切開し，止血とボトムマージンの確保のためにラジオ波によるpre-coagulationを行っている．

が肋骨で制限される．肝切除の際にボトムマージンが不確実になりやすいため，腫瘍径は2cm以内が望ましい（図Ⅱ-1）．超音波施行後に腫瘍直上の横隔膜を切開し，針糸で牽引する．肝臓の脱転は通常不要であり，強固な腹腔内癒着が予想される症例では有用性が高い．プリングル法は不可能である．腹腔鏡アプローチと違って，肝切離時には気腹の恩恵を受けない．横隔膜の非吸収糸による連続縫合後に，胸腔ドレーンを1～2日間留置する．

2. 腹腔鏡アプローチ

腹腔鏡による部分切除に最も適した腫瘍の占拠部位は肝両葉の下区域（S3，S4a，S5，S6）であるが，肝ドームの腫瘍でも肝授動を十分に行うことや肋間ポートを活用することで，腹腔鏡下に行える場合が多い[8]．再肝切除が予想される症例では，肝授動を最低限にすることが望ましい．

腹壁破壊が最も少ない完全腹腔鏡下手術（Pure-Lap）が基本となるが，最終的には切除標本を摘出するための創が必要となる．取り出し創は，腹腔鏡補助下手術（Hybrid）では肝臓を授動して移動可能な上腹部に，用手補助腹腔鏡下手術（HALS）では肝臓から離れた中～下腹部に設定する（図Ⅱ-2）．Pure-Lapでは臍部や恥骨上などに任意の設定が可能である．再手術を行う際には，Pure-LapやHALSのように肝切離部位から創が離れているほうが肝周囲の癒着が少なく有利である．Pure-LapやHALSでは，拡大視効果や気腹圧による出血の減少が期待できるが，Hybridでは期待できない．大型腫瘍ではHybrid時の狭い術野での腫瘍の圧迫に注意する．手術の難易度が高い，あるいは標本が大きいときには，むしろPure-Lapの手技にこだわらずに柔軟な対応が望まれる．

C　術前シミュレーション

深部の腫瘍に対する本術式では，とくにSYNAPSE VINCENTなどでシミュレーションを行い，ランドマークとする脈管を露出させてマージンを確保する（図Ⅱ-3）．

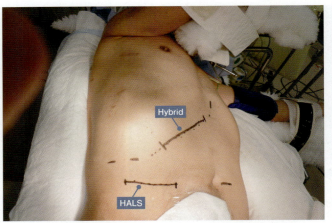

図Ⅱ-2 術前皮膚マーキングの違い(HALS vs Hybrid)
右肝の腹腔鏡下肝部分切除における術前皮膚マーキングを示す．コンバートに備えて，各々7〜8cmのHALSとHybridの術前マーキングを行っておく．開腹創はHybridの創にポート孔を連続させる．

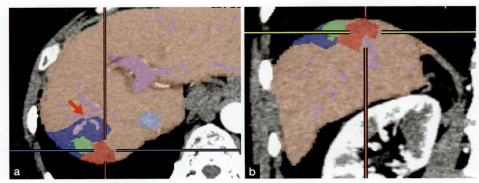

図Ⅱ-3 術前シミュレーション画像
a：横断像，b：矢状断像
術前に担癌門脈枝（矢印）をクリックして，過不足ないマージンが確保できる肝切離線を設定する．緑色が腫瘍で赤色と青色領域は切除範囲を示す．

D 手術に必要な物品

部分切除に必要な物品を表Ⅱ-3にまとめた[9]．アルゴンプラズマ凝固装置（APC）は腹腔内圧が上昇し危険なため使用しない．筆者らは，止血時にはVIOソフト凝固システムを多用している．ソフト凝固システムは腹腔鏡用のBiClamp®やボール型電極に加えて，吸引器や超音波メスにも接続可能である．肝臓の広範な授動の際には，Cherry Dissectorやセクレア®鉗子などの愛護的な圧排器具が必須である．肝臓の吊り上げ時や肋間ポート孔の閉鎖のために大きめの針で，針と糸が一体型の針糸を準備する．

1 部分切除

表Ⅱ-3　腹腔鏡下肝部分切除に必要な特殊物品

①超音波凝固切開装置（HARMONIC®など），バイポーラ凝固切開装置（BiClamp®，ENSEAL®，LigaSure™など），バイポーラシザース
②超音波外科吸引装置（CUSA）
③VIOソフト凝固システムのボール型電極
④ラジオ波発生装置とCOOL-TIP®穿刺針
⑤Cherry Dissectorなどの肝臓の圧排器具
⑥腹腔鏡超音波
⑦HALSではハンドポート（ラップディスク®，HandPort™，GelPort®など），HybridではWound Retractorなど

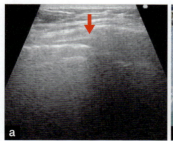 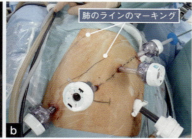 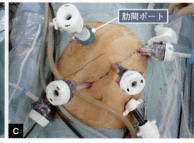

図Ⅱ-4　肋間ポートの留置

a：体表超音波画像，b，c：術中写真
体位決定後に，腹腔鏡用超音波を体表に当てて換気を行うと肺の境界が明瞭に描出される（a）．肺のラインをマーキングして（b），呼気時に肋間ポートを挿入する（c）．片肺換気や術後胸腔ドレナージは不要である．10mm以上のポート孔は腹腔鏡下に縫合閉鎖する．

E　手術手技の実際（腹腔鏡アプローチ）

　麻酔医に頭高位，胸腔内圧の低値でのコントロール，点滴の制限を伝えておく．術前からのコミュニケーションが重要である．腹腔鏡下肝切除では，腫瘍が腹側にくる体位（仰臥位～側臥位）にサージカルマットで固定する．右肝の完全授動が必要な際には，左側臥位～軽度腹臥位にして肝臓を浮かせたほうが操作しやすい．臍部また臍の病変側に腹腔鏡用トロッカーを挿入する．側副血行路があれば臍部は避ける．肋骨弓下に2～3個の操作用トロッカーを挿入する．肝ドーム部の腫瘍では肋間ポートを挿入することで，鉗子が垂直に入るため操作が容易となる（図Ⅱ-4）．肋間ポートの挿入前には必ず超音波で肺のラインを確認する．腹腔鏡で腹腔内を観察し，腹腔鏡超音波検査を行う．肝周囲の間膜を超音波凝固切開装置（LCS），バイポーラシザース，フック型鉗子などで切離し，肝を授動する．肝授動の際には，肝静脈根部や下横隔静脈の流入部を確認後に，内側から外側に間膜切離を行うことで静脈損傷を回避する．出血傾向があるときにはバイポーラ凝固切開装置を活用する．腹腔鏡超音波や術前のシミュレーションを参考にして肝切離線を決定する．腫瘍の同定が困難なときには，ICG投与による近赤外線カメラ（Photodynamic Eye®）を活用する[10]．5mm程度の深さまでの肝実質の切離にはLCSやENSEAL®が有用である．とくにHARMONIC®7はアクティブブレードを肝内に挿入しやすく，止血能も高い．VIOボール型電極によりpre-coagulation（前凝固）あ

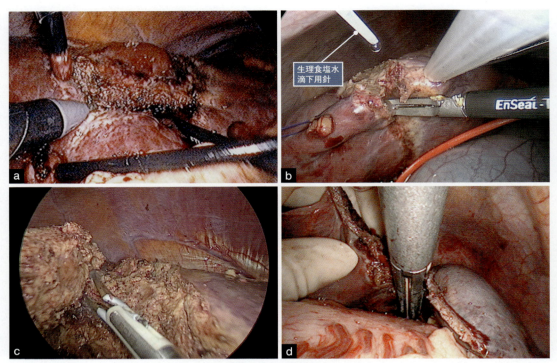

図Ⅱ-5　肝切離の方法
a：超音波外科吸引装置による肝切除，b：超音波外科吸引装置とENSEAL®による肝切離，c：BiClamp®によるペアンクラッシュ法，d：自動縫合器による肝切離
くり抜き切除(a)と切り落とし切除(b, c)を示す．水滴を垂らすことで，焦げ付きのない綺麗な肝切離が可能となる(b)．肝外側区域などの肝実質が柔らかく薄い部位では自動縫合器で一括して肝切離を行うことが可能である(d)．

　　るいはsimultaneous coagulation（同時性凝固）を行いつつ肝切離を行う．以前は肝切離予定線に沿って，ラジオ波やマイクロ波によるpre-coagulationを行っていたが，最近は易出血性の症例に限定している．ラジオ波焼灼療法(RFA)は肝切離中にも適宜追加可能である．気腹(8〜12mmHg)を併用し，超音波外科吸引装置(CUSA)やLCSで，肝切離を行う（図Ⅱ-5）．必要に応じて肝臓に針糸をかけて牽引する（図Ⅱ-6）．柔らかい肝臓では，特別な器具を要しないペアンクラッシュ法も可能である．原則的にプリングル法による15分間止血，5分間解放の間欠的な全肝の血流遮断を併用している．プリングル用のターニケットは，腫瘍の存在部位の反対側に出したほうが邪魔にならない．肝切離の際には脈管の確実な露出と処理が重要である（図Ⅱ-7）．標本は袋に入れて取り出すことで，ポートサイト再発を予防する．
　　HALSでは右肝の腫瘍では臍部の腹直筋の右外縁から約7〜8cmの横切開を行い，ハンドポートを装着する．ハンドポートと肝切離部の距離が近すぎると手指の自由度が低下するため注意する．HALSでは肝裏面に設定した肝切離線に沿わせた手指に向かって切離を進めると綺麗な切離面となり，出血量が減少する．不慮の出血などにも速やかな対応が容易である．
　　右肝の腫瘍に対するHybridの場合には，肝授動後に腹壁からカテラン針を刺入して，腫瘍に最も近い部位に約8cmの小開腹を行い，Wound Retractorを装着する．左肝の腫

1 部分切除

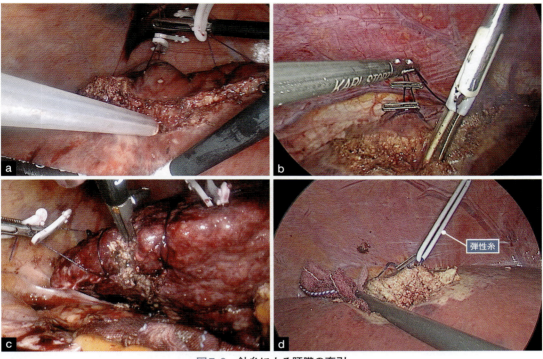

図Ⅱ-6　針糸による肝臓の牽引
a, b：切除肝の牽引, c：肝切離線両側の牽引, d：弾性糸による切除肝の牽引
切除肝に針糸をかけて牽引しながら肝切除を進める(a, b). 2～3ヵ所に針糸をかけて適宜牽引することで肝切離面の開大が可能となる. 切り落とし切除では, 切離面の両側に針糸をかけて牽引する(c). エンドクローズ™で体外に誘導することも可能である. 弾性糸にフックをつけて横隔膜に固定するタイプは, 牽引する必要がないため利便性が高い(d).

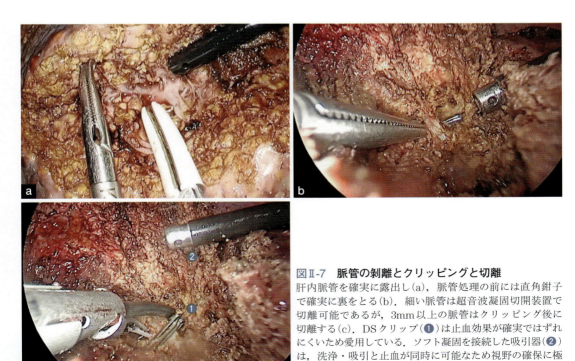

図Ⅱ-7　脈管の剥離とクリッピングと切離
肝内脈管を確実に露出し(a), 脈管処理の前には直角鉗子で確実に裏をとる(b). 細い脈管は超音波凝固切開装置で切離可能であるが, 3mm以上の脈管はクリッピング後に切離する(c). DSクリップ(❶)は止血効果が確実ではずれにくいため愛用している. ソフト凝固を接続した吸引器(❷)は, 洗浄・吸引と止血が同時に可能なため視野の確保に極めて有用である.

瘍では臍上部正中に縦切開を行う場合が多い．ケント鉤で創を頭側に牽引して視野を確保する．肝切離中にトロッカー孔から腹腔鏡を挿入して明るい拡大視野で肝切離を行う．

F　腹腔鏡下肝部分切除における注意点

①SYNAPSE VINCENTによる術前シミュレーションを必ず行う．処理するグリソン鞘の支配領域を把握する．目安となる血管がない場合には，くり抜きモードでシミュレーションを行う．虚血領域やうっ血領域をなるべく残さない適切な切除を心がける．高度の虚血領域の残存は予後を悪化させることが報告されている[11, 12]．

②肝切離面を単純化することが重要である．できるだけ手前から奥に向かって，1つの単純な面で切離できるように肝切離面をデザインする．

③深部腫瘍の部分切除の際には，ボトムマージンを十分にとることに留意する．切除肝に針糸を掛けて挙上して肝切離を進める．術中超音波を頻回に行い，肝切離線にガーゼや止血シートを入れて，超音波で腫瘍との距離を確認する．肝機能不良例でマージンの確保が難しいときには，肝切離線へのマイクロ波やラジオ波によるpre-coagulationが有用である．

G　肝硬変例への適応拡大の問題点

肝硬変患者への部分切除の適応拡大が検討されている[5, 13〜17]．開腹手術と比較して，腹壁の破壊が少ない，肝授動の範囲が狭い，肝臓の圧排が少ない，側副血行路の温存ができる，などの利点が想定される．一方，気腹による門脈血流の減少や出血時の対応が懸念される．肝硬変症例を対象としたハイボリュームセンターの成績をみると，術中出血量の中央値は300mL以下と少量だが，最大値は4,000mLと大量になり得ることが報告されている（図Ⅱ-8）．肝硬変症例では肝不全になり得る出血量であり，出血後の肝予備能の低下は再発時の治療を制限する可能性がある．少なくとも腹腔鏡下肝切除に十

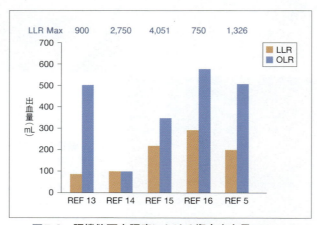

図Ⅱ-8　肝機能不良肝癌における術中出血量
腹腔鏡下肝切除（LLR）vs 開腹肝切除（OLR）

分に習熟したチームでのみ検討されるべき手技と考える．表在性の小型肝細胞癌に対する腹腔鏡下ラジオ波焼灼療法の成績は良好であり[18]，本術式での出血時には十分に代替治療となり得ると考えられる．

H 腹腔鏡下肝部分切除の成績

　日本肝胆膵外科学会の内視鏡外科プロジェクトで腹腔鏡下肝切除と開腹肝切除との比較研究を行った[19,20]．背景因子の偏りを傾向スコアマッチングにより是正した．最終的に肝細胞癌774例と大腸癌肝転移513例を解析した．minor hepatectomyの比率は77％と94％であり，大多数を占めていた．大腸癌肝転移では腹腔鏡下肝部分切除が70％を占め，アプローチは，Pure-Lap 62％，HALS 9％，Hybrid 29％であった．術中出血量，輸血率，術後合併症，在院日数などの短期成績は腹腔鏡下肝切除で優れており，手術の根治性や長期予後は同等であった．死亡率も同等であり，腹腔鏡下肝切除に特有の合併症は報告されていない．

　腹腔鏡下肝切除は世界中に急速に広まっている[21]．安全性と手術の質を確保して腹腔鏡下肝切除を発展させるためには，登録制度や教育制度の充実が重要である[1]．腹腔鏡下肝部分切除はその登竜門となる術式である．

第Ⅱ章 術式別の手術手技

2 外側区域切除

A 手術適応

　近年，腹腔鏡下肝切除はその良好な短期成績を背景に普及しつつある[1]．外側区域切除は2010年4月から保険収載された．現在，腹腔鏡下肝切除（部分切除および外側区域切除）に関する施設基準は，「①当該保険医療機関において肝切除術または腹腔鏡下肝切除術を，1年間に10例以上実施していること．②腹腔鏡を用いる手術について，関連学会から示されているガイドライン等を踏まえ，手術適応等の治療方針についての検討を適切に実施すること」などが示されている．

　腹腔鏡下外側区域切除は，腫瘍が外側区域に位置し，おおよそ径5cm以下で，左肝静脈，門脈臍部に浸潤または腫瘍栓がなく，横隔膜等周囲臓器に浸潤や高度の圧排がない場合が適応である[2,3]．通常の開腹下で想定される術式と腹腔鏡下の予定術式が同じであることは重要であり，系統的肝切除が達成できる腹腔鏡下外側区域切除は肝細胞癌に対してよい適応である．当科は手術適応となる肝機能は開腹手術と同様に幕内基準に従っている[4]．すなわち，腹水がコントロールされていること，血清ビリルビン値が正常であること，ICG-R15値が20％未満であることが腹腔鏡下外側区域切除の適応と考える．転移性肝癌は，外側区域に複数個存在する場合やS2とS3に及ぶ腫瘍でかつ門脈臍部から距離が確保できる症例はよい適応と考える．

B 手術手技

1. 体位とトロッカー留置

　左右上肢を90度外転し，開脚，仰臥位とする．外側区域の授動時にはベッドを右側に約30度回転させる．本症例は，術者は患者の右側，助手は左側に，スコーピストは両足間に位置したが，場合によっては術者が両足間に立ってもよい．外側区域切除では臍部に12mmトロッカーをオープン法で挿入し腹腔内を観察後，傍臍部に12mmトロッカー，心窩部，左側腹部に5mmトロッカーをそれぞれ挿入する（図Ⅱ-9）．気腹圧は12mmHgで行う．

2. 腫瘍の確認とスクリーニング

　術中超音波検査で腫瘍と主要脈管の位置関係を確認する（図Ⅱ-10）．術前EOB-MRIの診断能は優れているが，当科では術中にペルフルブタンを用いた造影超音波検査を，術

2 外側区域切除

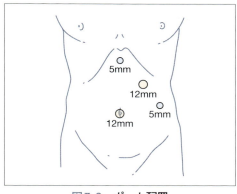

図Ⅱ-9　ポート配置

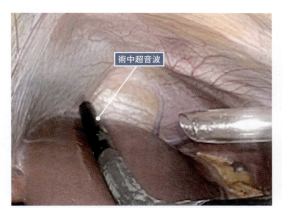

図Ⅱ-10　術中超音波検査の施行（硬性シャフト）

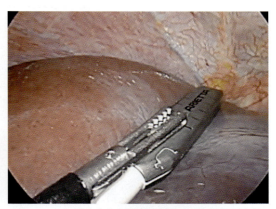

図Ⅱ-11　小型化された新規腹腔鏡下手術用超音波プローブ

前診断と解離がないこと，正確な腫瘍位置の確認，新規病変の発見のため行っている[5]．今回使用した従来の腹腔鏡下超音波プローブは硬性シャフトのため，肝臓の頭側の肝表面から観察するときは仰臥位のときに体の軸に対し肝表は垂直となり，プローブの可動範囲は制約を受ける．当科では，海外のロボット下手術で応用されている超音波プローブを参考にして硬性シャフトを廃止し，細く柔軟なケーブルがトロッカー経由で，小型化した先端プローブと体外の超音波器機本体とを接続することが可能になった新規超音波プローブを使用することがある（図Ⅱ-11）[6]．

3．肝外側区域の授動

　出血量の減少のため中心静脈圧は低めに設定する．肝離断に備えて麻酔科医と協議する．超音波凝固切開装置（LCS）を用いて，最初に肝胃間膜前葉を切離し肝授動をした（図Ⅱ-12）．本症例では副左肝動脈を認めクリップし切離した．アランチウス管に沿って頭側まで剥離および切離すると肝外側区域が授動され可動性が向上する．アランチウス管は切離しない．頭側における剥離では，左下横隔静脈と左肝静脈損傷に注意が必要である．ここで左肝静脈を無理に露出させる必要はない．左下横隔静脈の流入部位が左肝静脈の根部でありランドマークとなる．続いて肝鎌状間膜を切離するが，このとき，

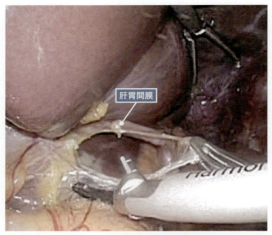

図Ⅱ-12　肝胃間膜前葉を切離

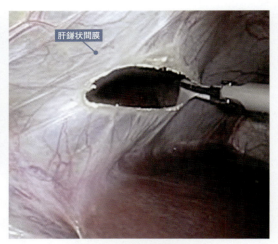

図Ⅱ-13　肝鎌状間膜の切離

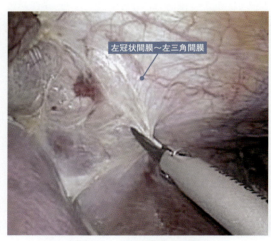

図Ⅱ-14　三角間膜の切離

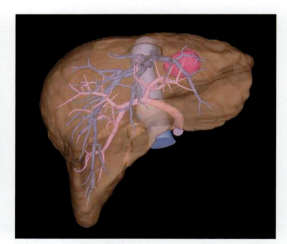

図Ⅱ-15　3D画像解析システムによる腫瘍の位置と脈管の関係

　肝下面より尾側の肝鎌状間膜は切離せず，腹壁に付着したままにすることで，気腹により腹壁が持ち上がると，肝が自然に腹側尾側に牽引され，良好な視野を確保できる（図Ⅱ-13）．最後に左肝静脈根部の冠状間膜から三角間膜を切離して授動を終了する（図Ⅱ-14）．

4．肝離断

　術前の3D画像（3D画像解析システムボリュームアナライザー SYNAPSE VINCENT）では予測外側区域切除容量は全肝容量の18.1％であった．肝鎌状間膜の肝付着部に沿って直線的に肝切離を行う方針とした．同画像により脈管の走行と腫瘍の位置を理解しておく（図Ⅱ-15）．肝実質切離はLCS（HARMONIC Ace®），止血はVIOソフト凝固システムまたはBiClamp®を使用した．内側区域と外側区域間を架橋する肝実質を認める場合は先に離断を行っておく．深さ約1.5cmまでの肝表層は脈管が少ないと考えられて

2 外側区域切除

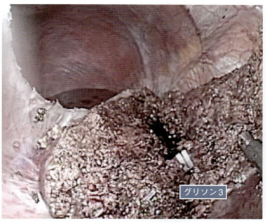

図Ⅱ-16　グリソン3の処理

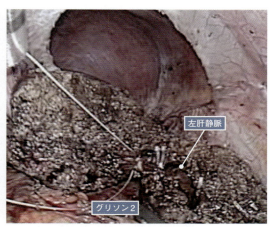

図Ⅱ-17　グリソン2の処理

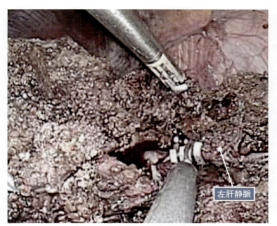

図Ⅱ-18　左肝静脈の切離

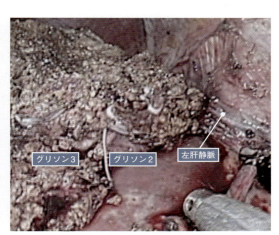

図Ⅱ-19　切離終了後の肝離断面

おりLCSを用いて離断する．表層をすべて離断した後，残る肝実質の厚さを約1～2cm程度に薄くしパワードリニヤーカッターでS2，S3および左肝静脈とともに一度に離断することも可能であるが，本症例は腫瘍がS2のグリソンの根部と左肝静脈に近接していたため，鉗子またはLCS先端を用いたクランプクラッシング法による肝離断を行い，それぞれのグリソンと肝静脈を確実に確認しながら，個別にクリップし切離および離断を行った．本症例は，プリングル法を併用しなかった．術者は右側肝離断面の圧排と肝離断操作，助手は左側肝離断面の圧排と止血操作を行う．助手は肝辺縁を鉗子で把持し，離断面を左右に開くように視野をつくる．助手による鉗子操作は腹腔鏡の視野範囲外であれば行わず，他臓器損傷にも注意する．また，吸引管で離断面を吸引しながら軽く押すことでも離断面の視野展開を図ることができる．小血管はLCSで切離し，太い脈管はクリップで確実に処理を行う．肝離断面からのoozingは，バイポーラ凝固による止血が有効であるが，左肝静脈の下大静脈流入部近傍では，出血の危険があるので注意を要する．

79

5. グリソン鞘と左肝静脈の処理

グリソン鞘および左肝静脈の切離に際しては，クリップまたはリニヤーカッターのどちらを用いてもよい[7,8]．前述のように本症例は腫瘍がS2のグリソンの根部と左肝静脈に近接していたため，それぞれ，グリソン3をダブルクリップで処理し(図Ⅱ-16)，グリソン2，左肝静脈と切離する予定とした．グリソン2のすぐ背側頭側には左肝静脈が走行していることを改めて念頭に置く．本症例ではグリソン2のクリップの位置が断端に極めて近く，脱落の危険があったため結紮糸を追加した(図Ⅱ-17)．切離予定線を明確にし，中肝静脈を巻き込まないようにするため，左肝静脈根部周囲を広めに十分に剥離しておく．本症例はグリソン2を切離した部位の頭側で左肝静脈をダブルクリップし切離した．左肝静脈が切離されると肝離断はほぼ終了する(図Ⅱ-18)．肝離断面にグリソン3，グリソン2，左肝静脈が確認される(図Ⅱ-19)．

6. 切除肝の回収

腹腔内や腹壁への腫瘍散布を防止するため，切除肝はナイロンバッグに早めに収納する．腹腔外への摘出は切除肝が小さければ臍部に挿入したポートの皮切を延長し取り出す．切除肝が大きい，または硬変肝の場合は恥骨上の横切開創を改めて作成し摘出する．洗浄後に肝切離面の止血を確認する．止血時は気腹圧を一時的に下げて確認するとより確実である．本症例は，ドレーンは留置せずに閉創し手術終了とした．

第Ⅱ章 術式別の手術手技

3 内側区域切除

　腹腔鏡下肝切除は低侵襲性と整容性に優れ，2010年に先進医療から部分切除および外側区域切除が保険収載された．さらに2016年には血行再建や胆道再建を伴わない場合に限り，亜区域切除，区域切除，2および3区域切除まで適応拡大されたが，肝切除術を年間20例以上，腹腔鏡手術を年間100例以上などの施設基準に加え，NCD（National Clinical Database）への術前前向き登録が義務付けられている．

　腹腔鏡下手術には，拡大視効果，気腹圧による静脈性出血の抑制などの利点があるが，鉗子の動作制限，尾側から頭側方向に固定された視野，臓器移動や挙上の困難さなどの欠点がある．これらの欠点を上回る利点と，低侵襲性と整容性が得られてこそ，腹腔鏡下肝切除の意味がある．腹腔鏡下肝内側区域切除を安全に施行するための手技と工夫を示す．

A 腹腔鏡下肝内側区域切除を施行するために

1. 肝内側区域の解剖

　肝臓の区域にはS3，S4，S5といったクイノーの区域と，前区域，後区域といったゴールドスミスの区域がある[1]．肝臓はカントリー線により肝左葉と右葉に分けられ，肝左葉は肝円索・門脈臍部・肝鎌状間膜により外側区域と内側区域に分けられる．したがって，肝内側区域はカントリー線と門脈臍部で分けられた区域である．一方，区域間に肝静脈があると考えるとS3＋S4が1つの区域であり，ブリスベン2000亜分類ではS3＋S4が左傍正中領域と分類されている[2]．

　肝内側区域（図Ⅱ-20）は，左側は門脈臍部・肝鎌状間膜，背側は下大静脈・尾状葉，右側はカントリー線・中肝静脈，尾側は肝門部・左肝管で分けられる．左側の門脈臍部側から胆管は流入しており，胆管枝は，左内側下枝（B4a），上枝（B4b），背側枝（B4c）に分岐している[3]．肝内側区域切除では左側のグリソン流入部と中肝静脈に注意するとともに，これらを露出するように心がけて切除を施行する．

2. 手術適応

　病変が肝内側区域に限局しており，肝機能が肝内側区域に耐術する症例が適応となる．肝内側区域は体積が小さく，また門脈臍部，中肝静脈，左肝管，尾状葉に境界されていることから，肝内側区域切除でサージカルマージンが確保できない場合，肝左葉切除，肝中央2区域切除，左傍正中領域切除（S3＋S4切除），肝内側区域尾状葉合併切除が選択されることが多く比較的まれな術式である[4]．耐術能に関しては，肝癌診療

81

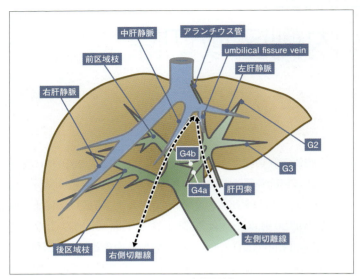

図Ⅱ-20　肝内側区域

　ガイドライン[5]の治療アルゴリズムでは，肝細胞癌の肝切除の選択は肝障害度Aまたは B，腫瘍数単発または2，3個となっているが，病変が肝内側区域に限局する必要性から，肝障害度AまたはBで単発の場合がほとんどである．また腹水なし，血清総ビリルビン値1.0mg/dL以下，ICG-R15値30％未満が適応となる[6]．

　腹腔鏡下肝切除の適応は，基本的に開腹下肝切除術と同一であるが，出血制御のため，気道内圧，中心静脈圧を低値に維持するため，呼吸機能，循環機能，腎機能の低下した症例では適応を慎重に決定する．

B　腹腔鏡下肝切除の基本手技

1．手術体位

　腹腔鏡下肝切除はその欠点として臓器圧排の困難さがあり，これを補うために体位を工夫し重力を利用する．右葉系切除では左半側臥位として肝右葉の圧排の助けとするが，左葉系切除ではその必要性は低い．仰臥位，体幹後屈位，頭高位とし，両上肢は外転位とする．マジックベッドと側板で固定する．

　術者は患者右側に立つ．必要があれば，門脈臍部・肝鎌状間膜側の切離では右側にローテーション，中肝静脈の切離では左側にローテーションする．また，開腹移行の際に迅速に対応できるようケント式吊り上げ鉤のアームをセットしておく（図Ⅱ-21）．

2．使用器具

　肝切除デバイスは，生食滴下型モノポーラソフト凝固と，バイポーラソフト凝固（BiClamp®）または超音波凝固切開装置（LCS）によるクランプクラッシング法か超音波外科吸引装置（CUSA）で行うが，各施設で習熟した切除デバイスで行うのがよい．グリソン近傍でのソフト凝固の多用は，遅発性の胆汁漏や胆管狭窄を起こす可能性があるので注意する．

3 内側区域切除

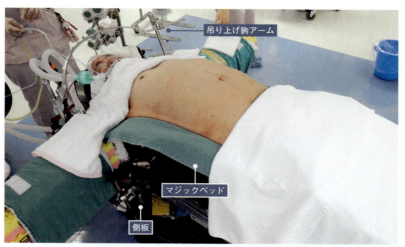

図Ⅱ-21　**手術体位**
仰臥位，体幹後屈位，頭高位とする．マジックベッドと側板で固定する．ケント式吊り上げ鉤のアームをセットする．

　完全腹腔鏡下肝切除では触診が不可能なため，フレキシブル型内視鏡手術用超音波プローブが必須であり，頻回に腫瘍の局在と脈管走行を確認し切離線を決定することが重要である．また術前に3D画像解析システムボリュームアナライザー SYNAPSE VINCENTなどを用いて切離線を決定しておくとよい．ICG蛍光法による確認も有用である．

3. 気腹圧

　腹腔鏡下手術には気腹が必要であるが，肝実質切離時の炭酸ガス塞栓の危険性から，通常は気腹圧を8〜10mmHgとする．肝静脈系の損傷による出血の際は，気腹圧による止血を期待するが，気腹圧を上昇させるよりは，気道内圧を下げるなどして静脈圧を制御する[7]．

C　腹腔鏡下肝内側区域切除

1. ポート配置

　臍部に12mmカメラポートを開腹法にて挿入し，左季肋下に5mm，右季肋下に12mm，右肋骨弓下に5mmのポートを各1本挿入する．出血制御のためプリングル法による全肝遮断の準備を行うが，ターニケット法の場合プリングル全肝遮断用ネラトンは，臍上部の標本摘出予定切開線上より直接導出する(図Ⅱ-22)．

2. 肝周囲剝離とプリングル法の準備

　腹腔内を観察した後に術中超音波検査を施行する．術前評価と相違ないかを確認する．肝円索をLCSなどで切離する．腹壁に肝円索を長く残すと視野の妨げとなるため腹壁寄りで切離する．肝鎌状間膜から冠状間膜を切離し，肝上部下大静脈，中・左肝静脈共通管の根部と右肝静脈の根部を確認する．

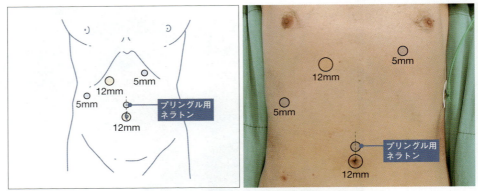

図Ⅱ-22　ポート配置
臍部に12mmカメラポートを開腹法にて挿入し，左季肋下に5mm，右季肋下に12mm，右肋骨弓下に5mmのポートを各1本挿入する．プリングル全肝遮断用ネラトンは，臍上部より直接導出する．

　小網(肝胃間膜)を切開し，右側腹部のポートから鉗子を肝十二指腸間膜の背側を通過させ，テーピングを行う．プリングル法には脱着式腸管クリップ法とターニケット法があるが，筆者らは遮断が簡便で遮断力の強いターニケット法を行っている．ネラトン導出にはトロッカーは使用せず，臍上部の標本摘出予定切開線上よりネラトンを直接導出するため余分な創の追加は必要ない(図Ⅱ-23)．一方，再肝切除症例など肝十二指腸間膜をテーピングできない場合は，ターニケット法にこだわる必要はなく脱着式腸管クリップ法を選択する．

3．胆囊摘出術

　胆囊頸部を切開剥離し，critical view of safetyを確認し，胆囊動脈，胆囊管をHem-o-lok® クリップ(ML)にてクリッピングした後に切離する．逆行性に胆囊を肝床より剥離し，胆囊を回収袋に収納し摘出する(図Ⅱ-24)．胆囊が肝の把持に有用であれば最初に摘出する必要はない．また胆道造影やCチューブ留置の可能性もあるため胆囊管は長く残しておく．

　肝内側区域切除では胆囊摘出術は必須であるが，肝切除に際して，①胆囊に病変がない，②肝切離領域と連続していない，③術中に胆囊を把持する必要がない場合には胆囊を摘出せず温存している．胆囊を摘出しないことで手術時間は短縮され，再発などにより再肝切除が必要になった際に肝門部周辺の癒着が少なく，肝切離とプリングル法の準備が容易に行える．

4．肝門部処理

　肝門板左側から臍部グリソン鞘(Gup：G2＋G3＋G4)起始部右側の漿膜を切開する．肝内側区域の尾側境界が肝門部・左肝管で決定される．この操作は時に出血をきたすため，グリソン処理が終了し左側肝切離を行う際，または右側肝切離に連続して施行してもよい．

3 内側区域切除

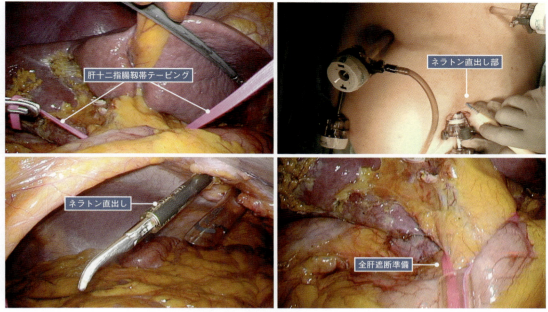

図Ⅱ-23　全肝遮断用プリングル

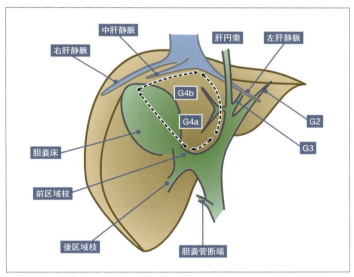

図Ⅱ-24　胆嚢摘出後肝腹側

5. グリソン処理

　肝円索を牽引し，肝鎌状間膜右側を生食滴下型モノポーラソフト凝固でpre-coagulation（前凝固）した後に，肝表面はLCSで切開する．肝実質切離をクランプクラッシング法またはCUSAで行う．
　腫瘍が臍部グリソン鞘に近接している場合は脈管個別処理を選択するが，腫瘍が臍部グリソン鞘から離れている場合はグリソン一括処理を行う．臍部グリソン鞘より内側区域に流入するグリソン枝は，下枝(B4a)，上枝(B4b)，背側枝(B4c)に分岐しており，

85

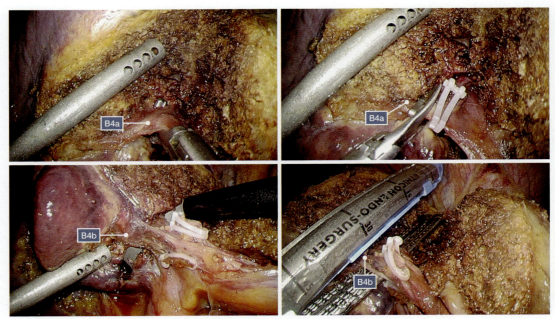

図Ⅱ-25　グリソン枝の切離

各々Hem-o-lok®クリップでクリッピング切離または自動縫合器で切離する（図Ⅱ-25）.

6. 左側肝切離

中肝静脈・左肝静脈合流部とアランチウス管を目標にさらに肝実質切離を行う．左肝静脈または中肝静脈から分岐する臍静脈裂静脈が走行する場合があるので，走行部位により温存または切離する．

7. 右側肝切離

内側区域への流入血がなくなると，カントリー線の左側S4は阻血域となり肝表面にdemarcation lineが形成される．肝腹側面では胆嚢床にdemarcation lineが形成される．術中超音波検査にて中肝静脈を確認する．demarcation lineに沿い，生食滴下型モノポーラソフト凝固でpre-coagulationした後に肝表面はLCSで切開する．肝実質切離をクランプクラッシング法またはCUSAで行う（図Ⅱ-26）．中肝静脈を末梢枝よりたどり，肝切離面に中肝静脈を露出させつつ肝切離を進める．脈管の背側を確認しクリップまたはシーリングデバイスで閉鎖し切離する．開腹肝切除では中肝静脈に沿った切離は中枢側から末梢側に向かって行う方法が，肝静脈を露出し股裂き損傷を避けるためには有用であるが，腹腔鏡下肝切除では困難な場合が多い．そこで全体の肝切離の方向は末梢側から中枢側に向かうが，肝静脈側面での切離方向は中枢側から末梢側に向かうように心がける．次に中肝静脈より分岐するV4を切離する（図Ⅱ-27）．中肝静脈・左肝静脈合流部を目標にさらに肝実質切離を行い，門脈臍部側の肝切離面に到達させ肝切離を終了する（図Ⅱ-28）.

3 内側区域切除

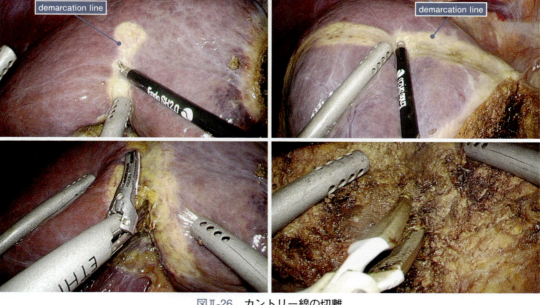

図Ⅱ-26　カントリー線の切離

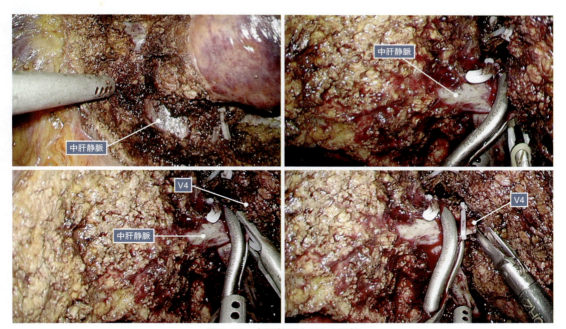

図Ⅱ-27　中肝静脈とV4の切離

8. 標本摘出，閉創

　標本回収袋に切除肝を収納し，臍上下の創延長予定線を切開し切除肝を摘出する（図Ⅱ-29）．創部を仮閉鎖し再度気腹する．腹腔内を観察し出血，胆汁漏，異物がないことを確認する．腹腔内操作をすべて行った後に切除肝を回収すると再気腹の手間を省くことができるが，気腹がなくなることで再出血が起こる場合があるので，この確認は

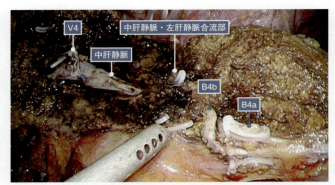

図Ⅱ-28　肝切離終了

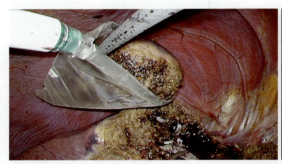
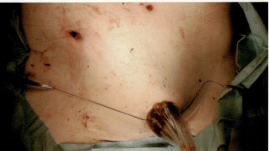

図Ⅱ-29　標本摘出

重要である．
　胆汁漏を危惧する要因がなければドレーンの挿入は必須ではない．ドレーンを挿入する場合には，肝切離面の肝実質や肝静脈にドレーンの先端が当たらないように留意する．一方，胆汁漏がある場合は胆管の修復閉鎖を行い，胆囊管からＣチューブを挿入する．
　腹壁に挿入してあるポートを抜去し出血がないかを確認する．12mmポート挿入部は縫合閉鎖する．創部は皮下埋没縫合で閉鎖し手術を終了する．

9．術　後
　腹腔鏡下手術であることで開腹手術と異なった留意点はない．開腹手術より創部痛が少なく早期離床が可能で，腸管運動の再開も早い印象がある．時に皮下気腫を認める場合もあるが術後拡大することはなく経過観察でよい．

　腹腔鏡下肝切除は低侵襲性と整容性に優れ，拡大視効果，気腹圧による静脈性出血の抑制，術者助手間での視野の共有など開腹手術にはない利点が多い．解剖学的知識をもち，エネルギーデバイスの特性や自動縫合器の使用法を熟知し，安全に施行していただきたい．

第Ⅱ章 術式別の手術手技

4 前区域切除

　前区域切除や中央二区域切除などの肝実質切離面が2面になり肝実質切離面が大きくなる術式は，技術的難易度も高く手術時間も長くなる．したがって，術者は肝実質切離に習熟している必要があり，前区域切除は肝外グリソン一括切除を標準とするため，肝門部で前区域グリソン鞘を処理できる技術が求められる．腹腔鏡下肝切除としては，適応は肝右葉前区域に限局した腫瘍であり，肝機能面から右葉切除が過大侵襲となる症例である．

A 体位とポート配置

　体位とポート配置は図Ⅱ-30に示す．筆者らは，すべての術式で標準化を行っており，体位とポートの挿入部位，さらにはエネルギーデバイスの使用も，術者と助手，器械出し看護師間で共有している[1]．ルームセットアップを図Ⅱ-31に示す．前区域切除ではマジックベッドで患者を固定することで，右側を30度くらいまで挙上するローテーションが可能であれば十分である．ただし，硬性鏡を使用する場合，体格によってはS8とS7境界の肝実質切離が困難になることがあり，第8/9肋間に必要に応じて12mmポートを挿入する．ここからエネルギーデバイス/CUSAや硬性鏡を挿入し，S8とS7境界の肝実質切離を行う．

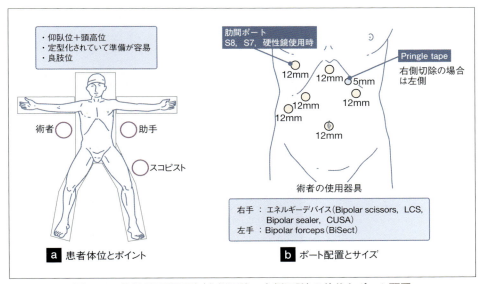

図Ⅱ-30　腹腔鏡下肝切除（右側切除・左側切除）の体位とポート配置

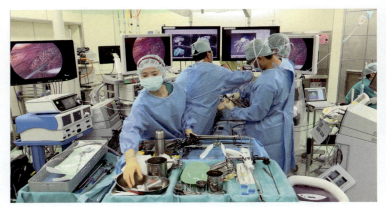

図Ⅱ-31　ルームセットアップ

B 胆嚢摘出と肝の授動

　前区域切除では，最初に胆嚢板胆嚢摘出を胆嚢底部側から行い，前区域グリソン鞘前面に達する．引き続き，肝鎌状間膜から剝離を頭側に進め下大静脈(IVC)を露出し，右肝静脈根部，中肝静脈根部を確認する(図Ⅱ-32)．両肝静脈根部を露出した後に授動を行う場合は，そのまま肝に近接した部位で冠状間膜から右三角間膜に向かい，内側から外側へと肝周囲靱帯を切離する．

　前区域切除では必ずしも右葉の授動は必要ないが，この操作を行うことで肝の可動性が良好となり，とくにS8とS7境界肝離断が行いやすくなる．しかし，高度な肝硬変を伴う場合は，授動操作によって腹水の増量が危惧されるため控えたほうがよい．筆者らは基本的に前区域切除では右葉の授動は行っていない．授動を行う場合は超音波凝固切開装置(LCS)を用いてIVC右側の肝腎間膜より切離を始める．IVC右縁までの授動は必要なく，不要な出血を避けるため副腎の剝離操作や肝静脈の露出も行わない．

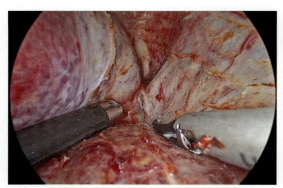

図Ⅱ-32　肝静脈根部から手術を開始する

4 前区域切除

C 肝門部でのグリソン処理とプリングル法

　肝門部脈管処理は，標準的には前区域グリソン一括処理を行う．前区域・後区域枝であれば，動脈も門脈も個別処理が可能である．しかし，肝外グリソン一括処理を前区域・後区域切除のために習熟しておくこともよいであろう．レネック被膜[2]を意識しながらグリソン鞘一次分岐部（左右の分岐）から慎重に剝離し（図Ⅱ-33），グリソン鞘右一次分枝のテーピングを行う．その後に前区域・後区域分岐を露出し，可能であればそれぞれテーピングしておく（図Ⅱ-34）．前区域グリソンは前区域・後区域分岐部が明らかとなれば，容易に肝外からテーピングできる[3]．ただし，前区域グリソンの裏側1cmの腹側には中肝静脈本幹が走行しており，損傷しないように細心の注意が必要である．
　また，肝十二指腸間膜にもテーピングし，グリソン一括処理を行う間に出血のない視野を得るために，プレコンディショニングとして最初は虚血時間5分間のプリングル操作を行う（図Ⅱ-35）．その後は，15分間の虚血時間と5分間の再灌流という間欠的なプリングル法により肝実質切離を行う．

D 肝実質切離

　前区域枝を遮断し，変色領域を確認し，肝切離予定線を電気メスにてマーキングする（図Ⅱ-36）．ここで，再度術中超音波にて切除範囲内の腫瘍の局在と脈管の走行を確

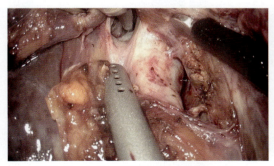
図Ⅱ-33　レネック被膜と前区域グリソン

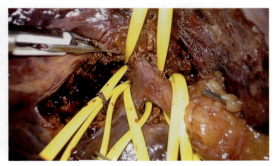
図Ⅱ-34　前後区域のテーピング

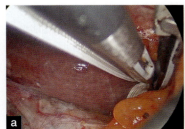
a

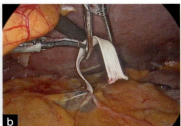
b

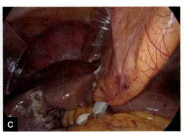
c

図Ⅱ-35　プリングル法
a：スピーゲル尾側・腹側からテープを挿入，b：小網を開けテープを把持，c：体外からターニケットの外筒を挿入．

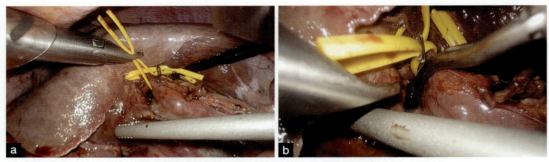

図Ⅱ-36　前区域グリソンをクランプする
a：前区域グリソンをテーピング，b：前区域グリソンをクランプ

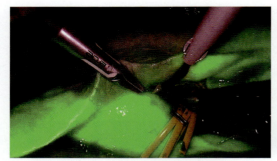

図Ⅱ-37　ICGによる前区域領域の描出

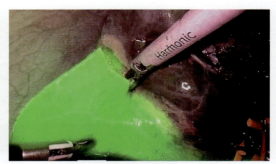

図Ⅱ-38　表層での肝実質切離

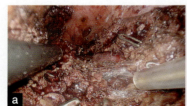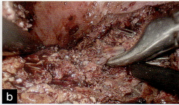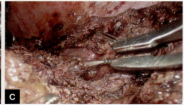

図Ⅱ-39　中肝静脈の露出とV8の切離
a：CUSAを用い頭尾側方向に中肝静脈とV8を露出する，b：V8の裏を取る，c：V8をクリッピングする

認しておく．筆者らは，全例に近赤外蛍光腹腔鏡を用いて，ICGを用いた蛍光染色法を行っている[4]．前区域枝遮断後に0.5mgのICGの静脈内投与を行い，阻血となった前区域領域と緑色に蛍光染色された内側区域と後区域の境界が明瞭に区別できる（図Ⅱ-37）．肝実質切離の手技は定型化が必要であり，肝切離予定線に沿って肝表層をLCSで切離し，前区域領域の可動性を増しておく（図Ⅱ-38）．まず，中肝静脈根部から肝実質切離を開始し，中肝静脈を頭尾側方向に露出するように肝実質切離を行う（図Ⅱ-39）．ある程度，中肝静脈の走行が明らかになったら，左葉と前区域境界の切離を尾側から開始し，頭側に向かい同様に中肝静脈を露出していく．基本的に肝静脈は頭尾側方向の露出のほうが，細い分枝を損傷する危険性は低くなる．

肝実質切離はエネルギーデバイスを用いたクランプクラッシング法でもよいが，あまりエネルギーデバイスで肝実質を熱凝固しないように心がける．CUSAを用いたほうが，

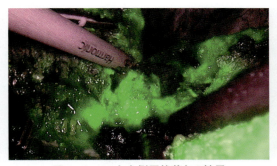

図Ⅱ-40　S8と右側尾状葉との境界
緑に蛍光発色している領域がS1で発色のないS8との境界がよくわかる.

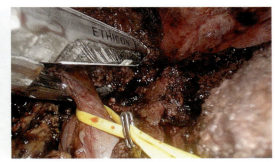

図Ⅱ-41　前区域グリソンの一括縫合切離

　肝静脈や主要グリソンの露出は安全で容易である．前区域と内側区域の間の切離が終了したら，そのまま右肝静脈根部から頭尾側方向に露出するように肝実質切離を行う．このときにICG蛍光染色を行うと，右側尾状葉と前区域の境界がよくわかる（図Ⅱ-40）．実際，ICG蛍光染色は，肝表面だけでなく深い肝実質切離においても，蛍光緑色に染まる血流のある実質と暗色で染まらない切除領域との間の境界を明確に視覚化できる．

　前・後区域の境界は肝実質切離面が大きく，プリングル法による全肝阻血を併用して丁寧に切離を進めていく．少し右側をあげるローテンションをかけ肝静脈出血を減らす．右肝静脈を頭尾側方向に露出するようにして，肝離断がある程度進み右肝静脈の走行が明らかになったら，左側の肝実質切離と同様に前区域と後区域境界の切離を尾側から開始し，頭側に向かい尾側から右肝静脈を露出していく．前区域グリソンが十分露出されたら後区域グリソンに損傷，狭窄のない部位で前区域グリソン鞘を自動縫合器で一括縫合切離する[5]（図Ⅱ-41）．筆者らは前区域グリソンの厚さにより，PVS 7mmのホワイトカートリッジを使用するか，少し厚めの縫合になるようにブルーのカートリッジを選択している．前区域グリソンを一括縫合切離すると，肝離断面が開くため右肝静脈を露出するようにしながら，可能であれば頭尾側方向肝離断を進めていき，前区域切除を完了する．

　とくに尾状葉境界からの胆汁漏がないことを確認し，少しでも疑わしい場合は尾状葉胆管をクリップ閉鎖する．また，胆嚢管からC-チューブを挿入し，術中胆道造影を行い，前区域グリソン閉鎖部や主要肝内胆管枝からの胆汁漏がないかを確認することもあり，もし不安が残るようならそのままC-チューブを留置する．前区域と内側区域の切離面では中肝静脈が，前区域と後区域の切離面では右肝静脈が露出する．

E　切除肝の回収と閉創

　切除肝はバッグに収納し，臍部創を延長するか恥骨上に新たな小切開創をおいて回収する．気腹を4mmHgの低圧で再開し，中心静脈圧を上昇させるために急速に大量の静脈内輸液を注入し，確実な止血を確認する．腹腔内を十分に洗浄し，肝表面，肝十二指腸間膜，肝門板，およびその周囲に癒着防止材（アドスプレー®）を散布する

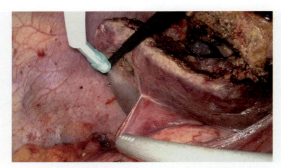

図Ⅱ-42　癒着防止材(アドスプレー®を肝周囲に散布)

(図Ⅱ-42).右腹部のポート創から,閉鎖式ドレーンを肝切除部から右横隔膜下に挿入し,手術を終了する.

第Ⅱ章　術式別の手術手技

5　後区域切除

　腹腔鏡下肝切除はその低侵襲性から急速に普及した手術方法である．とくに肝後区域切除は開腹手術では大きな皮膚切開が必要となり，腹腔鏡下肝切除との侵襲の差が大きい．その一方で，腹腔鏡下肝切除では切離の方向は尾側から頭側のみとなることに加え，肝右葉を授動し挙上できないため下大静脈より背側に右肝静脈が位置したままとなり，肝実質切離に際して大量出血などの危険性が高いといえる．

　筆者らは1994年に小開腹創から直視下に肝実質切離を行う腹腔鏡補助下肝切除を導入したが[1]，時代とともに完全腹腔鏡下肝切除へ移行していった．肝右葉後区域および前上区域の腫瘍に対して2010年からは左半腹臥位を導入し[2,3]，2011年からは肋間から経横隔膜的ポート挿入，2012年からイリゲーションバイポーラ，2013年8月からプリングル法の導入[4,5]などにより安全に施行可能な完全腹腔鏡下肝切除を目指してきた．ここでは腹腔鏡下後区域切除について述べる．

A　体位と手術器機の配置

　肝臓と横隔膜との空間が十分確保できる体位をとることが大事である．半腹臥位とは水泳のクロールで息継ぎをしているときの姿勢に近く，臍は見えない（図Ⅱ-43）．左上肢は左に向け右上腕は左頭側にあげる．バキュームマットレスと背側の2本の固定装具のみで固定し，背側に25度傾けることも可能である．

　術者とスコピストは患者の左側に位置し，助手は右側に位置する．患者は手術台の左

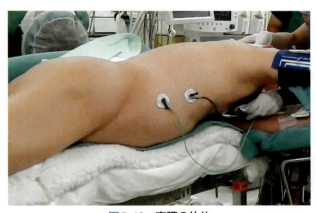

図Ⅱ-43　実際の体位
患者は手術台の左側ぎりぎりまで寄せ，患者の右足をできるだけ伸展する必要がある．

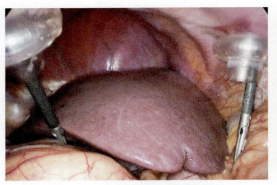

図Ⅱ-44　ポート配置（手術開始時）
臍下部右腹直筋外縁よりスコープ用ポートを挿入する．さらに肋骨弓下の正中右側より後腋窩線の間に3本のポートを挿入する．

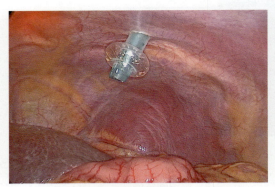

図Ⅱ-45　ポート配置（経横隔膜ポート挿入後）
第7肋間前腋窩線よりバルーン付きの5mmのポートを経胸経横隔膜的に腹腔内へ挿入する．

側ぎりぎりまで寄せ，患者の右足をできるだけ伸展する必要がある．これは腹腔内を観察する際，スコープが患者の左足によって可動域が制限されることがあるためである．モニターは患者の右側頭側に位置する．エネルギーデバイスとしては主に筆者らはシリゲータを用いて生理食塩水のオートイリゲーション機能を付加したメッツエンバームをバイポーラ高周波凝固装置（Soft Bipolar, VIO）に接続して使用している．

B　ポート配置

臍下部右腹直筋外縁よりスコープ用ポートを挿入する．さらに肋骨弓下の正中右側より後腋窩線の間に3本のポートを挿入する（図Ⅱ-44）．肝門処理後に第7肋間前腋窩線よりバルーン付きの5mmのポートを経胸経横隔膜的に腹腔内へ挿入する（図Ⅱ-45）．この際，原則分肺換気を行い右肺の換気を停止しているが，留置後は換気を再開している．

C　場面ごとの手術操作

1．肝門部脈管処理（図Ⅱ-46）

肝臓を2本の鉗子で持ち上げると，右肝門が正面に露見される．さらに胆嚢を挙上すると肝十二指腸靱帯は目の前に展開される．

左半腹臥位でもプリングル法は可能であり，後区域グリソン鞘をテーピングする前に阻血を行う．まず，肝十二指腸靱帯と下大静脈の間隙を確認し，小網に小切開を加える．剝離鉗子でテープを把持し，小網側からこれを挿入し，肝十二指腸靱帯と下大静脈の間から引き出す．後区域グリソン鞘のテーピングが終了した段階でプリングルは解除するが，肝実質切離の際のプリングル法として利用する．

2．肝授動

肋間ポートは左半腹臥位の利点として，肝右葉の授動時には肝臓自体の重量を利用

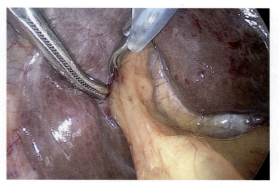
図Ⅱ-46　肝門部
肝臓を2本の鉗子で持ち上げると，右肝門が正面に露見される．

して視野が展開できることがあげられる．尾側より肝腎間膜を切離し，下大静脈を尾側から頭側に剝離していくと短肝静脈が数本出てくるため，これを慎重に処理していく．術前のCTにて右下肝静脈の有無を確認しておく．右副腎と下大静脈との間を十分に剝離してから，右副腎と肝臓との癒着を切離する．右冠状間膜を剝離していくと右横隔膜下に大きなスペースが確保でき，肋間より挿入した経胸経横隔膜的ポートによって両方向操作が可能となり，さらに剝離がスムーズとなる．また，洗浄液や血液が術野にたまりにくいことが利点としてあげられる．右横隔膜下静脈は右肝静脈に流入するため，右横隔膜下静脈をランドマークとして剝離を進める．肝被膜にそって正確に行えば，出血のリスクは少ない．右肝静脈根部を露出するまで右葉を脱転する．

3. 肝実質切離

　右肝静脈周囲および後区域グリソン鞘周囲の肝実質切除を行った後に，テーピングしておいた後区域グリソン鞘を同様にエンドノットで結紮後，血管クリップにて二重に閉鎖し切離する（図Ⅱ-47）．肝実質切離は一方向からだけでなく右肝静脈本幹を中心として，右肝静脈根部，腹側，背側および肝下縁の4方向からそれぞれ進める．主にオートイリゲーションバイポーラにて切離を行い，細い脈管はオートイリゲーションバイポーラで凝固切離するが，中等度の脈管はBiClamp®にて凝固後切離する（図Ⅱ-48）．比較的太い脈管についてはエンドノットでの結紮を行い結紮糸に重ねてクリップ（Hem-o-lock®）をかけ両方の逸脱を防ぐとともに，切離断端が極端に突出しないようにしている．肝実質内での右肝静脈の剝離に際しては決して静脈を引っ張り上げるような操作を行ってはならない．肝静脈壁は肝実質内では肝被膜と癒合しており，肝内肝静脈は部分的に開閉している肝被膜そのものであるため，肝静脈を剝離するということは静脈の壁を引き裂いていることになる．肝静脈の剝離は肝被膜を静脈に付けて実質を払いのけるように行う．一方，グリソン鞘には血管，胆管，神経が極浅層に存在しており，静脈同様に肝被膜をグリソン鞘に付けるように剝離するほうが出血や胆汁漏の予防につながる．
　右側腹部のポートサイトを4cmに広げ，プラスチックバッグに入れた肝臓を体外へ

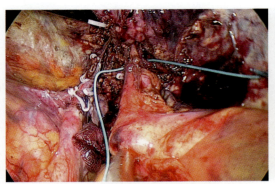

図Ⅱ-47 後区域グリソン鞘結紮
demarcation lineを確認するため，結紮しておく．

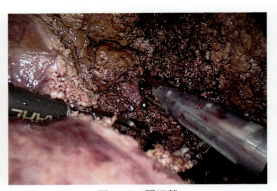

図Ⅱ-48 肝切離
オートイリゲーションバイポーラにて切離を行い，3mm以上の脈管はBiClamp®にてシーリングを行った後に切離する．比較的太いものについてはHem-o-lock®クリップを追加する．

取り出す．十分に止血を確認し，肝切離面にネオベール®シートとフィブリン糊を噴霧し，閉鎖式ドレーンを挿入し手術を終了する．ポート抜去時もカメラで観察しながら，止血されているか確認しておく．

D 注意すべき合併症とその対応

1. 出血

気腹中は腹腔内圧が上昇しており，気腹を解除すると出血することがあるため，気腹をある程度軽減したうえで止血されているかを確認する．

2. 胆汁漏

筆者らはこれまで腹腔鏡下肝切除で処置が必要な胆汁漏をきたしたことは幸い経験していないが，通常の開腹の肝切に準ずる．

3. 気胸および肺損傷

上方ポートを挿入し肝切離を行う際には，経胸的になることがある．予定症例では挿入時に片肺換気としているが，胸腔内に癒着がある病例などでは肺を損傷する可能性がある．その際はポート抜去時に5mmのスコープを用いて胸腔内を観察する．また，ポート挿入によって開いた横隔膜の穴は容易な場合には縫合閉鎖しているが，抜去時に胸腔へ気腹ガスが流出する症例ではポート挿入口から胸腔8〜12ゲージの細径胸腔ドレーンを翌朝まで留置しエアリークがないことを確認して抜去している．

以上述べてきた筆者らの後区域切除の方法は，肝右葉後区域を肝左葉外側区域あるいは本来の肝左葉外側区域であるS2亜区域切除に置き換えることを可能とした．肝臓の立体的構造を考えると肝右葉の正面は体の側面よりさらに背側と考えられ，この部位での肝切除においての左半腹臥位は整合性のある方法といえる．

第Ⅱ章 術式別の手術手技

6 左葉切除

ここでは尾状葉温存の腹腔鏡下肝左葉切除（S2〜S4切除）について述べる．手術は外側区域の脱転，肝門部処理，肝実質切離および左肝静脈の処理からなる．腹腔鏡下で左葉切除を行う際の特徴は，拡大視効果に加え，肝の尾側・背側からのアプローチにより肝門部処理が良好な視野でできる点である．腹腔鏡下肝左葉切除は部分切除，外側区域切除をある程度経験した外科医が次に導入をするのに適している術式である[1]．

A 手術適応

肝左葉の全肝に占める容積は30％程度であり，当科では肝機能面での適応は開腹と同じで，原則，血清総ビリルビン値1.0mg/dL未満およびICG-R15値20％未満としている[2]．腫瘍が左一次グリソン鞘もしくは左肝静脈根部に近接している場合は慎重に適応を決めている．現在のところ筆者らの施設では肝細胞癌，転移性肝癌，良性腫瘍および肝内結石症を適応としている．肝内胆管癌は末梢腫瘤形成型のみを適応としており，3cmを超える場合には用手補助下に小弯側および肝十二指腸間膜内リンパ節郭清を行っている[3]．

B 体位とポート配置

患者を仰臥位とし，カメラ用ポートは縦切開した臍から挿入し，気腹圧は10mmHg

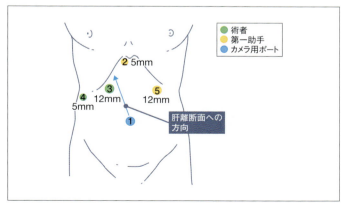

図Ⅱ-49 ポート配置
体位は仰臥位で行う．ポートは①臍にカメラ用ポート，②剣状突起右側に5mmポート，③右季肋部に12mmポート，④右前腋窩線に5mmポート，⑤左季肋部に12mmポートの5ポートで肝切離を行う．

としている(図Ⅱ-49)．頭高位とし剣状突起右側に5mmポート，そこから1グリップ離れた右肋弓下に12mmポート，さらに1グリップ外側(前腋窩線)に5mmポートを挿入する．そして，胆嚢摘出後に左肋弓下鎖骨中線上に12mmポートを挿入する．

C　外側区域の授動

　胆嚢摘出後，術者は患者の右側に立ち，外側区域の授動から始めるが，手技は外側区域切除のときと同じである[4]．右肋弓下のポートより超音波凝固切開装置(LCS)を用いて肝円索を切離して，第一助手に肝円索を牽引させる．術者は前腋窩線のポートより把持鉗子で肝鎌状間膜を牽引しながら肝鎌状間膜を，ついで冠状間膜を左右に広く切離して，さらに左三角間膜へ切離線を延長させる．このとき第一助手に肝頭側を尾側に圧排もしくは肝鎌状間膜を手前に牽引させると，三角間膜に緊張がかかり，肝との境界の切離が容易になる．この際，肝下横隔静脈の走行より左肝静脈の合流部を想定しながら，三角間膜を外側へ切離していく．また，肝背側にガーゼを入れておくのも工夫の一つである．右肋弓下のポートから肝の左外側へのアプローチが遠い場合や，切離線とLCSの角度が沿わなくなる場合は，心窩部のポートよりアプローチするとスムーズに切離が可能である．間膜1ヵ所を貫通できれば，そこから外側に切離を進めるが，困難な場合は外側区域背側をめくり，胃を第一助手の鉗子で背側圧排すると処理が容易となる(図Ⅱ-50)．これで線維化が進んでいない肝臓であれば肝外側区域を右側へ折りたたむように脱転することができる(図Ⅱ-51a)．すると小網と癒合した門脈臍部が露出する．尾状葉を温存する際は，LCSを用いて小網前葉のみを癒合部で切離して(図Ⅱ-51b)，頭側に切り上げていくと，門脈臍部背側とアランチウス管が露出される．アランチウス管を剝離した後，LCSを用いて離断するが，難渋する場合は後での処理でもよい．

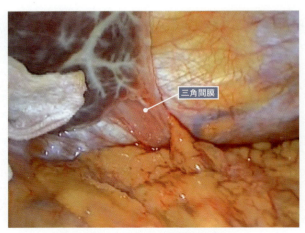

図Ⅱ-50　左三角間膜の処理
上方からの三角間膜の左方の切離に難渋するときは，肝外側区域をめくり背側からアプローチをすると容易である．

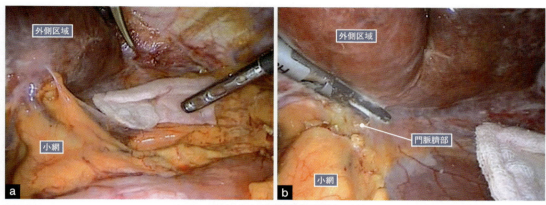

図Ⅱ-51 **外側区域の脱転**
a：肝外側区域を脱転すると小網が門脈臍部に癒合している．
b：小網前葉の切離を頭側に延長すると門脈臍部の背側が露出する．

D 肝門部の処理

1．グリソン一括処理

　肝円索をエンドループ®で結紮し，これを第一助手が頭側へ牽引することで，門脈臍部が立ち上がる．術者の左手鉗子で内側区域を，第一助手の鉗子で外側区域を頭側に圧排するとさらに門脈臍部が立ち上がる．門脈臍部と内側区域との境界を鈍的に剝離していく（図Ⅱ-52a）．この際，内側区域に分岐する小さな枝があるが，出血した場合には凝固止血するのではなく，ガーゼを当ててしばらく圧迫し，勢いが収まったところで，サージセル®を用いて圧迫止血する．ある程度剝離を進めたら，術者の左手鉗子を剝離部に入れて空間を広げ，さらに奥に進める．吸引鉗子を用いた剝離は，剝離中の出血を吸引できるため視野が確保できる．この操作で門脈臍部の頭側縁まで剝離が可能である（図Ⅱ-52b）．そして，エンドマキシリトラクトなどを用いて左側へ交通させる（図Ⅱ-52c）．ここでペンローズを通し，これを腹側へ牽引させながら，自動縫合器（当科ではEchelon™ 60 Gold）をグリソン鞘に通して閉鎖させる．この際，尾状葉枝を巻き込んでいないことおよび左葉が阻血域に変色していることを確認した後，グリソン鞘を離断，グリソン一括処理を完了する（図Ⅱ-52d）．

2．肝門部の個別処理

　肝門部脈管の個別処理の場合，まず肝十二指腸間膜の漿膜を左側より切離して，左肝動脈を同定し（図Ⅱ-53a），これを残存側はダブルクリップして切離する．右側に剝離を進め，中肝動脈を確認後（図Ⅱ-53b），これも同様に処理する．するとその背側に門脈左枝が確認できる（図Ⅱ-53c）．周囲組織を剝離して門脈を露出させていくと尾状葉枝が出てくるので，その末梢でテーピングを行う．テストクランプを行い，左葉が阻血域になっていることを確認した後，残存側はダブルクリップで処理して離断する（図Ⅱ-53d）．この際，胆管枝の処理は肝切離の途中で行うことになる．

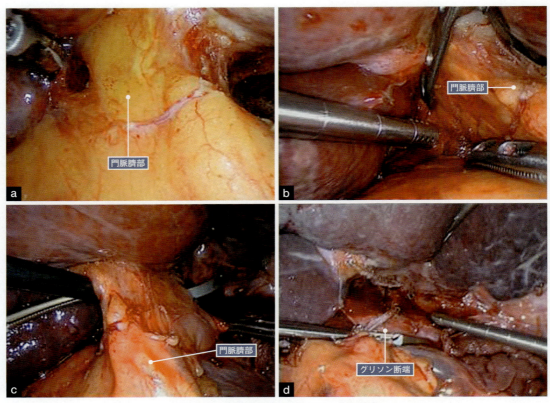

図Ⅱ-52　肝門部処理（グリソン一括処理）
a：門脈臍部を立ち上げて内側区域との境界を鈍的に剥離していく．
b：良好な視野で頭側縁までの剥離が可能である．
c：門脈臍部のトンネリング．
d：自動縫合器での処理後．

E　肝離断

　まず，術中超音波検査によって中肝静脈の走行を確認する．切離線を肝表面ではdemarcation lineに，肝下面では胆嚢床の正中線から肝門板から1cmほど腹側の線を通り，グリソン処理部につなげる線と設定し，モノポーラソフト凝固でマークする．肝十二指腸間膜のテーピングを行う．肝円索を結紮したエンドループ®を左側腹部に牽引させることで切離線を正中に誘導する．浅層はLCSを用いて切離し，出血点はモノポーラソフト凝固で止血していく．全切離線表層を凝固切離したのち，プリングル法（当科では着脱式の腸鉗子を用いている）で深層切離を行う．術者右手に超音波外科吸引装置（CUSA），左手にBiClamp®，第一助手右手にモノポーラソフト凝固，左手に吸引鉗子を持ち，術者，第一助手いずれからも凝固止血できる状態にしている．細いグリソン枝や静脈枝はモノポーラソフト凝固で止血，太いものはクリップ（Hem-o-lok®）（基本的に残存側のみ）して切離している．当科ではCUSAの吸引効果を重視しており，開腹時と同様に常に吸引がかかっている状態で行っている．グリソン枝や静脈枝が露出した場合は，多少出血しても吸引だけを用いて周囲の剥離を行っている．肝下面切離の途中で中

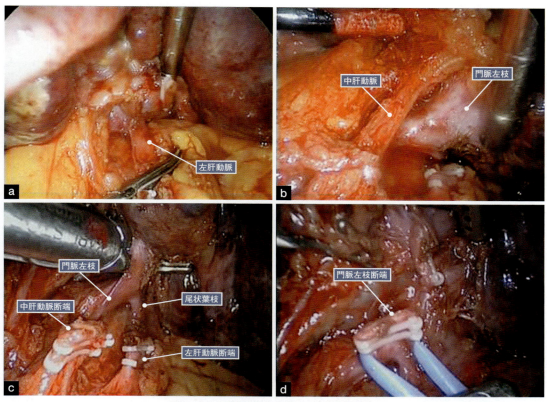

図Ⅱ-53　肝門部処理（グリソン個別処理）
a：肝十二指腸間膜の漿膜を左側外側から切離して左肝動脈を露出する．
b：左肝動脈を切離後，右側に剝離を進め中肝動脈を露出する．
c：中肝動脈を切離すると，その背側に門脈左枝が露出する．
d：門脈左枝を尾状葉枝の末梢でクリップ後切離する．

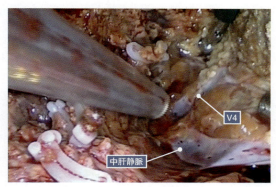

図Ⅱ-54　肝離断
切離面にV4が露出するので中枢側へ剝離を進めて中肝静脈を露出する．

　肝静脈S4枝（V4）が数本出てくるので，CUSAの吸引にて周囲を剝離して本幹の露出へと進める（図Ⅱ-54）．剝離途中で出血した場合にはむやみに止血するのではなく，ガーゼやサージセル®などを用いて制御することも重要である．V4数本を切離した後，中肝静脈腹側の肝実質切離を頭側左側へと進める．この際，中肝静脈を完全に露出すること

にこだわらず肝実質を切離している．これはCO_2ガス塞栓のリスクを少しでも回避することと，中肝静脈に流入する尾状葉からの短肝静脈の損傷を防ぐためである．

F 胆管処理（グリソン個別処理）

グリソン個別処理の際，肝下面の切離を門脈臍部に向かって進めると，まずB4が露出する（図Ⅱ-55a）．これをクリップ後に切離すると，その末梢にB2＋3と尾状葉枝が確認できるため，尾状葉枝の末梢側でB2＋3を処理する（図Ⅱ-55b）．胆管径が太い場合は自動縫合器で離断する．

G 左肝静脈の処理

尾側より頭側に切り上げていくと，左肝静脈が露出されるので，左肝静脈を全周性に

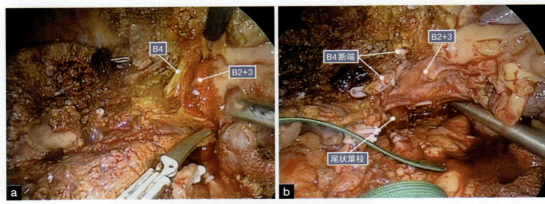

図Ⅱ-55　胆管処理（グリソン個別処理）
a：肝切離を門脈臍部に進めると，B4およびB2＋3が露出される．
b：B4を処理後，B2＋3の剝離を進めて，尾状葉枝の末梢側でB2＋3を処理する．

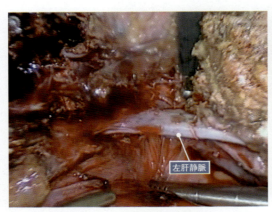

図Ⅱ-56　左肝静脈の同定
左肝静脈を全周性に露出のうえ，クリップで処理を行う．

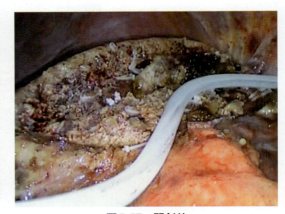

図Ⅱ-57　閉創前
肝切離面にフィブリン接着剤を貼付して，ドレーンを留置する．

剝離後，クリップ（残存側はダブルクリップ）を用いて切離する（図Ⅱ-56）．残っている肝実質を切離して肝切除を終了する．左肝静脈を露出させずにある程度実質を含む形で自動縫合器で肝実質を離断してもよい．

H 離断後

標本はバッグに入れて，延長させた臍切開部より体外に取り出す．出血や胆汁漏がないことを確認し，肝切離面にフィブリン接着剤を貼付する．切離面にドレーンを留置した後（図Ⅱ-57），閉創し，手術を終了する．

腹腔鏡下肝左葉切除は外側区域の授動，肝門部処理の点では拡大視効果やcaudal viewの利点が活かせる術式である．

第Ⅱ章 術式別の手術手技

7 右葉切除

A 手術適応

　腹腔鏡下肝右葉切除の適応は開腹肝右葉切除とほぼ同じであるが，開腹を選択するか腹腔鏡を選択するか，各施設で慎重に判断する必要がある．具体的には，肝硬変の程度，腫瘍径，他臓器浸潤，肝門部グリソン・主肝静脈・下大静脈(IVC)への近接・浸潤，腫瘍栓などの因子と術者の経験および技量を鑑みて選択する．

B 出血量を減らす工夫

　肝離断中の出血量の軽減のためには，肝離断の手技そのものだけではなく，事前の準備が非常に重要である．具体的には，患者体位〔頭高位，左半側臥位(腫瘍の局在による)〕，輸液の減量，気道内圧の低下(呼吸状態が許せば，最高気道内圧は15mmHg以下にしている)により中心静脈圧および肝静脈圧を下げ，プリングル法により流入血を遮断することで，出血を大幅に減少させることができる．また，IVCからの出血が懸念される場合は，肝下部IVCをテーピングし，いつでもクランプできるようにしておくとよい．

C 患者体位

　肝離断先行のときは仰臥位で手術しており，患者左側にローリングできるようにマジックベッドで固定する．授動先行のときは，左半側臥位としている．長時間の手術が予想されるため，各関節や圧排部に負担がかかっていないかを確認する．固定後には必ずローテーションテストを施行する．

D 術者の立ち位置とポート配置

　カメラポートは臍の右上部から挿入している．整容性を考慮し臍部から挿入することもあるが，臍右上のほうがカメラ操作は容易である．術者は患者右側に立ち，主に右季肋部と右側腹部のポートを使用する．助手は患者左側に立ち，心窩部と左側腹部のポートを使って操作する．肝離断時に左側腹部のポートをプリングル法に使用するため，右季肋部にもう1本ポートを留置することが多い．スコピストは患者左側に，器械出しナースは患者右側に立つ(図Ⅱ-58)．

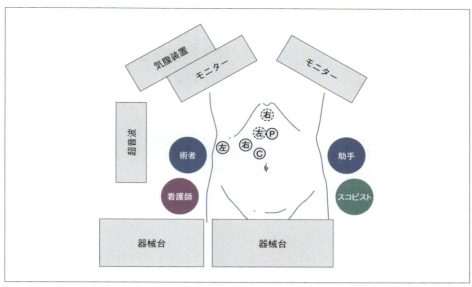

図Ⅱ-58 手術室の配置
術者が患者右側，助手とスコピストが患者左側に立つ．右肋弓下のポートがメインポートとなる．
○：術者の右手，左手．◌：助手の右手，左手．Ⓟ：プリングル用ポート．Ⓒ：カメラポート

E 手術手順と手術手技

　手術手順は，おおむね開腹肝右葉切除と同様である．肝門部操作は，個別処理とグリソン一括処理があるが，一長一短あるので腫瘍の状態，肝臓の状態および術者の好みで使い分ける．授動と肝離断の順序も明確なエビデンスはなく，各々で決めればよい．
　筆者らの施設では，肝門部操作は個別処理で行っている．また，肝離断を先行し最後に授動している．

1. 超音波
　腫瘍および脈管の走行を確認する．とくに，カントリー線からみた中肝静脈の方向（角度）を確認しておく．造影超音波は腫瘍のコントラストが明瞭になるので，可能であれば全例で施行したい．

2. 胆　摘
　右葉切除では，全例で胆嚢を摘出している．

3. 肝門部操作
a. 個別処理
　助手が胆嚢管断端を把持して，左側・腹側にめくるように牽引し，総肝管右側・背側で右肝動脈を露出する（図Ⅱ-59a，b）．右肝動脈をクランプして，左肝動脈の血流を超音波で確認した後に，右肝動脈をクリップして切離する（図Ⅱ-59c）．右肝動脈の背側

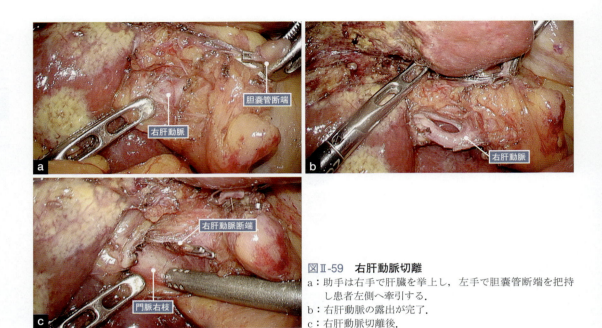

図Ⅱ-59　右肝動脈切離
a：助手は右手で肝臓を挙上し，左手で胆嚢管断端を把持し患者左側へ牽引する．
b：右肝動脈の露出が完了．
c：右肝動脈切離後．

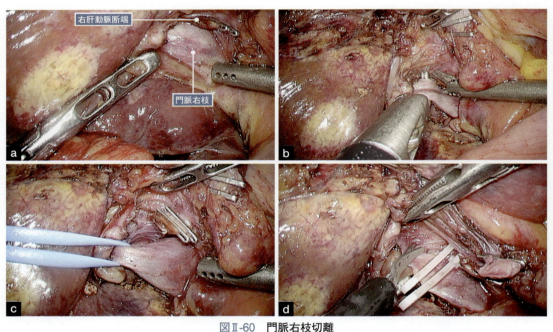

図Ⅱ-60　門脈右枝切離
a：右肝動脈切離後，その背側に門脈右枝が確認できる．b：10mmの直角鉗子を使って，門脈右枝をencircleする．c：門脈右枝をテーピング．d：中枢側はダブルクリップし，切離する．

で門脈本幹および門脈右枝を露出する（図Ⅱ-60a）．尾状葉枝の損傷に気をつけながら，丁寧に剝離してテーピングする（図Ⅱ-60b，c）．門脈左枝の分岐部を確認後に門脈右枝をクランプし，門脈左枝の血流を超音波で確認する．可能であれば門脈右枝を切離するが（図Ⅱ-60d），腫瘍が張り出している場合は肝離断が進んでから切離することもある．

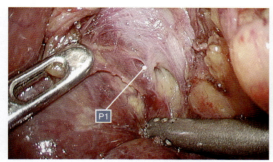
図Ⅱ-61 門脈尾状葉枝切離

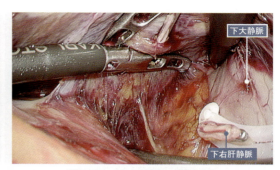
図Ⅱ-62 下大静脈右縁の剥離

門脈右枝を切離する際に，尾状葉枝を切離したほうが切りしろを取りやすい（図Ⅱ-61）．右肝管の切離は肝離断がある程度進んでから行う．

b．グリソン一括処理

前区域グリソンと後区域グリソンをそれぞれencircleする方法と，右グリソンと前区域グリソンをencircleしてから後区域グリソンを引き算でencircleする方法がある．G6とG7の分岐が肝門に近い場合は，後区域グリソンを一括でencircleするのがやや難しい．

前区域もしくは後区域グリソンと肝実質の間を丁寧に剥離していく．よい層に入ることができれば，肝実質を破壊することなくグリソンをencircleできる．この段階でグリソンを切離できることは少なく，結紮のみ行う．

4．下大静脈右縁の剥離

肝の授動をせずに肝離断を先行する場合は，IVC右縁～前面を頭側に剥離しておく（図Ⅱ-62）．この操作の意義は，不意の出血の際に，背側から肝臓を圧排することで出血を軽減させることである．IVC前面よりも右縁のほうが，肝臓とIVCとの位置関係からスペースがつくりやすく，短肝静脈も少ないため剥離しやすい．横隔膜まで到達できれば最善であるが，肝の形態や腫瘍の大きさなどのため困難であることも多い．そのようなときは，無理に剥離を進めず，肝離断に移る．

5．肝実質切離①（demarcation lineと中肝静脈の間）

まず，demarcation lineに沿って肝表面を切離する．尾側から頭側に肝離断を進めるのが，カメラおよび鉗子の向きと合っている．肝の背側の実質を切離していくと，肝静脈が現れる（図Ⅱ-63a）．これがV4かV5かを判断するのは，この段階では困難であることも多い．この肝静脈に沿って肝離断を進め，これがV4かV5かを判断し，中肝静脈本幹を露出する（図Ⅱ-63b）．中肝静脈本幹が露出されたらV5を切離する（図Ⅱ-63c）．やや遠景で肝の形状と切離方向を確かめ，demarcation lineと中肝静脈の間を直線的につなぐように肝離断を進める（図Ⅱ-64）．肝の形状や腫瘍の張り出しにより中肝静脈根部まで離断ができない場合もあり，そのときは右肝管の切離後に，再度，尾側から頭側へと肝離断を進める．

右肝管切離の前に，中肝静脈と右肝管の間の肝実質を離断する．続いて，尾状葉を

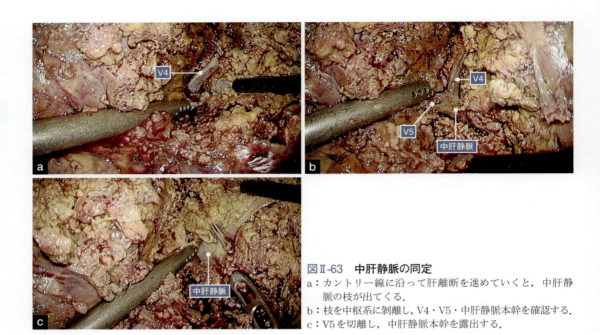

図Ⅱ-63 中肝静脈の同定
a：カントリー線に沿って肝離断を進めていくと，中肝静脈の枝が出てくる．
b：枝を中枢系に剝離し，V4・V5・中肝静脈本幹を確認する．
c：V5を切離し，中肝静脈本幹を露出する．

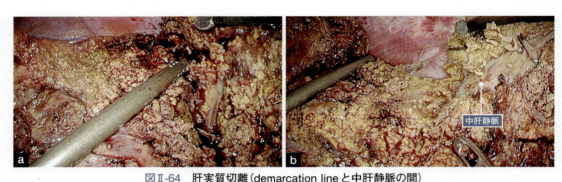

図Ⅱ-64 肝実質切離（demarcation lineと中肝静脈の間）
a：中肝静脈本幹を確認したら，demarcation lineとの間の肝実質を切離する．
b：肝離断を頭側へ進めると，横隔膜に達する．

離断しておく．尾状葉突起とスピーゲル葉の間で離断することが多い．

6．肝管，グリソンの切離

a．右肝管切離（図Ⅱ-65）

　右肝管の切離を行う際には，左肝管の損傷に注意を払う必要がある．具体的には，術前の胆道評価・術中直接造影・ICGによる胆管描出・胆管周囲の剝離後に直接確認する方法などがあるが，どの方法がよいかのエビデンスはない．切離は自動縫合器で行っており，カートリッジの種類は胆管の厚みによって変えている．基本は白もしくはキャメルを使用しているが，組織が厚いときは青もしくはパープルを用いる．自動縫合器の挿入時には，背側のジョーはIVCを，腹側のジョーは中肝静脈を損傷しないように注意を払う．また，門脈右枝断端のクリップを挟まないよう注意する．

7 右葉切除

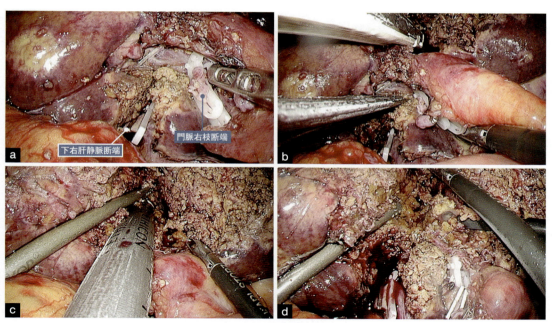

図Ⅱ-65　右肝管切離
a：尾状葉を下大静脈右縁のラインで切離する．b：胆管の走行を確認し，自動縫合器を挿入する．その際，下大静脈，中肝静脈，右肝動脈断端，門脈右枝断端に注意する．c：再度，胆管の走行を確認する．d：右肝管切離後．

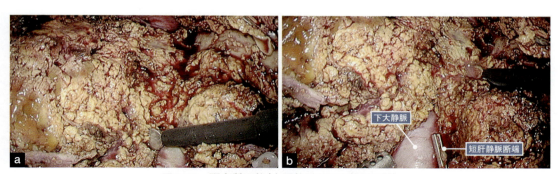

図Ⅱ-66　肝実質切離（中肝静脈と下大静脈の間）
a：右肝管切離後，中肝静脈と下大静脈の間の肝実質を切離する．b：短肝静脈に注意する．

b．グリソン一括処理時の切離

　前区域グリソンと後区域グリソンを別々に自動縫合器で切離する．肝離断を進めてからのほうが，自動縫合器を挿入しやすい．右グリソンを一括で切離してはならない．

7．肝実質切離②（中肝静脈と下大静脈の間）

　右肝管を切離すると，肝離断面をさらに展開することができる．次に，中肝静脈とIVCの間の肝実質を切離する（図Ⅱ-66）．この操作のときに，尾状葉背面とIVCの間を十分に剝離しておくことが重要である．この剝離が不十分であると，IVCが吊り上がっていて，肝実質を切離したつもりでもIVCを損傷する危険性がある．

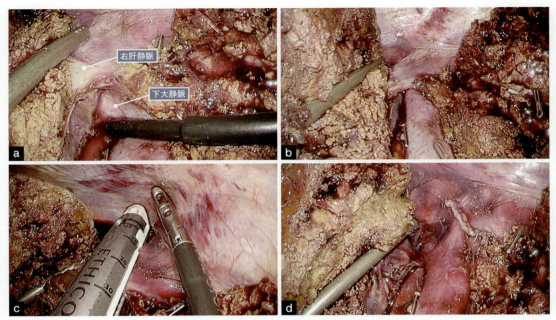

図Ⅱ-67　右肝静脈切離
a：肝離断を進めると，右肝静脈が現れる，b：右肝静脈周囲の結合織を丁寧に剥離し，首を長くする，
c：自動縫合器を挿入する．切離前に，自動縫合器の異常に備えて下大静脈側を把持する，d：右肝静脈切離後．

8. 右肝静脈切離（図Ⅱ-67）

　　肝実質切離後に右肝静脈周囲を十分に剥離し，自動縫合器がスムーズに挿入できるようにする．自動縫合器を挿入するポートの位置はケースによって異なり，どの位置がよいかその場で十分に検討する．IVCに沿って入れた場合は先端が横隔膜にあたってしまい，IVCと交差するように入れた場合はIVCが変形したり狭窄したりするおそれがある．これらの注意点を踏まえて，自動縫合器で右肝静脈を切離する．カートリッジは白かキャメルを使用することが多いが，組織が厚いときはカートリッジもステープルが高いものにする．

9. 肝右葉の授動

a. 肝離断先行の場合

　　正中側・尾側から右側・頭側方向に支持間膜を切離していく．肝離断を完了している場合は，肝右葉とIVCが離れているため，授動操作の際に危険が少ない．横隔膜の損傷には注意を払う．

b. 授動先行の場合

　　授動先行の場合は患者体位を左半側臥位として，重力を利用することで肝右葉の授動が行いやすくなる．
　　通常，肝鎌状間膜は頭側の一部のみを切開するが，授動困難時は肝円索および肝鎌状間膜を切離すると脱転しやすくなる．心窩部のポートから冠状間膜を切離する．後方の組織（横隔膜，右肝静脈）を損傷しないように，間膜および結合織を丁寧に薄くすくっ

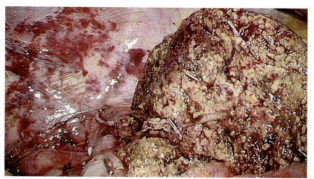

図Ⅱ-68　肝右葉切除後

て切離していく．正中側から外側へとこの操作を繰り返していき，右肝静脈を露出する．冠状間膜切離の際に，右肝静脈がテンティングしていることがある．損傷すると大出血をきたすため，細心の注意を払う．

　次に，肝をめくりあげるように挙上し，肝腎間膜を切開する．肝下部IVC右縁を露出し，IVC右縁から外側へ向かって，肝腎間膜を切離していく．右三角間膜切離の際は，肝の展開方向を変える．肝を左側・尾側に圧排しながら右三角間膜を切開する．

　無漿膜野の剥離の際は，再度肝を挙上する．IVC右縁から外側へと結合織を切離していく．この操作を数回繰り返して，無漿膜野の剥離を進めていく．右副腎が癒着している場合は，まずIVCとの間を剥離し，次に副腎の外側を剥離する．そして，IVC側からエネルギーデバイスで肝と副腎の間を切離することで，出血を最小限にとどめることができる．

　どの方向に肝臓を圧排すればよいかを考え，圧排する方向を変えながら授動することがコツである．

10．検体摘出・止血確認

　切離した肝右葉をプラスチックバッグに収納する．皮膚切開の大きさは腫瘍の大きさによるが，最小でも7cm程度は必要である．そのことを考慮し，恥骨上で皮膚切開をする．

　検体摘出後に，止血，残肝の血流，胆汁漏の有無などを確認し，手術を終了する（図Ⅱ-68）．

第Ⅱ章　術式別の手術手技

8　尾状葉切除

　尾状葉は肝臓の最も背側に位置し，下大静脈(IVC)・肝静脈・左右グリソンに囲まれているという解剖学的な特徴により，開腹手術における尾状葉切除，とくに背側肝尾状葉全切除は最も難易度の高い定型的肝切除と位置付けられている．その難易度の大部分は，開腹創から最も遠い位置にあり，かつ残存側の肝臓が障壁となるため，視野が悪く術野を十分に確保できないことにある．また主な手術の操作，尾状葉とIVCの剝離，そして肝切離の大半はその方向が冠状面と平行であり，開腹創の視野からでは常にほぼ直交であるため，手術操作の難易度をさらに上げる要因となっている．IVCに直接流入する短肝静脈の処理には大出血のリスクがあるため，安全に手術を行うには，肝切除量が少ないにもかかわらず大きな開腹創が必要である．
　腹腔鏡下肝切除においても，当初は尾状葉切除は適応外と考えられていた．本書の前身である「腹腔鏡下肝切除術」(南山堂，2010年)においても，術式別の解説には含まれてはいない．しかし，腹腔鏡下手術において尾状葉はまさに「目」の高さにあり，すべての操作が近接，拡大視野のもとで行うことが可能である．足側のポートより挿入された手術デバイスは自然と冠状面と平行となり，無理のない方向で操作を行える．つまり，開腹尾状葉切除の難易度の要因をすべて解消することが可能であり，まさに腹腔鏡下手術の利点の恩恵に最もあずかることができる術式であるといえる．近年，腹腔鏡下尾状葉切除の報告が散見され始めたが，今後，腹腔鏡下手術が尾状葉切除の第一選択となる日も遠くないと思われる．

A　手術適応

　腹腔鏡下尾状葉切除の手術適応は，基本的には開腹術と同じである．適応疾患としては，肝細胞癌，肝内胆管癌，転移性肝癌，肝良性腫瘍などである．術前肝機能からみた適応基準は，開腹術への移行も考えられることから，開腹肝切除に耐え得るだけの肝予備能をもっていることが前提である．腫瘍学的因子としては，現行の保険適用を遵守し，血行再建や胆管再建を伴う肝門部脈管や肝静脈根部，IVCに腫瘍の浸潤，高度の圧排，塞栓がないことなどが条件となる．一歩間違えば大出血のリスクもある術式であり，慎重に手術適応の検討を行うべきである．

B　手術手順

　腹腔鏡下尾状葉切除は，尾状葉全切除，左側のスピーゲル葉の部分切除，右側の尾

状葉突起および下大静脈部（paracaval portion）の部分切除の3つに分けられる．尾状葉全切除の手術手技には，ほかの2つのすべての必要な操作が含まれているため，まず尾状葉全切除の手技を解説した後，残り2つの術式のポイントについて述べる．

1. 腹腔鏡下尾状葉全切除

a. 体位とトロッカー挿入位置

筆者の腹腔鏡下肝切除の体位における基本的な考えは，「基本体位は（肝臓の左右の重心バランスがちょうどとれる）左半側臥位」である[1]．とくに尾状葉全切除では，左右どちらからもアプローチする必要があるため，とくに重要である．また，場面によって術者と助手，スコピストが最適の位置に立てるように，開脚位としている（図Ⅱ-69）．

図Ⅱ-70は，筆者らが通常用いているポート配置である．実際は症例ごとにアレンジしているが，特徴は肝上部の操作のために胸骨直下に1本（図中❶）入れること，剥離操作を必ず両手を用いて行うので，右側の脱転のために右側腹部に2本（図中❸，❹）を，左側のために2本（図中❺，❻）を挿入することである．したがって，左右の部分切除では，これらを除いたものがそれぞれのトロッカー挿入位置になる．

b. 左右肝葉および尾状葉授動

尾状葉全切除では，まず左右肝葉および尾状葉を完全に授動する必要がある．尾状葉の授動は，開腹手術では非常に視野が悪く，出血のリスクもある難易度の高い手技であるが，腹腔鏡下では非常に良視野で行うことができる．ポイントは視野展開と短肝静脈処理である．視野展開では，とくに右側からのアプローチではさらによい視野を得ようとして側臥位を強くしがちであるが，それでは肝臓が腹腔内の左側に落ちてしまい，

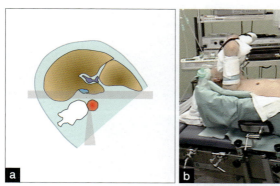
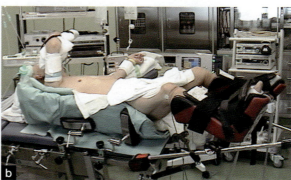
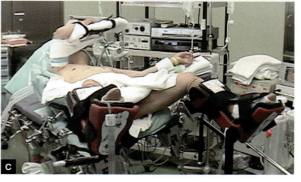

図Ⅱ-69　左半側開脚位
a：左半側臥位では肝臓の左右のバランスがとれている．
b，c：実際の体位の写真．

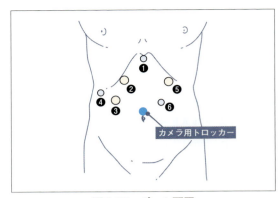

図Ⅱ-70　ポート配置
大きい円：12mmトロッカー
小さい円：5mmトロッカー

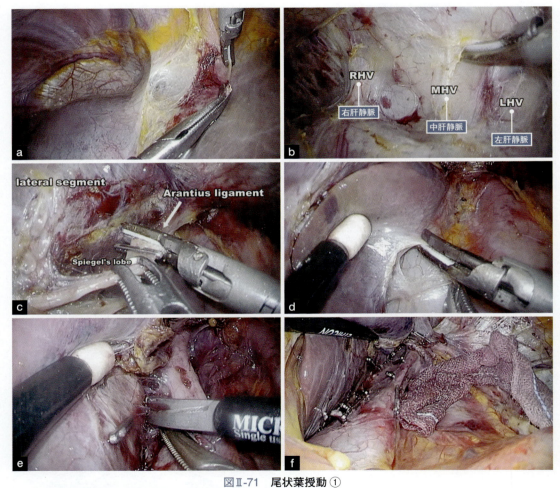

図Ⅱ-71　尾状葉授動①
a：肝冠状間膜の切離，b：肝静脈の位置の確認，c：アランチウス管の切離，d：尾状葉左側の腹膜の切離，
e：下大静脈左側の剥離，f：尾状葉左側の授動終了

短肝静脈がIVCから立ち上がらずに寝てしまい処理しにくい．逆にあまり側臥位を強くせず，肝臓を背側から腹側へ，足側から頭側へ持ち上げて，足側から順番に静脈を処理していく．短肝静脈の処理は，開腹操作での視野の悪さと繊細さによりそれを腹腔鏡下で行うことを危惧する術者が多く，最も質問の多い手技であるが，実際腹腔鏡下のほうが拡大視効果や回り込みで視野は良好である．実際の処理方法はその太さによってシーリング，シーリング＋クリップ，結紮，穿刺結紮，自動縫合器を使い分けている．

まず，肝授動の基本として，肝鎌状間膜，冠状間膜の切離を行って，IVCおよび各肝静脈を十分に露出し，その位置を確認する（図Ⅱ-71a，b）．左側の授動では体位は仰臥位とし，術者は患者の左側に立つ．左の三角間膜を切離して外側葉を授動した後，図Ⅱ-70の❷からの肝圧排鉗子で外側葉を跳ね上げ，小網を開けアランチウス管を切離する（図Ⅱ-71c）．さらにラップ用ツッペルにて左側尾状葉を腹側に持ち上げ，足側から外側の腹膜を切離し左肝静脈に到達する（図Ⅱ-71d）．それから足側より左尾状葉を持ち上げ，結合織を丁寧に剥離して短肝静脈を露出し，順次切離していく（図Ⅱ-71e）．半周

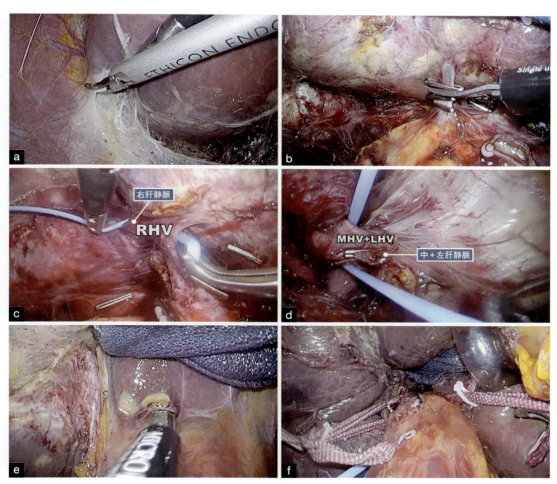

図Ⅱ-72　尾状葉授動②
a：肝右葉の授動，b：短肝静脈の処理，c：右肝静脈のテーピング，d：中＋左肝静脈のテーピング，
e：肝門部グリソンの剥離，f：左右グリソンのテーピング

の剥離が終了したところで(図Ⅱ-71f)右側の授動に移る．体位は左半側臥位とし，術者は患者の右側に立つ．まず右葉の授動(図Ⅱ-72a)，続けてIVC右半周の剥離を行う．図Ⅱ-70の❷からの肝圧排鉗子で右葉を跳ね上げ，足側より結合織を剥離して短肝静脈を露出し，順次切離していき，左側からの剥離と連続させる(図Ⅱ-72b)．

授動が終了した後，右肝静脈，中＋左肝静脈，左右のグリソンをそれぞれテーピングする(図Ⅱ-72c〜f)．

C 責任グリソン処理と肝切離

責任グリソンを処理し，尾状葉を肝門部から完全に遊離してから肝切離を行う．尾状葉の責任グリソンは一般に右側の尾状葉突起枝(G1c)および下大静脈部(paracaval portion)への右尾状葉枝(G1r)，左側のスピーゲル葉への左上尾状葉枝(G1ls)および左下尾状葉枝(G1li)に分類される[2]が，その根部位置や走行，本数などは個体差が大きいため，術前に画像で確認しておく．可能ならば3D画像を作成し，立体的位置を把握しておく(図Ⅱ-73)．また，尾状葉全切除の肝実質切離は切離中に方向を見失いやすく，その辺縁を構成している肝門板および肝静脈根部の位置と境界にある各肝静脈を常に確認しておく必要がある．しかし，切離面が背側に向いているという特殊な状況により，各部位を視線と同じ高さで，そして必要なら背側から観察できる腹腔鏡下手術が開腹術より圧倒的に有利である．

右側より肝切離を開始する．グリソン右枝のテープを牽引して肝実質より剥離し，確認したG1c，G1rを処理する(図Ⅱ-74a，b)．阻血域境界に沿って肝表面に右肝静脈根部までマーキングし(図Ⅱ-74c)，右肝静脈根部を起点として肝切離を開始する(図Ⅱ-74d)．まず，右肝静脈背側を露出するように左方に向かって切離し，さらに中肝静脈根部より右背側を露出するように切離面を進める．足側の高さは肝門板頭側端として，グリソン左枝のテープを牽引しながら，門脈臍部(umbilical portion)まで進める．

続いて左側からの肝切離に移る．まず，G1ls，G1liを処理する(図Ⅱ-75a，b)．これら

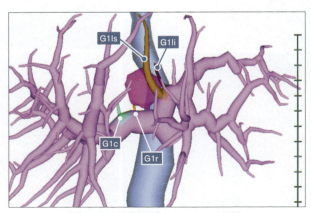

図Ⅱ-73　肝門部グリソンの3D画像
G1c：尾状葉突起枝，G1r：右尾状葉枝，
G1ls：左上尾状葉枝，G1li：左下尾状葉枝

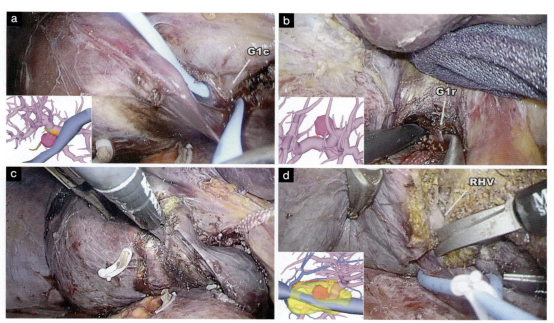

図Ⅱ-74　右側の肝切離操作
a：尾状葉突起枝の処理，b：右尾状葉枝の処理，c：切離線のマーキング，
d：右肝静脈根部を起点とした肝切離

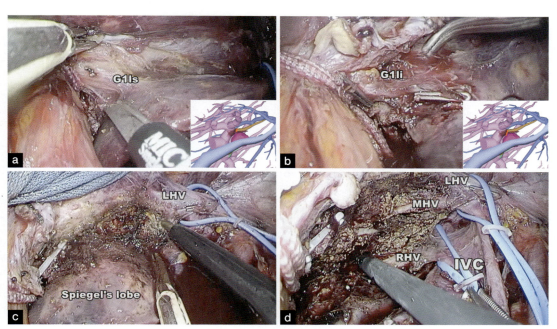

図Ⅱ-75　左側の肝切離操作
a：左上尾状葉枝の処理，b：左下尾状葉枝の処理，c：左肝静脈根部を起点とした肝切離，
d：腹腔鏡下尾状葉全切除の完成

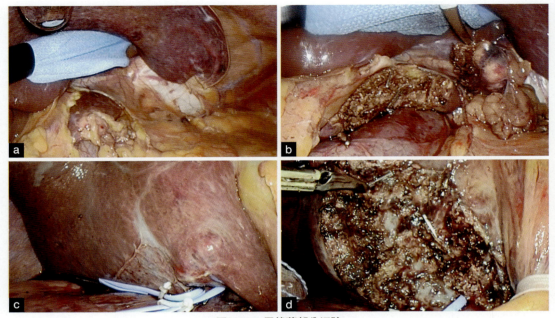

図Ⅱ-76 尾状葉部分切除
尾状葉左側→a：切除前，b：切除後
尾状葉右側→c：切除前，d：切除後

の脈管は脈管頸を長くとることが難しく，クリップなどが外れると肝門板に直接穴が開いたようになり，その後の再処理が腹腔鏡下では格段に難しくなる．それを防止するため，結紮やクリップを二重に処理するようにして，肝実質側をやや削るように切離したほうがよい．

左肝静脈根部を起点として肝切離を前左方に進める（図Ⅱ-75c）．さらに中肝静脈根部より左背側を露出するように切離を進め，右方からの切離面と連続させ，切除を完成させる（図Ⅱ-75d）．

1. 左側の部分切除（図Ⅱ-76a，b）

スピーゲル葉は外側葉を跳ね上げ，小網を開放すると容易に視野を確保できる．必ずしも左三角間膜を切離する必要はない．腫瘍が小さい場合くり抜くことも可能であるが，ほとんどの場合，スピーゲル葉を授動し腫瘍の右側を縦に全層に切離していくほうが容易である．スピーゲル葉の切離を容易にするため，患者左側に引き出すためにも必ず腫瘍の右縁を超えるところまでスピーゲル葉をIVCよりまず剥離してから肝実質切離を行い，必要ならば足側の肝切離は肝十二指腸間膜の右側から開始して，途中から左側にスイッチする．

2. 右側の部分切除（図Ⅱ-76c，d）

肝右葉を完全に授動して，図Ⅱ-70の❷からの肝圧排鉗子で右葉を跳ね上げ，必ず腫瘍の左縁を超えるところまで短肝静脈を処理し，IVCより剥離してから肝実質切離を行う．

第Ⅱ章 術式別の手術手技

9 S2およびS3切除

　腹腔鏡下肝切除は肝腫瘍に対する根治性と低侵襲性を提供し得る新たな外科的選択肢であり，わが国では2016年に開腹肝切除術式に対する診療報酬区分に相応する形で腹腔鏡下肝切除の保険適用が肝亜区域切除以上のものにも拡大された．そのなかで，S2およびS3切除は腹腔鏡下に定型的に行うことのできる系統的肝亜区域切除である．ここではその適応と当科での手技について述べる．

A　手術適応

　S2あるいはS3の解剖学的切除が必要と考えられる原発性肝癌や転移性肝癌，肝良性腫瘍などがその適応となる．宿主因子として，高度肝硬変や重篤な出血傾向がなく，開腹においても同切除が施行可能な術前肝予備能を有することが前提である．腫瘍因子として，腫瘍径は5cm程度までがよい適応であり，グリソン臍部や左肝静脈，横隔膜を含めた周囲臓器への腫瘍の浸潤，高度の圧排，塞栓などがなく，リンパ節郭清を必要としないことなどが条件である．一方で5cm以上のものでも術野確保および切除肝摘出の工夫などにより対応可能な場合がある．

B　体位固定

　患者を仰臥位とし，両上肢は90度外転位とする．術野モニターと腹腔鏡用超音波システムは患者の頭側に設置する．背部および骨盤部の3，4点を支持器にて固定する．手術台を頭高位，左右高位と傾斜させ，しっかりと固定されているか再確認する．加えて，必要時あるいはトラブル時に最も短時間でHybridあるいは通常開腹に移行できるよう，あらかじめケント鉤などのアタッチメントを適切な場所に設置しておく．これは体位取りの時点でおろそかにしない．

C　手術器具の準備

　S2およびS3亜区域切除での術野確保において，肝の頭背側に及ぶ死角の少ない術野を得るため，本術式ではフレキシブルスコープはほぼ必須である．術者は基本的に患者の右側に，助手およびスコピストは左側に立つ．手術器具として，生食滴下型モノポーラ（IMP）およびバイポーラシーリングデバイス（BPS），超音波凝固切開装置（LCS），超音波外科吸引装置（CUSA）を配置している（図Ⅱ-77）．

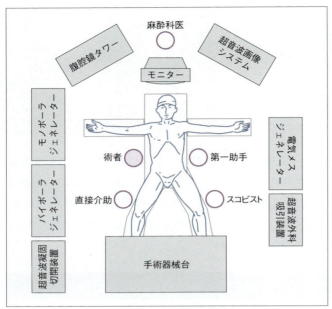

図Ⅱ-77　術者らの位置と器材の配置

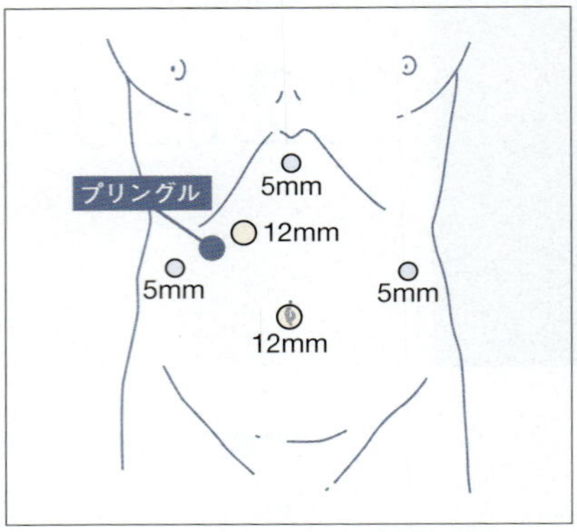

図Ⅱ-78　ポート配置

D　手術手技

1. ポート配置
　臍部から12mmの腹腔鏡用ポートを挿入し気腹(10mmHg)後，腹腔鏡を挿入する．約30度の頭高位とし，左右側腹部，心窩部正中に各5mmの操作用ポートを挿入する．肝実質切離でのメインデバイス操作，腹腔鏡用超音波探触子および自動縫合器の挿入に用いる12mmポートを右季肋部正中寄りから挿入する．メインデバイス用ポートの位置は，安定した切離手技と術野を得るため，肝切離面の延長線上かつ肝から適度な距離に設けることが大切であり，腹腔鏡観察後に位置決めをする(図Ⅱ-78)．

2. 術中超音波検査
　肝切除に先立ち，腹腔鏡用超音波探触子を用いて腫瘍の局在や肝内脈管との位置関係と他病変の有無を確認する．

3. 肝十二指腸靱帯のテーピング
　出血時あるいは間欠的なプリングル法を用いる際は，まず小網を開放し，右側腹部のトロッカーから鉗子を肝十二指腸靱帯の背側を経て小網解放部へ通す．任意の5mmトロッカーからテープを体外へ引き出した後にトロッカーを抜去し，15cm程度に切っておいた14Frネラトンカテーテルをルンメルタニケットとして再び5mmトロッカー創から腹腔内へ誘導する．筆者らはこの手技で行っているが，体腔内でのクリップを用いたタニケット法や，腹腔鏡用腸鉗子などで肝十二指腸靱帯を直接挟んだ血行遮断なども行われている．

9 S2およびS3切除

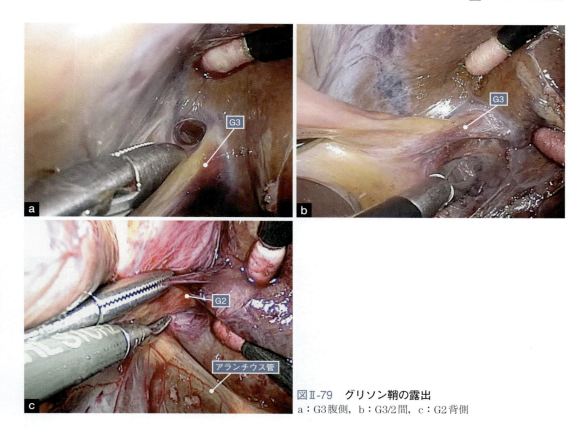

図Ⅱ-79 グリソン鞘の露出
a：G3腹側，b：G3/2間，c：G2背側

4. グリソン鞘根部の確保

切除亜区域グリソン枝の確保手技は術式の要である．分岐の形態は術前のシミュレーションにて確認をしておく．まず，肝円索を腹側へ牽引し，グリソン臍部を伸展させる．超音波にてS3およびS2グリソンの分岐の股の見当をつける．グリソンの鞘内に入らないよう温存させながら，適宜プリングル法も用いつつグリソン鞘から肝実質を剝いていく．その際は剝離鉗子や吸引管などで比較的鈍的に，あるいはCUSAを用いて行う．

a. S3グリソン鞘根部

グリソン臍部腹側およびS3・S2グリソン間を門としてS3グリソンを確保する（図Ⅱ-79a，b）．

b. S2グリソン鞘根部

S3・S2グリソン間およびS2・アランチウス管間を門としてS2グリソンを確保する（図Ⅱ-79b，c）．

確保するグリソンを鉗子にて大きくかつ柔らかく把持し，尾側に牽引しながら行うのがコツである．12mmの直角鉗子などを用いて標的グリソンをテーピングする（図Ⅱ-80）．

確保されたグリソンは糸結紮もしくはクリップにて血流を遮断し，肝表に現れる阻血線を確認しマーキングする（図Ⅱ-81）．

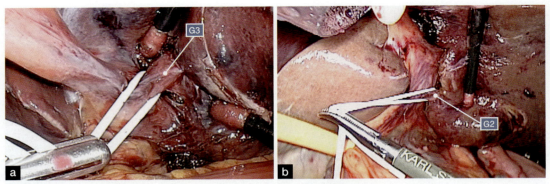

図Ⅱ-80　グリソン鞘の確保
a：G3のテーピング，b：G2のテーピング

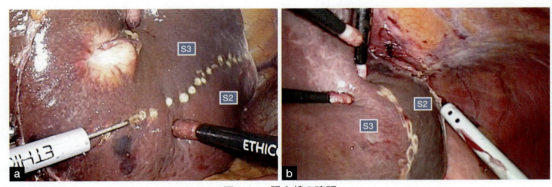

図Ⅱ-81　阻血線の確認
a：肝背側面(S3亜区域切除)，b：肝腹側面(S2亜区域切除)

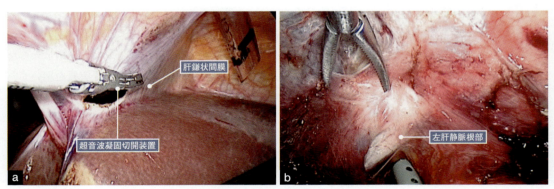

図Ⅱ-82　肝外側区域の授動
a：肝鎌状間膜の切離，b：左肝静脈根部の露出

5．肝外側区域の授動

　左肝静脈根部の外縁の位置を知るうえでの解剖学的指標として，左下横隔静脈の走行をまず確認する．患者を左側高位とし，肝円索から肝鎌状間膜，左冠状間膜を切離する(図Ⅱ-82a)．左三角間膜の切離の開始は外側・内側どちらからでも行いやすいほうでかまわない．さらに外側区域を腹側へ挙上し肝胃間膜を肝付着部で切開し，アランチ

9 S2およびS3切除

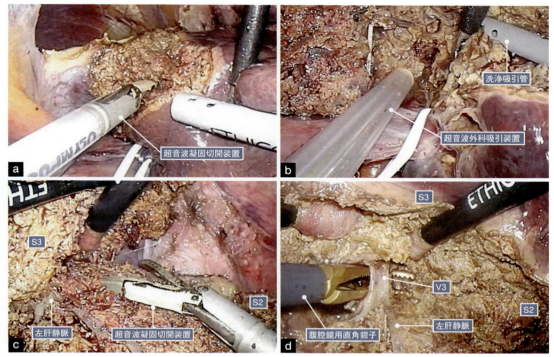

図Ⅱ-83 肝実質切離(S3亜区域切除)
a：肝腹側表層の切離，b：S3腹側面の切離，c：S3背側面切離と左肝静脈露出，d：V3の処理

ウス管を確認する．左下横隔静脈を目安に左肝静脈根部を露出する(図Ⅱ-82b)．

6. 肝実質切離

グリソン確保後の血流遮断により得られた阻血線から左肝静脈を露出する面にて肝実質切離を行う．S3亜区域切除では左肝静脈へ合流するV3を，S2亜区域切除ではV2を切離する(図Ⅱ-83，84)．グリソン根部が十分に展開されたところでG3あるいはG2を切離する．

a. 肝実質切離

出血の制御と術野展開が大きなポイントとなる．肝実質切離における手術器具の役割は，組織切離，脈管の露出，組織の凝固止血などの機能の点から整理できる．組織切離にはLCS，肝内脈管の露出にはCUSAや腹腔鏡用鉗子によるクランプクラッシング，脈管や組織の凝固・切離にはBPSなどが用いられ，とくに凝固止血にはIMPが有用である[1]．肝内の脈管処理では鉗子により脈管の"裏を取る"ことが，安全に行うポイントであり，露出された脈管は小さなものはBPSにて切離し，やや太めのものではクリップを用いて切離する[2]．

また，肝実質切離における術野確保は，肝離断面の両側を同一視野下におくよう展開するが，S3およびS2のいずれにおいてもS3を腹側に挙上することで良好な術野展開が得られる．

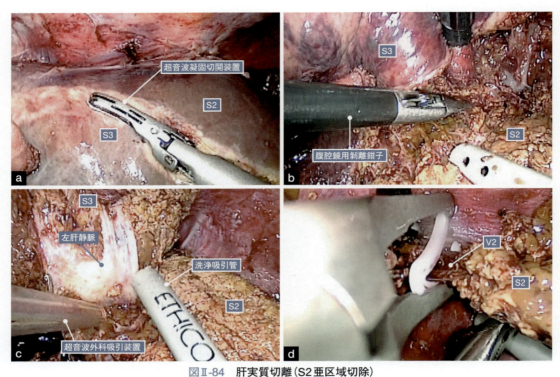

図Ⅱ-84　肝実質切離（S2亜区域切除）
a：肝腹側表層の切離，b：S2腹側面の切離，c：S2腹側面切離と左肝静脈露出，d：V2の処理

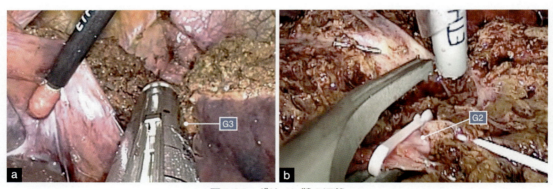

図Ⅱ-85　グリソン鞘の切離
a：G3の自動縫合器による切離，b：G2のクリッピングによる切離

b．グリソン鞘の切離

　左肝静脈を露出しながら切離を進めていくとG3あるいはG2の根部が十分に展開されるようになる．テープによる牽引を行いながらクリッピングあるいは自動縫合器により標的グリソン鞘を切離する（図Ⅱ-85）．自動縫合器は先端角度可変型のものが使いやすく，右季肋部の12mmポートから挿入することが多いが，腹腔鏡と入れ替え臍部ポートから挿入してもよい．

9 S2およびS3切除

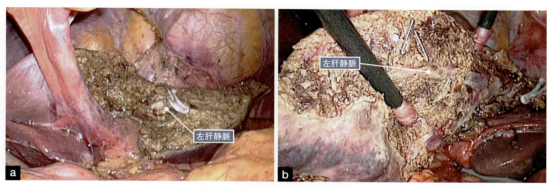

図Ⅱ-86　切除後断端の止血確認
a：S3亜区域切除，b：S2亜区域切除

7. ドレーン挿入・閉創

　切離面を中心に腹腔内を温生食にて洗浄し，出血と胆汁漏がないことを確認する（図Ⅱ-86）．切除肝は組織の破損や腫瘍の散布がないよう必ず回収袋に収納する．肝亜区域の体外への摘出には3～4cmの皮膚切開が必要となることが多く，臍部創を延長することで対応できる．また，既往術創があれば摘出に利用できる．切離面にドレーンを留置し気腹を終了後，閉腹する．

　腹腔鏡下肝S3切除は系統的肝亜区域切除を腹腔鏡下に導入する段階としても適している．腹腔鏡下S2亜区域は難易度として上がるものの，ステップアップをしたうえで十分に施行可能である．

第Ⅱ章 術式別の手術手技

10 S5およびS6切除

　腹腔鏡下肝切除は，1991年にReichらが報告して以来，種々の手術器機の進歩に伴い各国で行われるようになった．わが国においては2005年に高度先進医療として認可され，2010年に肝部分切除術と肝外側区域切除術が，さらに2016年には亜区域切除術を含めたすべての術式が保険収載され，急速に普及してきた．腹腔鏡下肝切除では拡大視効果と気腹圧による肝静脈からの出血量低減効果があるものの，動作制限があり，現在のところ血行再建や胆道再建を伴うものは保険適用外となっている．一方，腹腔鏡下肝切除の難易度は切除部位や腫瘍径，肝硬変などの併存肝疾患などによって異なることが知られており，2014年の盛岡市での腹腔鏡下肝切除術国際コンセンサス会議では，開腹下肝切除に耐え得る肝予備力を有する患者で，前下領域（segment 2〜6）に存在する単発5cm以下の腫瘍に対する肝部分切除や肝外側区域切除が腹腔鏡下肝切除の望ましい適応であると確認され[1]，2017年に改訂された肝癌診療ガイドラインにおいても，「肝部分切除術や肝外側区域切除術が可能な肝前下領域（S2, 3, 4, 5, 6）の末梢に存在する5cm以下の単発腫瘍がよい適応である」と推奨されている[2]．すなわち，S5およびS6領域に存在する肝腫瘍については腹腔鏡下肝切除の適応となる症例が多いと考えられる．また，この部位の腹腔鏡下肝部分切除は，日本内視鏡外科学会の技術認定審査への申請に適した部位としても知られている．ここではS5およびS6領域の腹腔鏡下肝切除について当院での手術手技を述べる．

A　手術適応

　腹腔鏡下肝切除の適応疾患としては，肝細胞癌，転移性肝癌などの悪性疾患から，肝血管腫，肝内結石症などの良性疾患まで開腹下肝切除と変わらない．宿主因子としての肝機能は開腹下肝切除と基本的に変わりなく，その低侵襲性の面から，より高齢の患者や全身疾患併存例などにも適応となる可能性がある．しかしながら，気腹下で安全な腹腔鏡下肝切除を行うためには，出血コントロールを安定して行えることが重要なポイントの一つである．すなわちプリングル法を併用できること，また術中に至適な肝静脈圧を保てるだけの呼吸・循環機能，腎機能を有することは，安全性の面から重要であり，とくに切離面に肝静脈を露出させる系統切除においてはより慎重な適応決定が求められる．また動作制限があることなどから，腫瘍側因子として肝門部脈管，主肝静脈根部や下大静脈，周囲臓器や横隔膜などへの浸潤があるものは，原則適応外としている．

10 S5およびS6切除

B　セッティング

　腹腔鏡下肝切除の場合，一般に肝実質切離器機を含めた多数の器材を必要とするため，その配置が手術の効率に深くかかわる．筆者らの腹腔鏡下肝切除の一般的な器材の配置は図Ⅱ-87のとおりである．患者の頭側左右にモニターやカメラ装置，光源，気腹装置，画像記憶装置を設置している．患者の左側に超音波検査装置，電気メス，超音波凝固切開装置（LCS），IO電極などの肝切離器機を配置し，右側には超音波外科吸引装置（CUSA）や吸引装置をセッティングしている．また，手術中に出血制御や視野の展開が困難な場合にHybridや開腹にスムーズに移行できるように，開創器の支柱を立てられるようなスペースを確保しておく．当院では腹腔鏡下肝切除の際にトンプソン開創

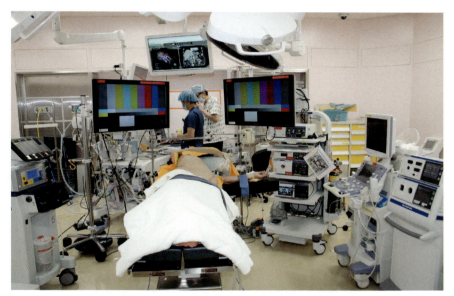

図Ⅱ-87　S5およびS6切除の際の器材配置

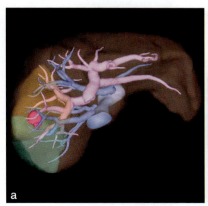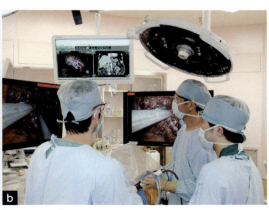

図Ⅱ-88　画像支援ナビゲーション
a：術前シミュレーション画像，b：術中ナビゲーション

129

器を滅菌した状態で手術室内に置いておき，移行が必要となった場合には，ただちに組み立てて，速やかに創の展開が行えるように準備を整えている[3]．画像支援ナビゲーションは，肝臓全体を俯瞰しにくい腹腔鏡下肝切除を行う際にはとくに有用である．術前の切除領域の容積測定のみならず，切離線の立体的把握，とくに腫瘍とグリソン枝や肝静脈との位置関係を術前に把握し，肝切離をシミュレーションしておくとともに，術中ナビゲーション画像を適宜参照しながら手術を行っている（図Ⅱ-88）．

1．体位とトロッカー挿入位置

　当院におけるS5およびS6領域を含めた右葉系の体位とトロッカー挿入位置について述べる．患者を左半側臥位とし，左上肢は90度外転位，右上肢は90度外転位，肘関節はやや屈曲し，右前腕を手台に乗せる．S6頭背側病変に対する腹腔鏡下肝切除の際には左側臥位にしている．マジックベッドなどでしっかり固定しておき，仰臥位から左側臥位まで体位がとれるように手術台をローテーションできるようにしておく（図Ⅱ-89）．この際，四肢の圧迫や過伸展による神経損傷に注意して，右肩や右肘が術中にずれないようにしっかりと固定するとともに，術中体位変換のたびに両上肢の位置を含めた患者の状態を確認することが重要である．

　カメラ用トロッカーの挿入位置は，右葉脱転の際の右横隔膜下，右三角間膜周囲の視野の確保のため，臍の右頭側で右傍腹直筋部を基本としており，ワーキングトロッカーは心窩部と右季肋部に2本および右側腹部に置く（図Ⅱ-90）[4]．右季肋部トロッカーは，右葉が胸郭に入り込み，視野の確保が困難な症例では途中からカメラ用トロッカーとして使用している．術者は患者の右側に，第一助手が左側に立ち，スコピストは第一助手の横に立つ．術者は主に右季肋部右側および右側腹部トロッカーを使用し，第一助手は心窩部および右季肋部左側のトロッカーを用いている．S6頭背側寄りの腫瘍に対する腹腔鏡下肝切除を行う際には，第8～9肋間よりバルーン付きトロッカーを挿入

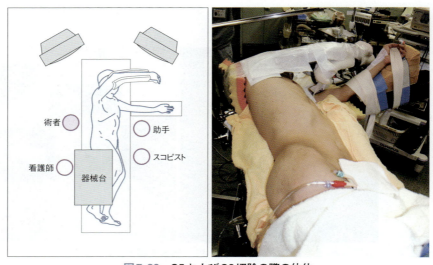

図Ⅱ-89　S5およびS6切除の際の体位

10 S5およびS6切除

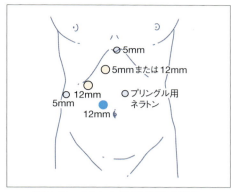

図Ⅱ-90　S5およびS6切除の際のポート配置

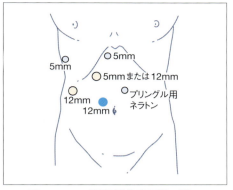

図Ⅱ-91　S6頭背側病変切除の際のポート配置

し，術者の左手での肝切除側の展開用とし，そのほかのトロッカーもやや患者右側寄りに留置するようにしている（図Ⅱ-91）．またプリングル用のネラトンチューブを左側腹部に留置している．

C　S5およびS6領域切除における腹腔鏡操作の流れ

　腹腔内を観察した後，術中超音波検査にて腫瘍と脈管の位置関係などを確認し，術式の最終チェックを行う．①腫瘍や切除予定部位に応じて胆嚢を摘出し，②亜区域切除の場合，肝門部でのグリソンの確保および血流遮断を行い，demarcation lineを確認する．③部分切除の場合は超音波検査にて腫瘍を含めた肝切除領域をマーキングする．④必要な範囲の肝右葉の授動を行った後，⑤肝実質切離を行い，最後に標本を回収する．

1．肝門部でのグリソン確保

　S5やS6亜区域切除では，担癌グリソンが尾側腹側方向に分枝する場合が多く，肝門より肝外鞘外到達法で前・後区域グリソンを各々同定した後に，三次分枝グリソンを追求することが可能である場合が多い．しかしながら，同領域のグリソン枝は極めて変化に富んでおり，術前のシミュレーション画像での正確な部位の同定および担癌グリソン枝の分枝形態の把握が重要となる．

2．肝授動操作

　S5領域の腹腔鏡下肝切除の際の肝授動は不要なこともあるが，S6領域では原則行っており，肝離断前に行う．患者を左下にローテーションさせながら，LCSを用いて行う．肝の頭側で肝鎌状間膜，右冠状間膜を切離し，右肝静脈根部を同定しておく．この際，下横隔静脈の流入部が右肝静脈外縁であることがメルクマールとなる．三角間膜付近まで切離した後，ロータリーダイセクター®などを使用して，助手が肝右葉を左頭側方向に愛護的に展開し，肝腎間膜の切離を行う．三角間膜を切離することで肝右葉の可動性が良好となる．この後，IVC右縁に沿って剥離を進め，S6腫瘍の位置によっ

ては右下肝静脈および短肝静脈の処理，右副腎の剥離が必要である．

3. S5亜区域切除の手術手技

　まず，カメラ用トロッカーを留置し，腹腔内を観察する．その後，右側の2つのトロッカーを挿入し，術中超音波検査を行う．そして術式が決まった後，腫瘍が表面から判別できない場合，超音波にて腫瘍直上の肝表面にマーキングするようにしている．その後，胆摘を行う．胆嚢管をしっかりと剥離同定後に胆嚢板胆摘を行いながら胆嚢を尾側に牽引すると，肝門部で前枝グリソンが手前に引き出されてその位置が同定しやすくなる．胆嚢を摘出後，肝十二指腸間膜をテーピングし，プリングルの準備を行う．助手が心窩部とプリングルネラトン留置予定部位の5mmのトロッカーから肝外側区域を展開し，術者は左尾状葉尾側近傍の小網を切開後，右季肋部右側のトロッカーより肝十二指腸間膜右背側を展開しながら，右側腹部トロッカーより肝十二指腸間膜背面を小網切開部に向けて鉗子を通しテーピング．テープを左側腹部のトロッカーより体外に誘導し22Frのネラトンカテーテルに入れ替え，抜去したトロッカーを右季肋部左側に留置している（図Ⅱ-92）．

　この後，プリングル下に肝門部操作を行う．前区域グリソン枝が肝内に入り込む部位には数本のアンカーと呼ばれる細い索状物があり（図Ⅱ-92d），太いものはクリッピング（図Ⅱ-93a, b），細いものはLCSで凝固切離しながら丁寧に処理していくと前区域グリソン枝表面が露出できる．ここから目的のS5担癌グリソン（G5）に向かって，グリソン表面に沿った剥離を進める．この際，前区域グリソン枝表面を覆うひさしはLCSで切

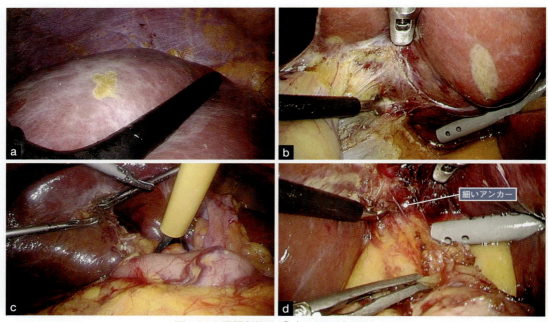

図Ⅱ-92　肝門部操作①（S5亜区域切除）
a：術中超音波を用いた腫瘍直上肝表面のマーキング，b：胆嚢板胆摘，c：プリングルの準備，
d：前区域グリソン枝表面の露出

10 S5およびS6切除

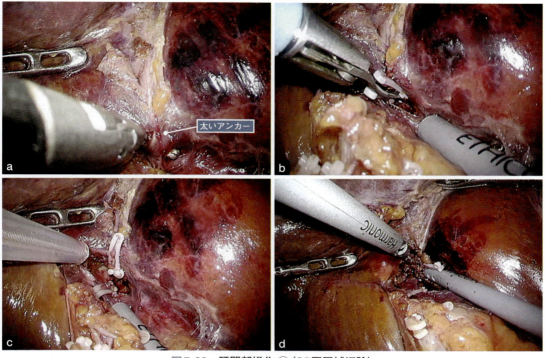

図Ⅱ-93　肝門部操作②（S5亜区域切除）
a：太いアンカーの剝離，b：Hem-o-lok®によるクリッピング処理，c：前区域グリソン枝表面に沿っての剝離操作，d：前区域グリソン枝表面のひさしの切離

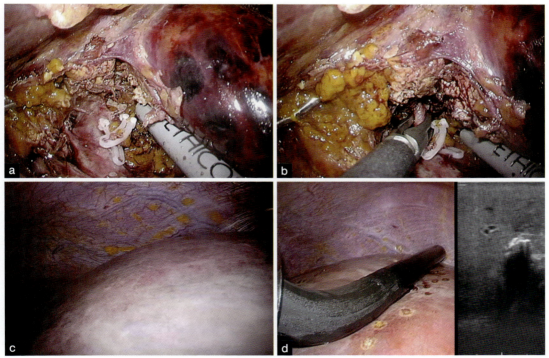

図Ⅱ-94　肝門部操作③（S5亜区域切除）
a：目的の担癌G5グリソン枝周囲の剝離，b：担癌G5グリソン枝の鉗子での血流遮断，c：生じたdemarcation line，d：術中超音波での腫瘍と遮断鉗子の位置確認

133

離し，グリソン表面に沿ってCUSAで，末梢へ向かって剥離を進めていく（図Ⅱ-93c，d）．グリソン枝表面に沿ってCUSAを使用する際には，遅発性の胆汁漏や胆管狭窄をきたさないよう，tissue select modeを使用するなどして出力を抑え，周囲からのoozingに対しては電気メスの使用は術後の胆道系合併症のリスクとなるため極力避けて，止血剤などを用いた圧迫止血で対応するようにしている．

　目的の担癌G5グリソン枝は術前シミュレーション画像および腫瘍部位の肝表面マーキングなどを参考に同定し，同部周囲を剥離した後，鉗子や血管鉗子にて血流を遮断する．生じたdemarcation lineと腫瘍，遮断鉗子の位置関係などを超音波にて確認しておく（図Ⅱ-94）．

　肝硬変症例などで肝門からのG5枝アプローチ困難な場合もしばしばみられる．その際は，無理に肝門からのアプローチに固執せず，超音波にてG5の位置を確認後，中肝静脈沿いに肝門部までの肝切離を先行させた後，G5を同定する．血行遮断し，demarcation lineを確認する（図Ⅱ-95）．続いて肝切離を行う．当院では肝表層は主にLCSで行い，深層はプリングル法による間欠的肝流入血行遮断下にCUSAまたはLCSと，IO電極によるソフト凝固を用いて肝切離を施行している．肝門部脈管処理後に出現したdemarcation lineに沿って肝臓表面から切離する．そして，肝門部へ切離を進めていくと，肝門部やや腹側寄りに中肝静脈からのV5枝が露出される（図Ⅱ-96b）．V5枝周囲を剥離すると，左側に中肝静脈本幹表面が露出されてくる．そしてV5枝をHem-o-lok®

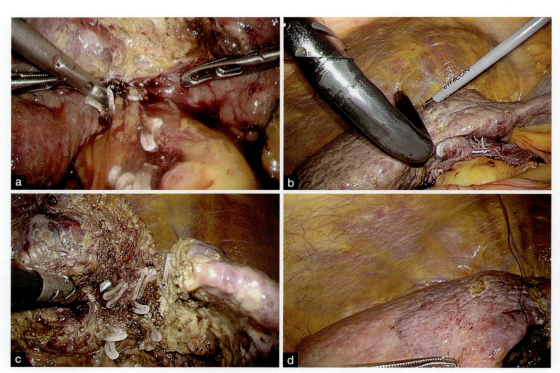

図Ⅱ-95　肝切離先行の肝門部操作（S5亜区域切除）
a：肝門部からの担癌G5グリソン枝アプローチ困難例，b：術中超音波検査でのG5の確認と中肝静脈マーキング，c：肝切離先行でのG5枝の同定，血流遮断，d：生じたdemarcation line

10 S5およびS6切除

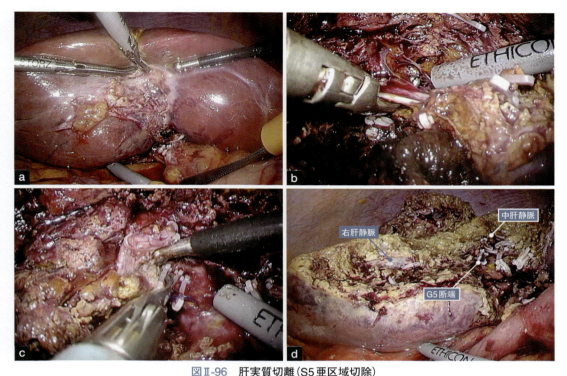

図Ⅱ-96　肝実質切離（S5亜区域切除）
a：超音波凝固切開装置による肝表層切離，b：V5枝の処理，c：G5枝の処理，d：肝切除終了

で処理し中肝静脈をメルクマールに肝離断を進めていく．そして，G5枝右側の肝切離も行い，グリソン枝周囲に十分なスペースをつくった後，Hem-o-lok®によるダブルクリップなどで処理する．グリソン処理後，右側の肝切離を行うが，途中で出てくる右肝静脈からのV5枝やほかのG5枝を処理し，右肝静脈をメルクマールとして肝切離を行う（図Ⅱ-96）．

4．S6亜区域切除の手術手技

胆嚢を摘出後，プリングル下に肝門部操作を行う．尾状突起の延長にみられるルビエール溝はG6グリソン枝または後区域グリソン鞘のメルクマールとなるが，溝がはっきりしない症例もある．その際も肝十二指腸間膜右縁から，胆嚢板剝離部右側の鈍的剝離でその位置を確認，表面を露出した後，CUSAを丁寧に使用することでG6枝を剝離することが可能である．術前シミュレーション画像を参考に目的の担癌G6グリソン枝を同定するが，ルビエール溝表面のグリソンはG6の最初に分岐する枝であることが多く，その確保が比較的容易である症例が多い．Endo Mini-Retract™などを使用してテーピングしておき，血管鉗子などを用いて血流遮断を行い，demarcation lineを確認しておく（図Ⅱ-97）．続いて肝切離を行う．肝門部脈管処理後に出現したdemarcation lineに沿って肝臓表面から切離する．そして，肝門部へ切離を進めていくと，右肝静脈本幹とそこからのV6枝数本がみられ，Hem-o-lok®で処理し右肝静脈沿いに肝離断を進めていく．その後，尾状突起との間のdemarcation lineに沿って肝切離を行うことで，

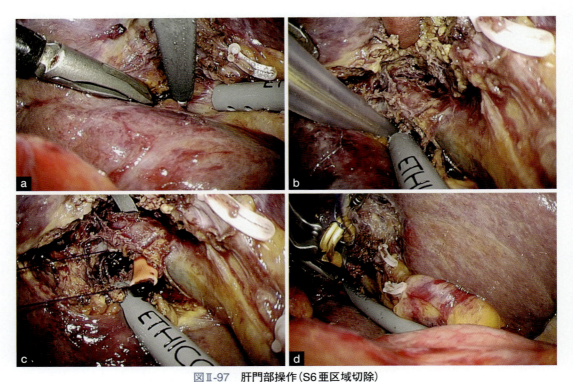

図Ⅱ-97　肝門部操作（S6亜区域切除）
a：ルビエール溝周囲の鈍的剥離によるG6枝の同定，b：超音波外科吸引装置によるG6枝周囲の剥離，
c：Endo Mini-Retract™を使用したG6枝のテーピング，d：バスキュラークリップを用いた血流遮断

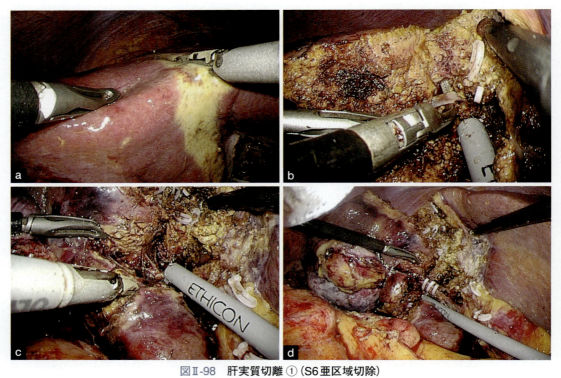

図Ⅱ-98　肝実質切離①（S6亜区域切除）
a：超音波凝固切開装置による肝表層切離，b：V6枝の処理，c：尾状突起の肝離断，d：G6枝の処理

10 S5およびS6切除

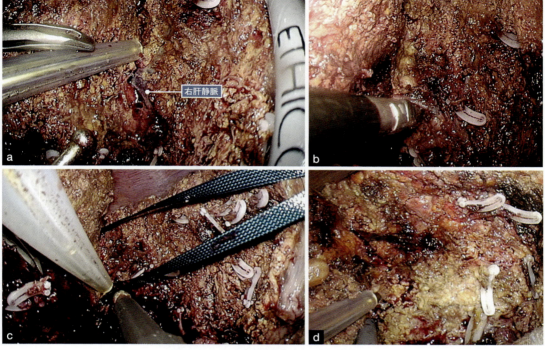

図Ⅱ-99　肝実質切離②（S6亜区域切除）
a：右肝静脈に沿っての肝離断，b：V6枝の処理，c：ハンギングテープを用いての肝離断，
d：吸引嘴管での肝切離面の挙上

G6枝を尾背側からの良好な視野でグリソン背面を含めた周囲に十分なスペースをつくることができ，G6枝を剝離後，Hem-o-lok®によるダブルクリップなどで処理する（図Ⅱ-98）．グリソン処理後は切離面に出てくる右肝静脈本幹とdemarcation lineとをつなぐ線で肝離断を進めていきV6枝数本やほかのG6枝を処理する（図Ⅱ-99）．切離面背側の切離の際は背側にハンギングテープを置くか，助手の吸引嘴管などを肝切離面尾側に置き，やや挙上させながら切離を進めることで，切離面にテンションをかけ，肝静脈からの出血を低減させながらの肝切離が可能である（図Ⅱ-99）．

5. S5およびS6部分切除の手術手技

　腫瘍や切除予定部位により胆囊を摘出する．術中超音波検査を行い，腫瘍の位置と肝切離中に処理するグリソン，肝静脈を術前のシミュレーション画像を参考に同定する．そして，腫瘍が表面から判別できない場合，超音波にて腫瘍直上の肝表面にマーキングし，切離予定線もマーキングする．トロッカーは授動後の肝切離中の病変の位置，切離線を想定し，肝切除中にカメラと術者，助手の計4つの鉗子が干渉しない部位を想定して至適な部位に留置する（図Ⅱ-100）．良好な視野での肝実質切離面の展開は，日本内視鏡外科学会技術認定評価項目の共通基準，臓器別評価項目ともに求められており，手術の安全性にも大きくかかわるため，トロッカーの位置には十分に留意する必要がある．このため，視野が不良な場合はトロッカーの追加を躊躇すべきではない．ま

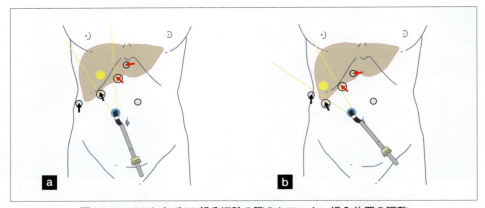

図Ⅱ-100　S5およびS6部分切除の際のトロッカー挿入位置の調整
a：S5領域切除の際のトロッカー挿入位置，b：S6領域切除の際のトロッカー挿入位置

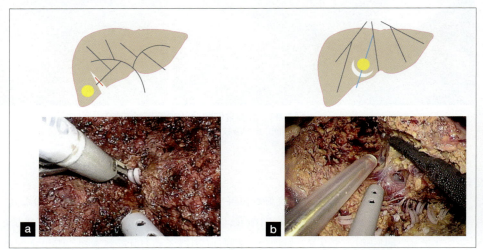

図Ⅱ-101　S5およびS6部分切除の際のメルクマールと肝離断
a：辺縁の部分切除，b：半球状の部分切除

た，肝切離の際，辺縁の部分切除の場合には肝門近傍の切離を先行させ，目的グリソンを切離後demarcation lineを確認しながら，できるだけ過不足のない肝区画切除を意識した部分切除を施行するように意識している．また，半球状の部分切除の場合には，深部のメルクマールとなる肝静脈を意識し，尾側からだけでなく肝静脈の走行を意識し，その走行を確認しながら部分切除を行う（図Ⅱ-101）．

6．切除標本の回収

　肝切離終了後は止血を十分に確認した後，カメラ用トロッカー創から挿入したプラスチックバッグに標本を収納して体外に摘出する．標本摘出後は再度気腹して出血や胆汁瘻がないこと，ガーゼや器械カウントが合致していることなどを確認する．ドレーンを肝切離面に留置した後，気腹圧を段階的に落としながら止血の最終確認を行い，トロッカーを順次抜去していく．

S5およびS6領域は，腹腔鏡ならではの拡大視効果や気腹圧による出血量低減のメリットを享受しやすいいわゆるlaparoscopic segmentと呼ばれ，とくに肝門部からのグリソン処理による腹腔鏡下亜区域切除も定型化しやすい部位であると考えられる．ただ，同領域のグリソン枝の分岐形態は症例により異なっており，術前のシミュレーション画像での正確な部位の同定および担癌枝の分枝形態の把握，また術中にグリソンや肝静脈周囲の剝離操作を慎重かつ丁寧に行うことが，質の高く安全な腹腔鏡下肝切除のためには重要である．

第Ⅱ章 術式別の手術手技

11 S7およびS8切除

ここでは開腹アプローチの場合でさえ高い技術を要するS7およびS8の系統的肝切除について述べる.

A 手術適応

腹腔鏡下手術の適応範囲は術者の技量による.開腹手術と同等の安全性や確実性を担保できる無理のない範囲で徐々に適応を拡大するべきである.

B 手術手技

1. S7の系統的切除

a. 体位とポート配置

基本は仰臥位で,右肩の下に枕を入れて上半身のみを左に捻る.これにより,右横隔膜窩が臍に接近し,右季肋下のポートから挿入したデバイスの操作性がよくなる.また,右側腹部(右季肋下の前～中腋窩線)が大きく露出され,第8肋間のポートの操作性もよくなる.

図Ⅱ-102のようにポートを設置し[1],左季肋下にプリングル法に用いるターニケットを

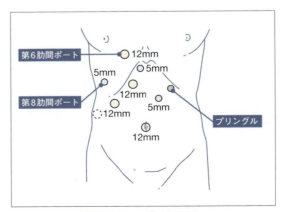

図Ⅱ-102　ポート配置
カメラポートは臍に設置し,右肋弓下で心窩部(剣状突起右側)から中腋窩線までを4等分して5～7cmの等間隔にポートを留置する.左季肋下にプリングル法に用いるターニケットを設置し,そのやや内側に助手用の2本目のポートを設置する.

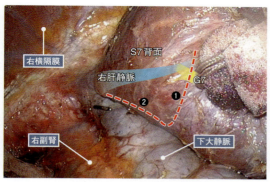

図Ⅱ-103　S7背側の術野
超音波で右肝静脈とG7の位置を確認し，S6とS7の境界の切離予定ライン（❶）としてG7の離断予定部位に最も近い肝表をマーキングする．さらに，背側の切離予定線（❷）として尾状葉下大静脈部とS7の境界（下大静脈右側縁の対側の線）をマーキングする．

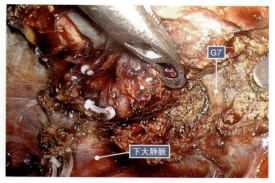

図Ⅱ-104　G7の露出
尾状葉下大静脈部とS7の境界（図Ⅱ-103の❷）からS6とS7の境界の切離予定線（図Ⅱ-103の❶）にかけて肝実質を広く切離して，G7を露出する．

設置する[2]．メインデバイスである超音波外科吸引装置（CUSA）は右肋弓下中央の2つのポートのうちのいずれかより挿入する．また，右肝静脈根部付近の肝実質切離の際に腹側の肝表からアプローチする場合は，第6肋間鎖骨中線上に設置した肋間ポートが有用である[3]．

b．右葉の脱転

右葉脱転の詳細は第Ⅰ章-8を参照されたい（p.49）．下大静脈（IVC）右側から腹側に流入する短肝静脈は基本的にすべて離断し，IVCと尾状葉との間を十分に剝離しておく．太めの短肝静脈（いわゆる右下肝静脈）を温存する場合もあるが，尾状葉背側の剝離が不十分になり，右肝静脈のIVC流入部の位置が同定しにくくなる場合がある．右葉を完全に脱転し適切な体位をとることにより右横隔膜下に広いスペースが確保される．

c．S7グリソン枝（G7）の確保と阻血域の確認

S7背面から超音波で右肝静脈本幹の走行を確認し，それよりも浅い部位を通過するG7を同定する（図Ⅱ-103）．G7の離断予定部位に最も近い肝表を通る線（図Ⅱ-103の❶）をS6/S7境界としてマーキングする．その線と連続して，IVC右側縁の対側の線（図Ⅱ-103の❷）を尾状葉下大静脈部とS7の境界としてマーキングする．図Ⅱ-103の❶と❷の線を，表層は超音波凝固切開装置（LCS）で切離し，深部に向かってCUSAで切離する．切離線の間口を広げることで，切離部を視認しながら深部に向かい，G7を露出する（図Ⅱ-104）．G7をクランプして肝表の阻血域を確認し，予定した切除領域であることを確認したら，demarcation lineをマーキングする（図Ⅱ-105）．

d．G7の離断

demarcation lineに沿ってS6/S7間をさらに広く切離してG7の周囲の空間を広げる．切りしろを確保したらクリップ後に離断する．

e．右肝静脈背側の露出

尾状葉下大静脈部とS7の境界（図Ⅱ-103の❷）をさらに深部に向かって切開し，右肝静脈の背面をIVCへの流入部で露出し，ここから末梢側に向かってG7離断部近傍まで

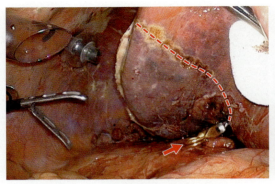

図Ⅱ-105　S7のdemarcation line
G7をブルドック鉗子（矢印）でクランプするとS7が阻血域として同定されるため，そのdemarcation lineをマーキングする（赤破線）．

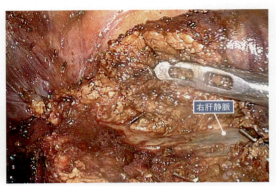

図Ⅱ-106　背側から露出された右肝静脈
G7を離断することでさらに間口を広げながら深部に向かって肝実質切離を進め，右肝静脈を露出する．

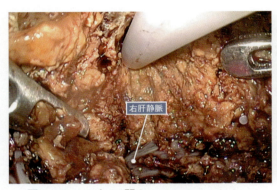

図Ⅱ-107　S7とS8間のintersegmental plane
右肝静脈から肝表に向かってback scoringの動きで超音波外科吸引装置の先端を振り上げ，グリソン枝のないintersegmental planeを迅速に切離する．

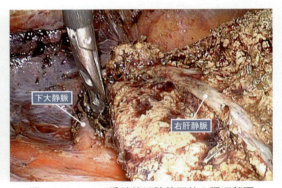

図Ⅱ-108　S7の系統的切除終了後の肝切離面

連続して露出する（図Ⅱ-106）．

f．S7とS6間，S7とS8間の肝実質切離

露出した右肝静脈と肝表のdemarcation lineの間を切離する．このとき右肝静脈側から肝表に向かってCUSA先端を動かすことでintersegmental planeに入ると肝実質切離が迅速に進む（図Ⅱ-107）．ときどき，腹側からの術野に切り替えて切離部全体を俯瞰し，予定通りの切離面が維持されているかどうかを確認する．最後に最も頭側の肝実質を切離してS7切除を終了する（図Ⅱ-108）．

2．S8の系統的切除

a．体位とポート配置

体位はS7の系統的切除と同じ方法で固定する．ポートもS7の系統的切除（図Ⅱ-102参照）とほぼ同様に配置するが，右肋弓下の3つのうち心窩部（剣状突起右側）のポートを12mmとする．また，第6肋間鎖骨中線上の12mmポートを常に設置している．術者のメインデバイスは心窩部（剣状突起右側）または第6肋間鎖骨中線上のポートから挿

入し，カメラは，必要に応じて右肋弓下の3本のうちの中央のポートに移動する．術者もデバイスの挿入角度に合わせて，必要に応じて患者左側に移動することがある．

b. 右葉の脱転

右葉の脱転はほとんど行わない．肝円索と肝鎌状間膜を切離し，冠状間膜の中央部から右側を切離して，右肝静脈と中肝静脈のIVC流入部腹側面を露出する．その後，右冠状間膜を切離するが，三角間膜は切離しないことが多い．無漿膜野の剥離は，右肝静脈の頭側にかぶさるS8背側領域の表面が露出される範囲よりやや背側までにとどめ，S8グリソン枝（G8）をクランプして阻血領域を確認する際に最終的な剥離範囲が決まる．右葉が横隔膜に固定されていると，最終段階でS8を腹側に持ち上げながら最も背側の肝実質を切離する際に適度なカウンタートラクションのかかった良好な術野を得やすい．

c. 中肝静脈に沿ったカントリー線の切離

中肝静脈本幹の走行位置を超音波で確認し，それよりもやや左葉寄りの肝表にカントリー線に沿った切離線をマーキングする．また，肝臓全体を遠景で俯瞰し，術前3D-CTでのシミュレーションによって予測したS5/S8境界線に一致するラインを確認し，ここから超音波で深部をスキャンしてG8の走行と根部の位置を確認する．予測したS5/S8境界線の一部をカントリー線から連続してマーキングしておく（2～3cmほど）．

マーキングした切離線をIVC側から切離開始する．中肝静脈本幹の右側面をIVC流入部から末梢に向かって露出しながら肝切離を進め（図Ⅱ-109），S8から中肝静脈に合流する分枝はクリップして離断する．

d. G8の確保と阻血域の確認

露出した中肝静脈よりもさらに深部に向かって肝実質を切離し，G8根部を露出する．G8と思われる分枝が出現したらその都度クリップ鉗子などでクランプして阻血領域を確認し，S5/S8間の境界が確認できた分だけカントリー線側からマーキングする．このとき，カメラは右肋弓下ポートから挿入する．マーキングに沿ってS5/S8間の切離面を外側に向かって広げることで深部の術野を広げながら，予定したG8根部全体を確保する（図Ⅱ-110）．

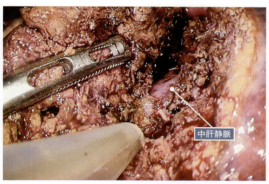

図Ⅱ-109　下大静脈側から尾側に向かうカントリー線の切離

切離部の最深部に下大静脈側から連続して中肝静脈が露出している．

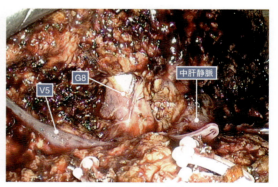

図Ⅱ-110　G8の露出

S5とS8の間が開かれたことによりG8根部周囲に十分なスペースが確保され，G8の全周が安全に剥離される．S5とS8の間を走行するV5が露出されている．

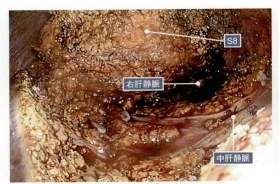 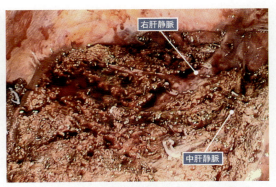

図Ⅱ-111　腹側に持ち上げられたS8と露出された右肝静脈
右葉が横隔膜に固定されているので，S8を持ち上げることでカウンタートラクションがかかり良好な術野が得られる．

図Ⅱ-112　S8の系統的切除終了後の肝切離面

e．G8の離断

G8根部を結紮もしくはクリッピングして離断する．これによって明らかになった阻血域に沿ってdemarcation lineをマーキングする．

f．S8とS5間およびS8と尾状葉間の肝実質切離と右肝静脈の露出

S5/S8間を外側（後区域）に向かって切離して右肝静脈本幹を露出する．はじめに最も頭側で右肝静脈根部を露出する．S8を横隔膜側に向かってめくり上げながら，右肝静脈を根部から末梢に向かって露出する（図Ⅱ-111）．

g．S8とS7間の肝実質切離

S5/S8間の切離面まで右肝静脈を露出したら，右肝静脈と肝表のdemarcation lineの間の肝実質を切離してS8切除を終了する（図Ⅱ-112）．

第Ⅱ章 術式別の手術手技

12 ドナー肝切除 ①
（腹腔鏡補助下：Hybrid）

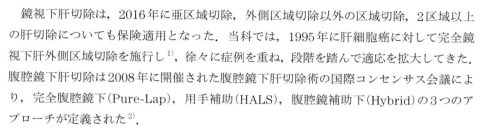

　鏡視下肝切除は，2016年に亜区域切除，外側区域切除以外の区域切除，2区域以上の肝切除についても保険適用となった．当科では，1995年に肝細胞癌に対して完全鏡視下肝外側区域切除を施行し[1]，徐々に症例を重ね，段階を踏んで適応を拡大してきた．腹腔鏡下肝切除は2008年に開催された腹腔鏡下肝切除術の国際コンセンサス会議により，完全腹腔鏡下(Pure-Lap)，用手補助(HALS)，腹腔鏡補助下(Hybrid)の3つのアプローチが定義された[2]．

　当科では腫瘍の大きさ，局在，切除範囲，手術既往，再建の有無などから各アプローチを活かした術式を選択している．2010年4月から，生体肝移植ドナー手術に，Hybrid手技を応用してきた．鏡視下での肝臓授動と，直視下での脈管処理，実質切離を組み合わせた方法である．ここでは，Hybrid肝グラフト採取術という用語で統一する．

　同手術は，上腹部正中切開を置き，用手補助腹腔鏡下に肝臓を授動した後，創を延長，直視下に脈管処理，実質切離を行う．この方法は，手術時間，出血量は開腹手術と遜色なく[3,4]，従来の正中＋右季肋下切開と比較して，創関連症状が軽減した[5]．

　近年，Pure-Lapによる肝移植ドナーグラフト採取術の報告が散見されるが[6〜8]，多施設の報告を解析したメタアナリシスでは，Pure-Lap，Hybridの術式間での優劣は認めなかった[9]．

　ここでは，Hybrid肝グラフト採取術の実際について述べる．

A 手術方法

1. 術前シミュレーション

　術前画像評価(造影CT, MRCP)にて，ドナーの脈管解剖を正確に評価する．3D解析(当科ではSYNAPSE VINCENTを使用)を用いて，グラフトの容量，詳細な脈管解剖，肝静脈の還流域を評価，右葉グラフトにおけるV5，V8再建の必要性について検討を行う[10]．また，複雑な脈管解剖を有する症例では，3Dプリンターを用いた立体モデルを作成して，術中応用している[11]．

2. 皮膚切開，ポート配置

　体位は，仰臥位，両上肢は外転で固定する．上腹部正中切開による皮膚切開を先行して，手術を開始している．ポート留置後，用手補助下に肝授動を行う．Hybrid肝グラフト採取術では，肝授動を行う際，鉗子や圧排子を用いて完全鏡視下に施行した後，開腹へ移行する方法も報告されている[6]．当科では，「手」を用いることにより，愛護的

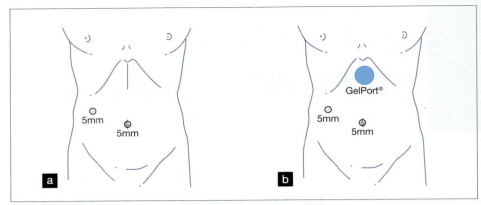

図Ⅱ-113　皮膚切開とポート配置
a：上腹部正中切開とポート配置，b：ハンドアクセス装着

に肝臓を把持，自在にカウンタートラクションをかけるHALSの利点を活用した肝授動を行っている．ハンドアクセスは，上腹部正中切開に置いているが，これは後の脈管処理，肝実質切離，グラフト摘出に用いることができるためである．

　術前CTにて肝臓の位置，剣状突起の関係を把握して，上腹部正中に皮膚切開を置く．剣状突起より1cmほどを頭側上端，尾側から8cm尾側を下端とする．開腹後，肝円索を結紮(肝側：刺通結紮)・切離，鎌状間膜を切離する．開腹により，グラフト肝を視診，触診にて評価することが可能である．続いて，臍部5mmトロッカーを挿入する．正中創から術者が左手を腹腔内へ挿入，腹壁を挙上，臍部直下に左手を当て，腹腔内臓器を愛護しながら，臍部5mmトロッカーを挿入する．次に，気腹操作時の腸管圧排のため柄付きガーゼを肝下面と腸管の間に挿入，次に正中切開創にハンドアクセスとしてGelPort®を装着，気腹を行う．気腹圧は8mmHgとしている．腹腔内を観察，右葉授動のための5mmトロッカーを右側腹部に挿入する(図Ⅱ-113)．腹腔鏡カメラは30度硬性鏡もしくはフレキシブルスコープを用いている．最近では，鉗子との干渉を避けるため，フレキシブルスコープを用いることが多い．

3．肝授動

　頭高位，左側へ適度なローテーションを行い，肝右葉の授動を開始する．肝授動は，第一助手の左手により肝臓を愛護的に把持，展開，肝臓と周囲間膜との間に適切なカウンタートラクションをかけ，手術台右側に立つ術者がフック型電気メスを用いて，間膜切離を行っていく(図Ⅱ-114)．

　右側尾側の肝腎間膜，右三角間膜，無漿膜野の切離・剝離を鈍的，鋭的に行う．第一助手は左手で肝を授動，脱転させ，直視下操作が可能な範囲まで剝離が進んでいるかを確認，術者と協調しながら，どこまで剝離するかを決定していく．授動の範囲は，尾側では副腎，頭側では下横隔静脈をメルクマールとしている．両者とも，皮膚切開延長後，直視下操作で処理できる場所であり，鏡視下では処理を行っていない．左葉グラフト症例において，左三角間膜が深部に存在する場合，鏡視下操作が必要となることがある．その際，GelPort®から術者の左手を挿入，左三角間膜の処理を行う(図Ⅱ-115)．

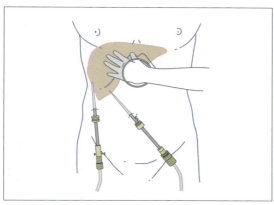
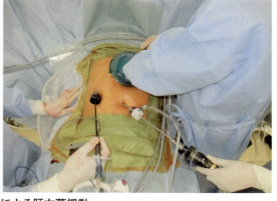

図Ⅱ-114　鏡視下による肝右葉授動

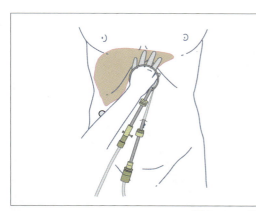
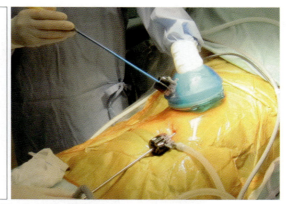

図Ⅱ-115　鏡視下による肝左葉授動

左三角間膜の位置が浅い場合，正中切開の皮膚切開延長後，処理が可能である．

4．皮膚切開延長，肝静脈テーピング，肝門部剝離

　肝授動終了後は創を延長するが，安全でスムーズなグラフト摘出を念頭に，左葉グラフトの場合10〜12cm，右葉グラフトの場合12〜15cmの皮膚切開としている．ただし，体格の問題で十分なワーキングスペースが確保できない場合は，創を延長することとしている（図Ⅱ-116a）．皮膚切開延長後，創部はAlexis® Wound Retractor（XL）を装着，サージカルリトラクターを用いて，術野を確保している（図Ⅱ-116b）[12]．
　サージカルリトラクターは，水平方向への術野展開だけでなく，垂直方向の術野展開が可能となり，十分なワーキングスペースが確保され，肝静脈テーピングの際，スムーズな肝脱転操作が可能となる．右葉グラフトの場合，肝右葉を左側へ脱転，鏡視下操作で処理していない副腎，頭側間膜の一部を処理する．その後，短肝静脈を直視下に処理，下大静脈前面を露出，尾側から頭側へ剝離した後，下大静脈靱帯を直視下で処理する．尾側から右肝静脈を確認し，頭側で右肝静脈と中肝静脈の間にある結合織を剝離，スペースを確保した後，再度尾側からケリー鉗子を用いて頭側の右・中肝静脈の間隙へ誘導，右肝静脈をテーピングする．この際，後のhanging maneuverに備え

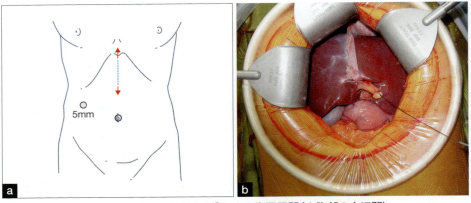

図Ⅱ-116　オムニトラクト®による術野展開（上腹部の中切開）
　　a：肝授動後，正中創を延長する．
　　b：オムニトラクト®開創器による術野展開．

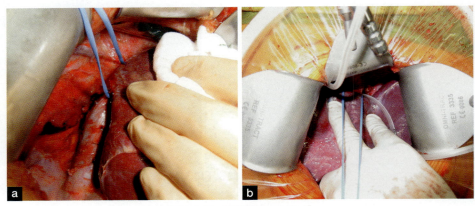

図Ⅱ-117　肝静脈テーピング
a：右肝静脈テーピング，b：左肝静脈テーピング

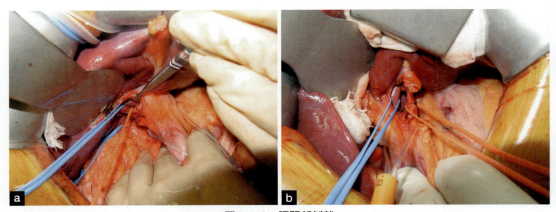

図Ⅱ-118　肝門部剝離
a：右葉グラフト，b：左葉グラフト

12 ドナー肝切除 ① (腹腔鏡補助下：Hybrid)

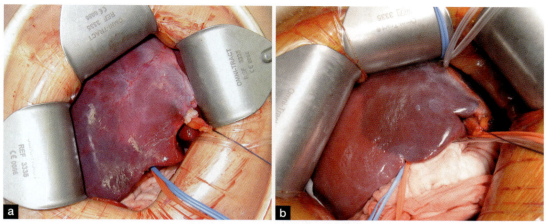

図Ⅱ-119　demarcation line の確認
a：右葉グラフト，b：左葉グラフト

て，ポリ塩化ビニル製チューブ（当科では現在経鼻胃管チューブを使用，ペンローズドレーンも可）を留置しておく．再建を要する右下肝静脈を有する症例では，右下肝静脈より正中側の下大静脈前面へチューブを留置している（図Ⅱ-117a）．

　左葉グラフトの場合，カントリー線が正中創直下に確認できれば，直視下での授動の追加は必要ない．当科では，中肝静脈を含んだ肝拡大左葉グラフト（尾状葉は含まない）を基本としており，肝門部処理の前に中肝静脈と左肝静脈の共通幹をテーピングしている．左冠状間膜を処理した後，外側区域を翻転，小網を切開，アランチウス管を結紮，切離，左肝静脈の根部を剝離しておく．左肝静脈と下大静脈の間を剝離，中肝静脈と右肝静脈の剝離を十分に行った後，剝離鉗子を用いて中・左肝静脈共通幹をテーピング，右葉グラフトと同様に経鼻胃管チューブを留置する（図Ⅱ-117b）．

　続いて肝門部処理を行う（図Ⅱ-118）．肝門部処理の前に肝右葉背側へ柄付きガーゼを留置，肝門を正中へ移動させた位置を確保する．胆嚢摘出を行い，後の胆道造影用に胆嚢管は長めに残しておく．当科では全例に胆道造影を行っている．

　続いて肝動脈，門脈の確保を行った後，各々クランプ，demarcation line を確認する（図Ⅱ-119）．術中超音波検査にて，demarcation line と脈管の位置関係，とくに中肝静脈へ流入する V5, V8 の流入部，位置を確認している．再建が必要な症例は，慎重に解剖把握を行っている．電気メスを用いて，肝切離予定線を肝表面にマーキングする．胆管は肝門操作では確保せず，肝実質切離を進めた後，肝門板を含めて一括確保している．

5．肝実質切離

　肝実質切離は，超音波外科吸引装置（CUSA）と生理食塩液滴下シーリングデバイスを用いた，いわゆる two-surgeon technique による肝離断を行っている[13]．プリングル阻血は必須とはしていないが，いつでも可能なように肝十二指腸間膜をテーピングしておく．肝実質切離の際，グリソン枝や3mm 以上ある静脈は結紮切離を行うが，細い静脈はシーリングした後，切離する．肝実質切離を中肝静脈直上で行い，肝門部に十分なスペースが確保された後，胆管確保を行っている．胆管は肝門板を一括で確保するよ

149

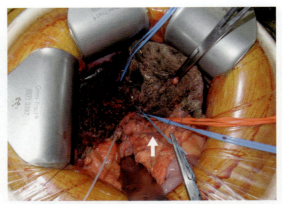

図II-120　肝実質切離と肝門板テーピング
胆嚢管から胆道造影，鉛線による胆管／肝門板一括確保(矢印).

うにX線不透過マーカー(鉛線)を用いてテーピングする(図II-120).テーピングした後,胆嚢管からカニュレーション,造影剤を注入,1回目の胆道造影を施行,Cアームを用いてリアルタイムに胆道解剖の評価を行っている.鉛線を動かすことで切離線をイメージでき,Cアームの角度を変えることで尾状葉枝などの把握も可能であり,安全に胆管切離を行うことが可能となる(図II-121)[14].

　胆管のテーピングが適切な位置であることを確認した後,肝静脈にかけていたチューブを誘導して,門脈,動脈,胆管の腹側へチューブを誘導,牽引することでhanging maneuverが可能となる(図II-122).すべてのグラフトにおいてhanging maneuverを用いて肝実質切離を行っているが,正中創から無理なく深部の肝実質切離が可能となる.hanging maneuverを用いることで,開腹で用いていた術者左手の役割を代用でき,切離線を引き出し直線化することで,術野が手前に引き出され,切離面が広がり,静脈系の出血をコントロールしやすくなる.肝実質切離終了後,胆管切離を行う.1回目の胆道造影で確認した位置で,胆管を肝門板と一括で切離する.ドナー側の胆管断端を連続縫合,閉鎖した後,2回目の胆道造影を行い,ドナー胆管に狭窄がないこと,胆汁瘻がないことを確認する(図II-121).近年,ICG蛍光イメージングを用いた術中胆道評価が報告されている[15].当科でも胆道造影の代用としてICG蛍光イメージングの応用を検討しているが,胆管切離の際,剝離を行わず周囲組織を温存した状態では胆管が鮮明に描出されないことが多く,現段階では従来の胆道造影と同様のクオリティーで評価することは困難と考えている.

6. グラフト摘出,閉腹

　ヘパリンを1,000単位静注し,3分以上経過後,動脈,門脈,肝静脈の順に切離する[16].脈管処理の際,偶発的な出血を認めた場合でも,十分なワーキングスペースが確保できるように開腹しているため,スムーズな止血が可能であるが,血管鉗子の偶発的な逸脱の危険性を回避するため,肝静脈切離の際,カッターなしの3連血管用リニアステープラー(PROXIMATE®など)が有用である(図II-123a).実際の脈管切離を行う前

12 ドナー肝切除 ① (腹腔鏡補助下:Hybrid)

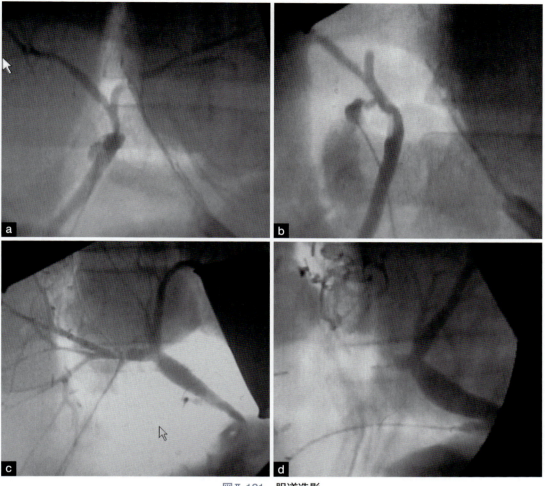

図Ⅱ-121 胆道造影
a:鉛線による胆管/肝門板の一括確保(左葉グラフト), b:胆管切離後の胆道造影(左葉グラフト),
c:鉛線による胆管/肝門板の一括確保(右葉グラフト), d:胆管切離後の胆道造影(右葉グラフト)

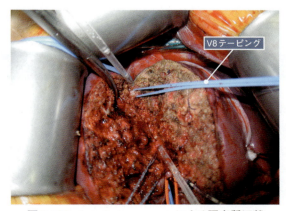

図Ⅱ-122 hanging maneuverによる肝実質切離

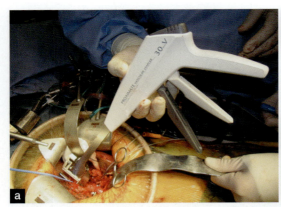 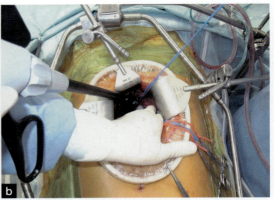

図Ⅱ-123　肝静脈処理
a：右肝静脈切離，b：左・中肝静脈共通幹切離

に，スムーズにステープラー挿入が可能か確認することが重要である．血管用リニアステープラーによる肝静脈閉鎖後，メッツェンバウム剪刀により肝静脈を切離する．下大静脈側寄りにステープラーをかけると肝静脈の再建の際に必要なグラフト側のカフを確保することが可能である．左葉グラフトの際，カッターなしの血管用リニアステープラー（MultiFire Endo TA™ 30-2.5など）は利用可能である（図Ⅱ-123b）．血管用リニアステープラー挿入がスムーズにいかない場合などでも，基本的には血管鉗子による肝静脈処理は可能である．肝動脈は結紮切離，門脈は血管鉗子をかけて切離し，肝静脈を前述による方法で切離した後にグラフトを摘出する．グラフト摘出後，静脈（血管鉗子の場合），門脈を連続縫合閉鎖する．腹腔内を洗浄，出血，胆汁漏がないことを確認した後，右側腹部の5mmトロッカー挿入部よりドレーンを留置し体外へ誘導する．

左葉グラフトでは，肝切離面への胃，十二指腸の癒着による胃排泄遅延を経験しており，以前，大網を誘導して癒着防止を図っていたが，現在はセプラフィルム®などの癒着防止剤を胃前庭部から十二指腸球部へ貼付している[17]．

創閉鎖は，筋膜を合成吸収性モノフィラメント抗菌縫合糸を用いて閉鎖，皮下組織も吸収糸を用いて縫合閉鎖している．皮膚も合成吸収性モノフィラメント抗菌糸を用いて真皮埋没縫合した後，皮膚接合用テープ（ステリストリップ®）を用いて皮膚縫合部を補強している．術後良好な創治癒を得るため，退院後は術後約3ヵ月まで皮膚保護用のテープの貼り替えを勧めている（図Ⅱ-124）．

B　手術成績

当科では，2018年7月までに269例の生体肝移植を施行，うち129例のドナーに上腹部正中切開Hybrid肝グラフト採取術を施行した．現在の手技が定型化された2011年以降，ドナー手術131例中，解剖学的理由で従来開腹手術を行ったのは6例であった．グラフトの種類は，右葉50例，拡大左葉グラフト（尾状葉付きも含む）78例，後区域グラフト1例であり，あらゆるタイプのグラフトに適応可能であった．

Hybrid手術の手術時間，出血量（中央値）を従来の開腹手術と比較すると，手術時間

12 ドナー肝切除①(腹腔鏡補助下：Hybrid)

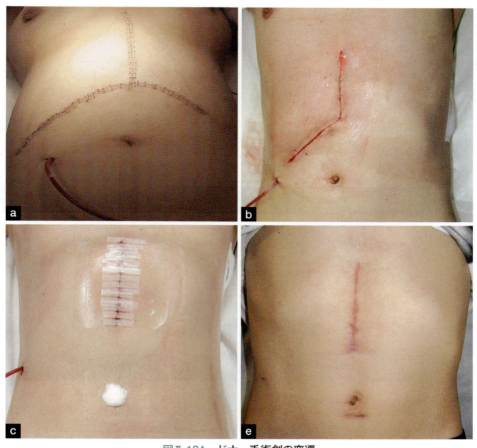

図II-124　ドナー手術創の変遷
a：メルセデス・ベンツ切開(〜2007年), b：右季肋下切開(2008〜2009年),
c：Hybrid(2010年〜), d：術後創外観

は，Hybrid 405分 vs. 従来開腹420分($p=0.06$)と，Hybrid手術で短い傾向にあり，鏡視下による肝授動に要する時間は26分(中央値)であった．出血量は，Hybrid 537分 vs. 従来開腹694分($p<0.01$)で，Hybrid手術で有意に少なかった[18]．

Clavien-Dindo分類Ⅲ以上の合併症は8%に認め，開腹手術の12%と有意差はなかった．入院期間の中央値は13日であった．レシピエント生存率では，両群での差は認めなかった．創に関する満足度を5段階自己評価(満足できない，少し満足できない，どちらでもない，大体満足している，非常に満足している)を用いてアンケート調査を行ったところ，ほかの創と比較してHybrid群で有意に満足度が高かった[5]．

生体肝移植ドナー手術は，近年，完全鏡視下による報告がなされているが，胆道評価や緊急出血時の対応など，クオリティーや安全性の両面から解決すべき課題がいくつかある．Hybrid肝グラフト採取術は，鏡視下手術と開腹手術の各々の利点を用いて，安全かつ円滑に施行可能であり，ドナーの創部関連症状の軽減につながる有用な手術と考える．

第Ⅱ章 術式別の手術手技

13 ドナー肝切除 ②
（完全腹腔鏡下：Pure-Lap）

A 手術適応

　　すべての術式が完全腹腔鏡下手術の適応となるが，良性・悪性肝疾患に対する腹腔鏡下大肝切除の十分な経験が必須である．生体肝移植ドナー肝切除は健常人に対する手術であり，安全性が最も担保されなければならない．腹腔鏡下での下大静脈や肝静脈などからの出血に対する対応・対策など，安全性に対する配慮と速やかなトラブルシューティングが必要となる．

B 手術手技

　　完全腹腔鏡下によるドナー肝切除は，その技術的困難性から限られた施設でのみ行われているが，整容面での利点は大きくドナーの満足度も高い[1〜3]．
　　最近，筆者らはICG蛍光イメージングを肝区域と胆管の同定に用いている．胆嚢管からチューブを挿入して行う直接胆道造影は行わないため，手術時間が短縮でき，肝庇護の面でも有利と考えられる．

1．呼吸循環管理，体位，ポート配置

　　気道内圧が15cmH$_2$O以下，中心静脈圧が3mmHgとなるようにしている．体位は，外側区域と左葉グラフトの場合は仰臥位・頭高位，右葉グラフトの場合は左半側臥位・頭高位としている．カメラポートは臍部とし，右肋弓下に3ないし4個のポート，左肋弓下に1個のポートを挿入する．この時点でグラフト肝回収用の創を恥骨上に置く（図Ⅱ-125）．

2．肝の授動とグリソン鞘の確保

　　エネルギーデバイスを用いて肝の支持間膜を切離し，授動操作を行う．この時点で，念のため肝下部下大静脈にテーピングを行い，下大静脈からの不慮の出血に備えて，いつでもクランプできるようにしておく（図Ⅱ-126）．右葉グラフトでは下大静脈の11時方向までの短肝静脈を処理し，再建がなければ下右肝静脈も切離する．再建がある場合は可能な限り手術後半での切離を心がけているが，最後まで残すことにはこだわっていない（V5，V8も同様）．下大静脈靭帯を切離し，右肝静脈をテーピングする（図Ⅱ-127）．

13 ドナー肝切除 ② (完全腹腔鏡下：Pure-Lap)

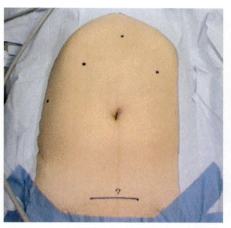

図Ⅱ-125　左葉グラフト採取のポート配置

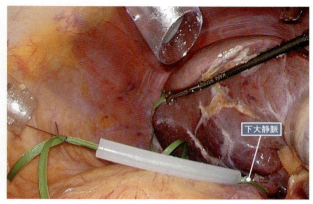

図Ⅱ-126　下大静脈のテーピング

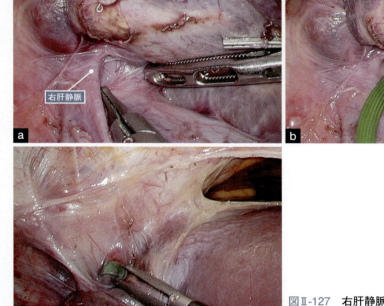

図Ⅱ-127　右肝静脈のテーピング
右肝静脈の尾側からテープを挿入し，頭側から引き抜く．

　肝を授動した後，胆嚢摘出とグラフト側のグリソン鞘一次分枝を確保する．術中胆道造影は行わないので外側区域グラフトでは胆嚢摘出の必要はない（図Ⅱ-128）．右肋弓下のポート孔から鉗子（新田鉗子）を直接挿入し，グリソン鞘一次分枝を確保する（図Ⅱ-129）．筆者らは肝実質切離を行ってから動脈，門脈，胆管の同定・確保を行っているので，この時点では何もしない．

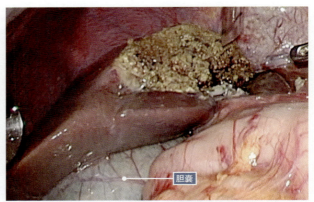

図Ⅱ-128　胆囊を残したドナー肝切除
（外側区域グラフト）

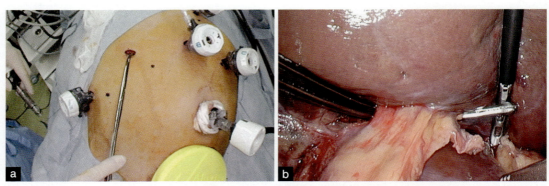

図Ⅱ-129　グリソン鞘の確保
ポート孔から鉗子を挿入し，開腹手術と同様のイメージでグリソン鞘を確保する．

3．肝区域の同定

　確保したグリソン鞘を血管クリップで遮断し，demarcation lineを確認するとともに，ICGを2.5mg静注して肝区域を同定する（図Ⅱ-130）．このICGは後に胆汁排泄され，胆管が確認できる．普段は軟性鏡を使用しているため，その都度ICG対応の硬性鏡に切り替えている．

4．肝実質切離，動門脈の確保

　肝実質切離はプリングル法を用いてクランプクラッシング法で行っている．右葉グラフトの場合は右肝静脈にかけたテープを利用し，テープハンギングを用いて行う（図Ⅱ-131）．肝実質切離が終了し，グリソン鞘一次分枝と肝静脈だけが残った状態で動脈，門脈，胆管の同定・確保を行う．グリソン鞘のクビが長くなり，操作範囲も明確となるため，この操作が行いやすい（図Ⅱ-132）．

13 ドナー肝切除 ②（完全腹腔鏡下：Pure-Lap）

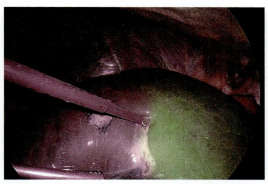

図Ⅱ-130 ICG蛍光イメージングを用いた肝区域同定
右グリソン鞘の血流を遮断し，ICGを2.5mg静注し観察する．

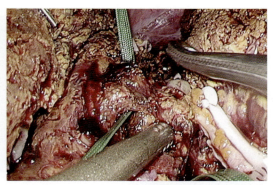

図Ⅱ-131 テープハンギングを用いた肝実質離断
右肝静脈にかけたテープを肝背側に回し，右グリソン鞘頭側にテープをスイッチしている．

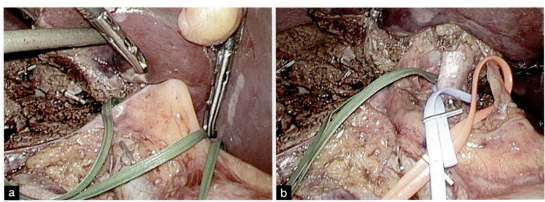

図Ⅱ-132 肝実質切離後の動脈・門脈・胆管の同定・確保
グリソン鞘のクビが長くなり，操作範囲も明確になるため手術がしやすい．

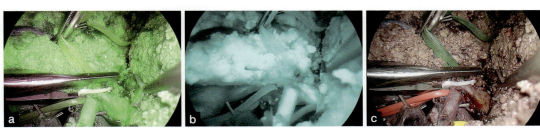

図Ⅱ-133 ICG蛍光イメージングを用いた胆管切離
術前DIC-CTと比較することで，より安全な胆管切離となる．

5．胆管の切離

　ICG蛍光イメージングを用いて胆管切離を行うが，現時点では直接胆道造影ほど胆管の走行を明確に認識できないため，安全な胆管切離のためには術前DIC-CTの施行が必須と考えている．左右肝管合流部を確認し，術前DIC-CTと比較しながら，クリップをかける（図Ⅱ-133）．

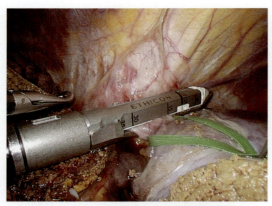
図Ⅱ-134　自動縫合器による肝静脈切離

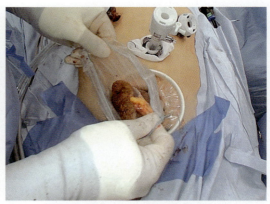
図Ⅱ-135　グラフト肝の回収

6. グラフト肝摘出

　ヘパリン化した後，肝動脈，門脈，肝静脈を切離してグラフト肝を摘出する（図Ⅱ-134，135）．肝動脈，門脈はダブルクリップ，肝静脈は自動縫合器（Powered ECHELON FLEX® 7）で切離している．この自動縫合器は片側2列で幅が狭く，懸念される肝静脈のクビの短さはない．

第Ⅱ章 術式別の手術手技

14 ロボットによる切除

　消化器疾患に対する低侵襲手術のモダリティとしてロボット手術は近年急速に普及しつつある．現在，ロボット手術に用いられている機種はda Vinci® Surgical Systemのみで，その機能的特長は高自由度多関節鉗子（EndoWrist®），高精細3Dハイビジョン画像と安定した術野，15倍までの拡大視効果，手ぶれ防止機能（フィルタリング），スケーリング機能などで，精緻な手術を可能にする．わが国ではロボット手術は2018年4月から食道，胃，直腸手術で保険収載が開始され，普及する兆しがあるが，肝胆膵領域では症例数の集積に乏しい．ロボット肝切除（RLR）の歴史は浅く，Giulianottiら[1]，Hoら[2]の2002年頃からのシリーズが最初の臨床経験と思われる．筆者らは2009年よりRLRを開始し，2018年1月までに55人の患者に対して65例を施行した[3〜7]．ここでは当科におけるRLRの経験を述べる．

A 手術適応

　当科でのRLRの適応は，最大径10cm以下で主要脈管浸潤のない良悪性肝腫瘍とし，腫瘍局在には制限を設けていない．RLRは現在保険適用はなく，当科では倫理審査委員会の承認のもと，臨床研究として自費診療で行っている．

B 当科におけるロボット肝切除の現況

1. 患者と対象疾患

　65例の肝切除において，男性43例，女性22例で，年齢の中央値は69歳（20〜88歳）であった．術前肝予備能は全例Child-Pugh class Aで，肝障害度はICG検査非施行または不明な6例を除いてA 58例，B 1例であった．
　対象疾患の内訳は肝細胞癌41例，転移性肝腫瘍23例，EB関連リンパ肉芽腫1例で，102個の結節に対して86ヵ所の切除を行った．腫瘍占拠部位はS1：6個，S2：12個，S3：18個，S4：7個，S5：7個，S6：14個，S7：16個，S8：22個で，このうち腹腔鏡下肝切除（LLR）では難易度の高いS1，S4b，S7，S8の腫瘍は計47個（46.1％）であった．腫瘍径，切除腫瘍個数の中央値はそれぞれ2.0cm（0.6〜12.5cm），1個（1〜6個）であった．

2. 手術術式

　65例の手術術式は解剖学的肝切除（AR）27例（41.5％），部分切除（NAR）38例（58.5％）

表Ⅱ-4　ロボット肝切除の術式と併施術式

肝切除術式	症例数
解剖学的肝切除（AR）	27例（41.5％）
右葉切除	2
左葉切除	1
前区域切除	1
後区域切除	9
外側区域切除	5
尾状葉全切除	1
亜（亜）区域切除	8
S2	1
S4a	1
S6a	1
S8c	1
S8	4
部分切除（NAR）	38例（58.5％）

併施術式	12例（18.5％）
Hassab手術	2
脾摘＋膵尾部切除	1
肝腫瘍MCT*	2
大腸切除	4（Robot 2，Lap 2）
胃切除	2
腹膜播種巣切除	1

＊：マイクロ波焼灼術

表Ⅱ-5　短期成績

a　短期成績の要約

	全例（65例）	AR（27例）	NAR（38例）
肝関連コンソール時間（分）	484（46〜1302）	620（245〜1302）	247（24〜760）
総出血量（mL）	313（0〜6973）	501（5〜6973）	94（0〜4786）
術後TB最高値（mg/dL）	1.5（0〜6.6）	1.8（0.8〜6.6）	1.4（0.6〜3.6）
術後AST最高値（IU/mL）	472（64〜4988）	1167（64〜4988）	271（65〜4136）
術後PT最低値（％）	66（31〜95）	61（31〜85）	71（44〜95）
術後在院日数（日）	16（7〜93）	19（8〜93）	14.5（7〜29）
合併症（CD≧Ⅱ）発生率（％）（発生数）	15.4％（13）	25.9％（10）	7.9％（3）
開腹移行	0例	0例	0例
術後90日以内死亡	0例	0例	0例

b　術後合併症の内訳［10例（15.4％）；発生数13］

合併症	発生数	CD grade
急性腎不全＋ARDS	1	Ⅳb
急性腎不全	3	Ⅳa
透析カテーテル留置部仮性動脈瘤形成	1	Ⅲb
ポートサイトヘルニア	1	Ⅲb
胆汁漏	2	Ⅲa
肺炎	2	Ⅱ
膵液漏	1	Ⅱ
ポート部血腫	1	Ⅱ
せん妄	1	Ⅱ

（3例重複あり）

で，ARの内訳は表Ⅱ-4に示した．初回肝切除をRLRで行った患者は45人で，再肝切除は20例（30.8％）に施行され，開腹肝切除（OLR）後8例，LLR後2例，RLR後10例と，RLRの再施行率は高かった．12例に肝切除以外の術式を併施した（表Ⅱ-4）．

3．短期成績

　　肝切除に関連した（併施手術や腹腔鏡下癒着剝離の時間を除く）コンソール時間，（併施手術を含めた）総出血量，術後肝機能，術後在院日数，術後合併症発生率を表Ⅱ-5aに示した．術中開腹移行や術後90日以内の死亡は認めず，術後肝機能の回復も順調で

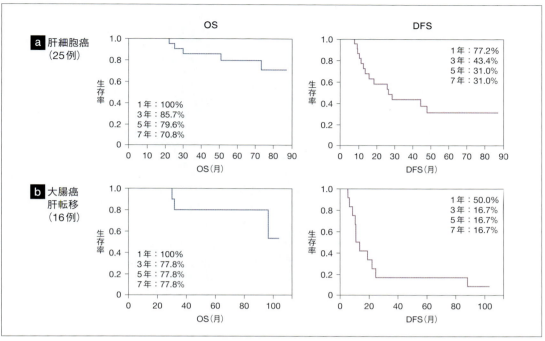

図II-136 疾患別のロボット肝切除後生存率
初回肝切除をロボット肝切除で行った肝細胞癌患者25人(a)および大腸癌肝転移患者16人(b)の全生存率(OS)および無再発生存率(DFS)を示す．

あった．Clavien-Dindo grade II 以上(CD≧II)の術後合併症を10例(15.4％，発生数13)に認めた．合併症の詳細は**表II-5b**のとおりで，頻度の高い急性腎障害の回避を目的として2時間ごとの気腹中断と頭高位解除，肝切離後輸液量復帰などの対策を開始した．
　また，AR群(27例)，NAR群(38例)に分けた成績の詳細も**表II-5a**に示した．

4. 中長期成績

　初回肝切除をRLRで行った肝細胞癌患者25人と大腸癌肝転移患者16人のRLR後全生存率(OS)，無再発生存率(DFS)を解析した(**図II-136**)．肝細胞癌患者の1年/3年/5年/7年OS，DFSはそれぞれ100％/85.7％/79.6％/70.8％，77.2％/43.4％/31.0％/31.0％であった．一方，大腸癌肝転移患者の1年/3年/5年/7年OS，DFSはそれぞれ100％/77.8％/77.8％/77.8％，50.0％/16.7％/16.7％/16.7％であった．両疾患とも満足できる成績であった．

C　ロボット肝切除の実際

1. 手術室における器機配置とセッティング（図II-137）

　da Vinci® Surgical Systemはsurgeon console（術者が実際に操作する場所），patient cart（ロボット本体），vision cart（光学系器機を乗せたタワー）から構成される．ドッキングにおける最大の留意点はアーム干渉で，S/Si systemでは須田らの「軸理論」すなわ

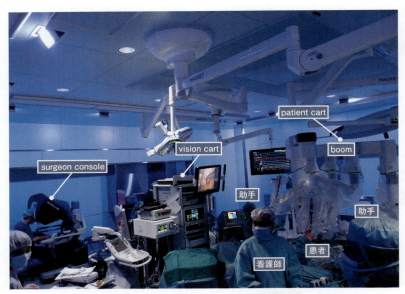

図II-137　Xi systemにおける器機配置
patient cartは患者の頭右側約45度の方向からロールインする．

ち標的（腫瘍や対象グリソン鞘）とカメラポートを結ぶ線を含む鉛直面にロボットの支柱を含むようにロールインすることでアーム干渉を低減できる[8]．一方，Xiではアームがスリム化されたとともに，本体最上部のboomと呼ばれる構造から天吊り式に4本のアームが展開し，回転する構造に変わった．標的を画面の中心に設定するとtargeting機能により標的に対してアームが至適なコアキシャル位置となり，干渉が最小限となるように軸が自動設定される．これらの改変により，ロボット本体の位置に依存せず，また操作野変更時もロールアウトせずにtargeting変更のみでアーム干渉の少ないセッティングが可能となった．

2．ポート配置

　Xiでの仰臥位での基本的なポート配置を図II-138に示した．腫瘍とカメラポート（通常は図中②）を結んだ線に対して操作鉗子（図中①，③）がコアキシャル位置となり，four-finger ruleによりポートどうしが近接し過ぎないように配置する．XiではカメラはEndoWrist®型となり図中①〜④いずれのポートにも挿入可能となったため，操作鉗子位置の自由度が高まった．ガーゼや糸針の出し入れ，吸引・止血や組織圧排などのための助手用ポートを最低1本，図中Ⓐの右側に配置する．

3．基本操作と使用器具

　Xiにおける基本操作を述べる．カメラを図II-138の②から挿入してtargetingを行い，術者は図中①からフェネストレイテッドバイポーラで左手操作，図中③からメリーランドバイポーラで右手操作を行い，残りの図中④からカディエール鉗子で肝臓やその他組織の把持，圧排を行う．そのほか剝離用にカーブドバイポーラ，切離用にカーブドシザーズやポッツシザーズのほか，超音波凝固切開装置（LCS）やVessel Sealerも装着可

14 ロボットによる切除

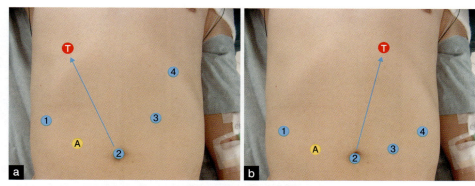

図Ⅱ-138 ポート配置
a：右側肝切除，b：左側肝切除
①〜④：EndoWrist®用ポート，Ⓐ：助手用ポート，Ⓣ：標的，矢印：カメラから標的への軸

能である．脈管処理にはスモールクリップやHem-o-lok®を頻用している．ステープリングはSiまでは助手ポートから自動縫合切離器を挿入して行っていたが，Xiでは先端可動式のEndoWrist®Staplerが導入され，術者自身が適切な角度で挿入・ステープリングできる．送水・吸引用のEndoWrist®Suction Irrigatorも使用可能となり，術者がドライな視野を展開できるが，凝固機能はなく，助手ポートからのモノポーラ凝固吸引装置も使用している．

肝実質切離はメリーランドバイポーラやカーブドバイポーラによるクランプクラッシング法，LCSやカーブドシザーズによる切離を基本としている．LCSは関節機能がないため，切離線をLCSの操作可能線上に設定する．Vessel Sealerも使用可能だが先端サイズが大きく用いにくい印象がある．

4. ロボット肝切除の手術手技

a. 肝部分切除（NAR）

RLRでは図Ⅱ-138の④のカディエールによる安定した視野展開は有用である．肝実質支持糸を図中④で挙上し，あるいは助手が支持糸を把持して，図中④で手前の肝実質を下方に圧排して，図中①と③で肝切離を行う．Xiに標準搭載されているfirefly modeは静注インドシアニングリーン（ICG）の蛍光が観察できるモードで，肝腫瘍の同定に有用である．

b. 解剖学的肝切除（AR）

①肝門部グリソン鞘一括制御　当科におけるARでは，肝門グリソン鞘一括先行確保・遮断により切除すべき解剖学的肝領域が切除前に認識できる．その手技はOLRやLLRと同様で，肝固有被膜であるレネック被膜とグリソン鞘との間隙を正確に剝離し，肝実質を破壊せずにグリソン鞘を確保するが，その間隙への進入部位はSugiokaらの提唱する6つのゲートである[9]．左葉グリソン鞘確保のための進入ゲートはアランチウス板尾側腹側（ゲートⅠ），肝円索付着部（ゲートⅡ），門脈臍部グリソン鞘起始部右側（ゲートⅢ）である．一方，右葉グリソン鞘へのアプローチは胆囊板胆摘を起点とし，これを正確に行うことで前区域グリソン鞘（G-ant）前

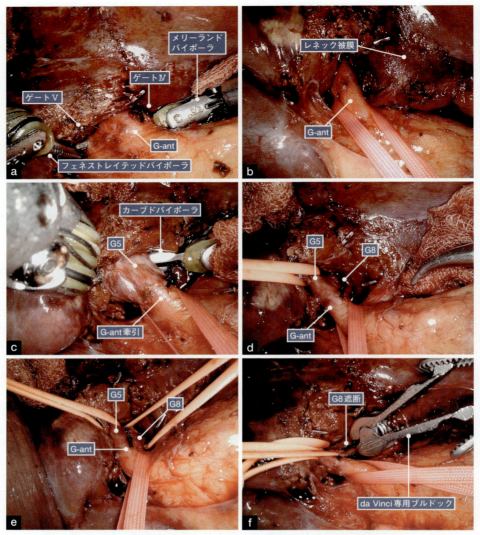

図Ⅱ-139　肝S8亜区域切除における肝門部グリソン鞘確保と遮断
a：G-antの確保（ゲートⅣからゲートⅤへの鉗子挿入）．
b：G-antのテーピング．レネック被膜が肝臓側に温存されている．
c：G5の確保．前区域グリソン鞘の尾側への牽引が重要である．
d：G5のテーピング．G8が中枢側に引き出されている．
e：G8のテーピング．G-antからG5を引き算する（subtraction）ことでG8が確保される．
f：da Vinci専用ブルドック鉗子でG8を遮断する．

面に到達する（図Ⅱ-139a）．G-ant左縁（ゲートⅣ），前後区域グリソン鞘分岐部（ゲートⅤ），尾状葉突起グリソン鞘右縁（ゲートⅥ）に進入することで二次，三次分枝グリソン鞘を肝外で一括確保できる（図Ⅱ-139b）．三次分枝の直接的な確保は一般に困難で，二次分枝確保の後，これを牽引しsubtraction法で確保する（図Ⅱ-139c〜f）．確保したグリソン鞘の遮断により標的領域は虚血域として認識され（図Ⅱ-140a），XiではICG静注によりfirefly modeで虚血域がnegative-stained areaとして確認できる（図Ⅱ-140b）．

■14 ロボットによる切除

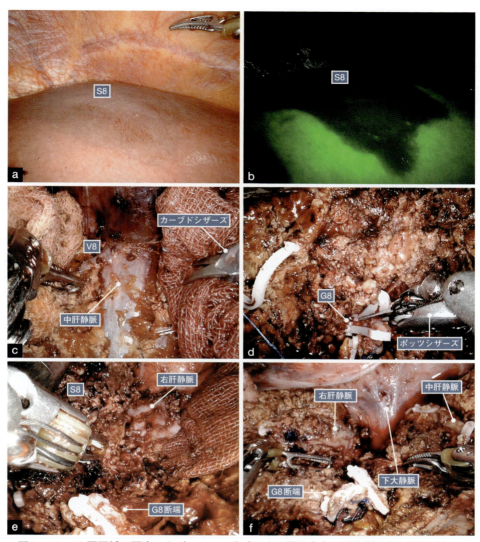

図Ⅱ-140　S8亜区域の同定およびone-way方式による頭尾方向の肝実質切離と肝静脈露出
a：G8遮断によりS8が虚血域として認識される．
b：firefly modeで，S8がnegative-stained areaとして明確に確認できる．
c：中肝静脈の根部からの露出による頭尾方向の肝実質切離．V8が露出されている．
d：左頭側から右尾側へのone-way肝切離の途中でG8を切断する．
e：右肝静脈の根部からの露出．
f：肝S8亜区域切除後の肝切離面．中肝静脈，右肝静脈，G8切離断端が露出している．

②**one-way式肝実質切離**　ARでは肝静脈根部から肝静脈壁を露出しながら頭尾一方向性に肝実質を切離する．EndoWrist®として機能する超音波外科吸引装置（CUSA）はないため，クランプクラッシング法，カーブドシザーズ，LCSで肝実質切離を行っている（図Ⅱ-140c, e, f）．グリソン鞘は結紮，Hem-o-lok®，スモールクリップ，ステープラーを適宜用いて処理する（図Ⅱ-140d）．出血に対してはフェネストレイテッドによるバイポーラ止血のほか，助手のモノポーラ凝固吸引装置による吸引・凝固が有用である．また，ロボットによる縫合止血はとくに深部・狭視野での止

165

血に威力を発揮する．

　RLRは海外では症例数が急増しており，安全性はOLRやLLRと遜色ないとする解析結果も散見される[10]．一方でLLRに比して手術時間が長い点は共通した結果であるが，長時間化が安全性や腫瘍学的成績に影響しない限り，LLRを凌駕する機能的特長は有用性が高く，RLRの発展が期待される．またRLRの特長はLLRが適応困難な高難度手術にこそ利用されるべきで，実際Giulianottiら[11]は肝門部胆管癌に対する胆道再建を伴う肝拡大右葉切除を報告している．

　わが国ではRLRの実施施設は限られており症例数は少ないが，一方でLLRの実施件数は急増している．LLRが進歩すれば，逆にその限界が明確になり，RLRを有効活用できる局面や対象疾患が明らかになるだろう．また，ロボット手術特有のエルゴノミクスや直感的操作は，外科医の技術的・肉体的・精神的ストレスの軽減による手術の質向上に帰結し，最終的に患者への恩恵となると考える．

第Ⅱ章 術式別の手術手技

15 その他の術式
―横隔膜下腫瘍に対するアプローチ法の工夫―

　腹腔鏡下肝切除は，手術周辺器機の開発・改良に加え，手術手技の向上に伴う標準化が図られ[1,2]，現在，あらゆる術式で保険収載され，多くの施設で積極的に実施されている．しかしながら，横隔膜下の病変は，Banら[3]の報告にもあるように難易度の高い領域とされ，アプローチに工夫が必要である．

　当科では，横隔膜下腫瘍に対し，腹腔鏡下アプローチ(LA)を第一選択としているが，オプションとして，横隔膜に切開を加えた胸腔鏡下アプローチ(TA)[4,5]や，肋間ポートを用いた胸腹腔鏡下アプローチ(TLA)[6]も選択肢の一つと考えている(図Ⅱ-141)．

　筆者らは，2006年度より画像解析ワークステーションを取り入れ，作成した3D画像を術前シミュレーション・術中手術支援ツールとして用い，腹腔鏡下肝切除の安全性と根治性の向上に努めてきた[7,8]．横隔膜下腫瘍に対し本システムを用いLA・TA・TLAの3つのアプローチに対する仮想腹腔鏡画像を作成し，術式を選択している(図Ⅱ-142)[9,10]．

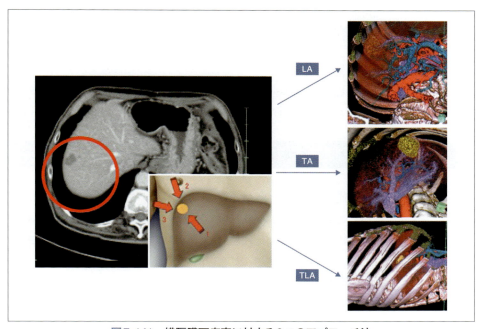

図Ⅱ-141　横隔膜下病変に対する3つのアプローチ法
横隔膜下病変に対し，以下の3つのアプローチをシミュレーションする．
LA：腹腔鏡下アプローチ(laparoscopic approach)
TA：横隔膜に切開を加えた胸腔鏡下アプローチ(thoracoscopic approach)
TLA：肋間ポートを用いた胸腹腔鏡下アプローチ(thoraco-laparoscopic approach)

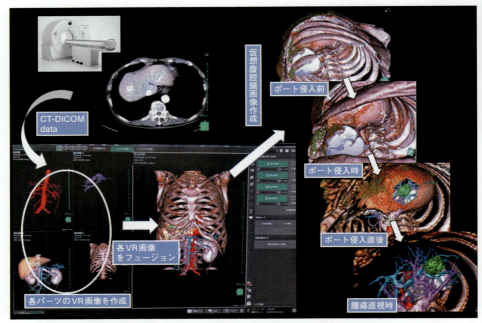

図Ⅱ-142　仮想腹腔鏡画像作成までの手順

画像解析ワークステーションを用いた仮想腹腔鏡画像作成までの手順を以下に示す．
①至適条件で撮像した0.75mmスライス厚・0.7mm間隔の動脈相・門脈相・静脈相のCT-DICOM dataの画像解析ワークステーション(SYNAPSE VINCENT)への取り込み．
②腫瘍・臓器・脈管の3DパーツのVolume Rendering (VR)画像の作成．
③体表・骨画像も加え，各VR画像をフュージョン．
④できあがった3D再構築画像を用い任意の角度で観察する．
⑤内蔵されたソフトを利用し，LA・TA・TLAの3つのアプローチ法に対し，動画にて3D視覚化擬似体験シミュレーションを行い，設定したポートからの腫瘍の位置・距離・角度・周囲臓器との関係を実際の腹腔鏡手術に近い形で擬似体験する．ポート侵入前→侵入時→侵入直後（横隔膜を非表示に設定）→腫瘍直視時（肝臓を非表示に設定）の順で写真を示す．

　ここでは，各アプローチ法の特徴と術式を選択するうえでのアルゴリズムを示すとともに，TAとTLAの2つのアプローチ法を中心に，その手術手技について述べる．

A　横隔膜下腫瘍に対する3つのアプローチ法

1．各術式の特徴

　当科にて施行した横隔膜下腫瘍に対する手術症例52例(LA：31例，TA：17例，TLA：4例)を後方視的に比較検討し(表Ⅱ-6)，その特性を分析した(表Ⅱ-7)．

　肝硬変により線維化が進んだ症例においては，LAでは，肝授動や鉗子などでの肝圧排操作で腫瘍の正面視が困難な場合があり，TAやTLAを選択することにより良好な視野確保が可能となる場合がある．

　一方，欠点としてTAではプリングル操作が施行できず，不意の出血に対する出血コントロールが困難となる．さらに，TAでは腫瘍の足側マージンを確保することも困難となる．その工夫として，全身麻酔導入後に18G PTC針を用いて超音波下にピオクタニンをtattooing[11]することにより，マージンの確保が可能となる(図Ⅱ-143)．

168

表Ⅱ-6　3つのアプローチ法の比較

	LA (N=31)	TA (N=17)	TLA (N=4)	p-value
Age (range)	65.2 (31-89)	73.4 (61-83)	66.3 (51-79)	0.03
Male/Female	21/9	13/4	1/3	0.06
Histology 　HCC/CRLM/Other	16/12/3	9/7/1	1/2/1	
Background liver status 　Nomal/Chronic hepatitis/Cirrhosis	18/8/5	8/7/2	3/1/0	
Child-Pugh score	5.07 (5-7)	5 (5)	5 (5)	0.18
ICG-R15，％	12.7 (4-50)	15.9 (4-29)	7.5 (4-10)	0.03
Location of tumor 　S4b/S7/S8	13/9/9	2/8/7	0/3/1	
Tumor number (range)	1.51 (1-3)	1.12 (1-2)	1.0 (1)	0.08
Size of largest tumor，mm (range)	28.2 (8-60)	21.4 (9-35)	23.7 (11-30)	0.53
Operation Time，min (range)	254.7 (95-620)	188.5 (130-315)	200 (115-295)	0.35
Bleeding，ml (range)	281.9 (5-1470)	145.6 (5-600)	101.3 (55-200)	0.87
Morbidity (Clavien-Dindo classification)	bleeding：1（Ⅱ）， abscess：1（Ⅲa）	0	abscess：1（Ⅲa）	
Mortality	0	0	0	
Hospital stay，day (range)	13.2 (6-34)	12.6 (7-24)	9.8 (6-14)	0.95

LA：腹腔鏡下アプローチ（laparoscopic approach）
TA：横隔膜に切開を加えた胸腔鏡下アプローチ（thoracoscopic approach）
TLA：肋間ポートを用いた胸腹腔鏡下アプローチ（thoraco-laparoscopic approach）
HCC：Hepatocellular carcinoma
CRLM：Colorectal liver metastasis

表Ⅱ-7　3つのアプローチ法の特徴

	LA	TA	TLA
脱転操作の必要性	要	不要	要
プリングル操作	可	不可	可
腫瘍頭側マージンの確保	△	○	◎
腫瘍足側マージンの確保	◎	△	◎
挿入ポート数	4～5	3～7	5～7
鉗子操作	◎	△	○
肝硬変症例	△	◎	—

LA：腹腔鏡下アプローチ（laparoscopic approach）
TA：横隔膜に切開を加えた胸腔鏡下アプローチ（thoracoscopic approach）
TLA：肋間ポートを用いた胸腹腔鏡下アプローチ（thoraco-laparoscopic approach）

2．治療選択アルゴリズム

　横隔膜下腫瘍に対する当科の治療選択アルゴリズムを示す（図Ⅱ-144）．腫瘍が主要脈管に近接ないし浸潤している場合や5cmを超える大きな腫瘍には，開腹肝切除を選択している．そのほかの症例は，基本的にはLAを第一選択としているが，肝硬変を伴う単発の小さな腫瘍には，画像シミュレーションにおいてアクセスルートに問題がなければ，TAやTLAは有用な選択肢となり得ると考える．

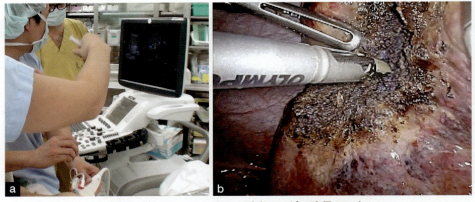

図Ⅱ-143 tattooingによる腫瘍マージン確保の工夫
a：麻酔導入直後に体表超音波を用い，経皮的に腫瘍の再深部に18G PTC針を穿刺し，ピオクタニンを0.2mL注入する．
b：ピオクタニンによりtattooingされた染色部を腫瘍再深部の目印とし，肝離断を進める．

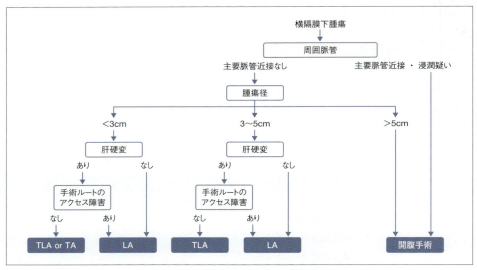

図Ⅱ-144　術式選択のアルゴリズム
LA：腹腔鏡下アプローチ（laparoscopic approach）
TA：横隔膜に切開を加えた胸腔鏡下アプローチ（thoracoscopic approach）
TLA：肋間ポートを用いた胸腹腔鏡下アプローチ（thoraco-laparoscopic approach）

B　胸腔鏡下経横隔膜的肝切除術（TA）

1．手術適応

　　横隔膜直下に位置する表在性3cm以下の小型腫瘍を対象としている．なお，肺の手術歴・呼吸器合併症のある症例は，慎重にその手術適応を決定している．

2．術前準備／仮想胸腔鏡画像作成

　　画像解析ワークステーションを用いた仮想胸腔鏡画像による3D視覚化擬似体験シ

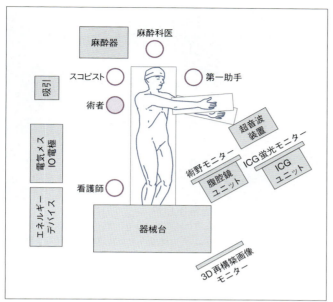

図Ⅱ-145　体位と手術環境
体位は左側臥位とし，各種モニターを術者の目線の先となる左足側に配置する．

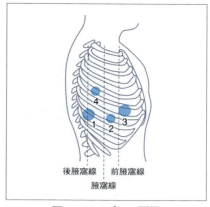

図Ⅱ-146　ポート配置
腫瘍の位置に応じ，術前シミュレーションによるポートチューニングを行い，一般的なポート配置・外径と役割を示す．
1：第8肋間　ラッププロテクター™FFミニタイプ：術者右手（エネルギーデバイス）
2：第7肋間　ラッププロテクター™FFミニタイプ：術者左手
3：第6肋間　12mm：第一助手
4：第5肋間　5mm：スコピスト（5mm 30度 斜視硬性鏡）

ミュレーションを行い，TAアプローチに対するアクセスルートの評価を行う．

3. 体位と手術環境

マジックベッドを用い，左側臥位にて実施している．各種器材は図Ⅱ-145のように配置している．

4. 手術手技

a. 分離片肺換気
鉗子による肺損傷を避け，十分なワーキングスペースの確保のため分離片肺換気を行う．

b. トロッカー挿入
術前シミュレーションによるポートチューニングをもとに，トロッカーを挿入する（図Ⅱ-146）．肋間ポートは，肋骨により操作性が制限され鉗子操作が困難な点が問題となる．対策として，術者ポートにはラッププロテクター™FFミニタイプを用いることでフレキシブルな鉗子操作を可能としている．

c. 横隔膜切開／腫瘍同定
腹腔鏡用超音波にて腫瘍を同定し，直上の横隔膜をエネルギーデバイスにて切開後，切開部の左右に両端針2-0モノフィラメントにて針糸を掛け，そのまま胸壁を介し体外へ吊り上げ牽引する（図Ⅱ-147）．その後，超音波装置にて腫瘍の位置を再確認し，切離マージンを確保する．この際，当科ではICG蛍光法による腫瘍同定[12, 13]も併せて実施している（図Ⅱ-148）．

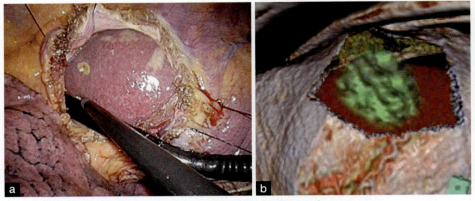

図Ⅱ-147　横隔膜切開と吊り上げ
a：横隔膜をエネルギーデバイスにて切開し，切開部の左右に両端針2-0モノフィラメントにて針糸を掛け，そのまま腹壁を介し体外へ吊り上げ牽引する．牽引後は再度超音波にて腫瘍の位置を確認し，切離線に沿ってマーキングを行う．
b：仮想腹腔鏡画像にてシミュレーションした横隔膜切開時の術前イメージを示す．

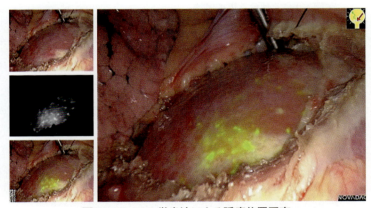

図Ⅱ-148　ICG蛍光法による腫瘍位置同定
術前72時間までにICGテスト（0.5mg/kg）を施行し，使用したジアグノグリーン®が腫瘍に停滞する性質を利用し，腹腔鏡下手術に特化した近赤外光観察対応内視鏡システムを用い，残存したジアグノグリーン®を近赤外線で励起させ，発生した蛍光シグナルをとらえることで，腫瘍の位置を蛍光緑色として明瞭に同定することができる．

d．肝実質切離

　pre-coagulation（前凝固）を行った後，エネルギーデバイスによるクランプクラッシング法にて肝離断を行う（図Ⅱ-149a，b）．途中，5mm以上の太い脈管はクリッピングを行っている（図Ⅱ-149c）．出血がみられた場合は，まず圧迫止血し出血点を確認後，止血剤（サージセル®）やIO電極を用いて止血を図っている（図Ⅱ-149d）．本術式は胸腔側からのアプローチ法であり，プリングル血行遮断は行えない．よって，視野が限定される腫瘍最深部は脈管の確認を怠らず，より慎重な操作を行うように注意する．同時に，ICG蛍光法による切離マージンの確認を随時行いつつ，肝離断を進める（図Ⅱ-150）．

15 その他の術式

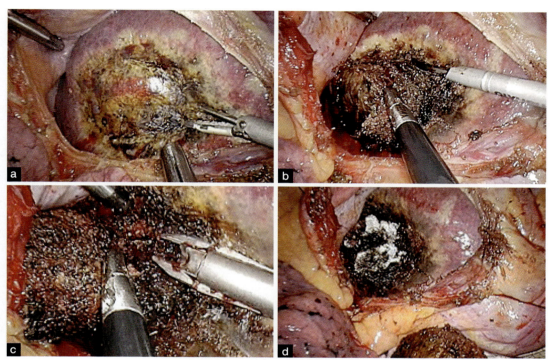

図Ⅱ-149　肝実質切離の実際
a：pre-coagulation施行後，切離線に沿ってエネルギーデバイスにて肝実質切離を行う．
b：拡大視効果を用いた詳細な解剖観察下に，エネルギーデバイスによるクランプクラッシング法にて肝離断を行う．助手は術者の切離操作部に一定のカウンタートラクションを掛けるとともに，IO電極による止血操作にて術野をドライに保つよう心がける．
c：5mm以上の太い脈管はクリッピングを行っている．
d：腫瘍切除後は，離断面の十分な止血・胆汁漏の確認を行った後，腫瘍を回収する．

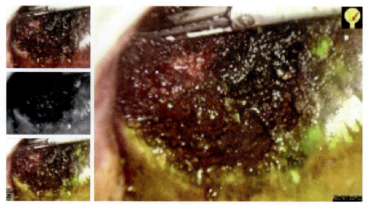

図Ⅱ-150　ICG蛍光法による切離マージンの確認
腫瘍に取り込まれたジアグノグリーン®による蛍光シグナルが残肝側に残っていないことを確認することで，適切な切離マージンの確保を視覚的に確かめながら肝離断作業を進めることができる．

e．腫瘍摘出／閉腹

腫瘍切除後，離断面の十分な止血・胆汁漏の確認を行い，横隔膜を連続縫合閉鎖し，胸腔内に閉鎖式ドレーンを留置し，手術を終了する．

C 胸腹腔鏡下肝切除術（TLA）

1．手術適応

肋間から直視可能なS7・S8に位置する，5cm以下[14]の横隔膜直下腫瘍を対象とする．ただし，肋間ポート挿入の関係上，肺の手術歴・呼吸器合併症のある症例は注意を要する．

2．術前準備／仮想腹腔鏡画像作成

シミュレーション画像を参考に，腫瘍の見え方・鉗子操作のイメージを確認・評価する（図Ⅱ-151）．

3．体位と手術環境

左側臥位〜左半側臥位にて肝離断を実施している．各種器材は図Ⅱ-152のように配置している．

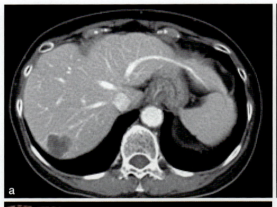
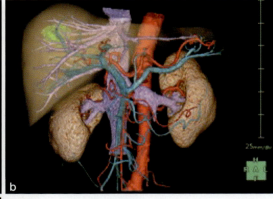
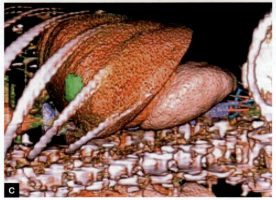

図Ⅱ-151 仮想腹腔鏡画像による術前シミュレーション

a：術前腹部造影CT所見：S7背側に径30mm大の腫瘍を認める．
b：3D再構築画像：腫瘍含め，周辺臓器との関係が立体的にイメージできる．
c：仮想腹腔鏡画像：再構築画像をもとに仮想腹腔鏡画像を作成．実際の手術体位（左半側臥位）に画像を回転させ，腫瘍を直視下に観察可能な位置にポートを挿入したイメージを確認できる．第10肋間からの観察にて腫瘍の上縁含めその全景を確認できることがわかる．

4. 手術手技

a. トロッカー挿入

肋間ポートは，胸腔鏡下アプローチ法同様，肺損傷を回避するため片肺換気下に安全に挿入する．

右葉授動後，術前シミュレーションをもとに，腫瘍を直視する位置に挿入することがポイントとなる（図Ⅱ-153）．

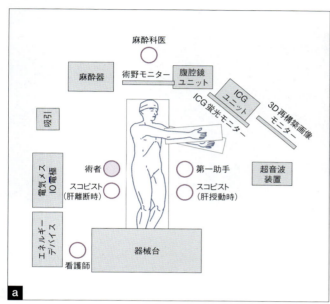

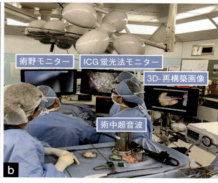

図Ⅱ-152 体位と手術環境
a：体位は左側臥位〜左半側臥位とし，モニターは患者の左頭側に配置．
b：実際の術場環境

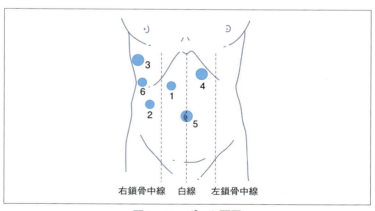

図Ⅱ-153 ポート配置
腫瘍の位置に応じ，術前シミュレーションによるポートチューニングを行い，トロッカーを挿入する．一般的なポート配置・外径と役割を示す．
1：右肋弓下5mm：術者右手
2：右肋弓下5mm：肝授動時，術者左手
3：肋間12mm：肝離断時，術者左手
4：心窩部〜左肋弓下12mm：第一助手
5：臍部12mm：肝授動時，スコピスト（5mm 30度 斜視硬性鏡）
　　　　　　肝離断時，第一助手（プリングル用）
6：肋間ポート5mm：肝離断時，スコピスト

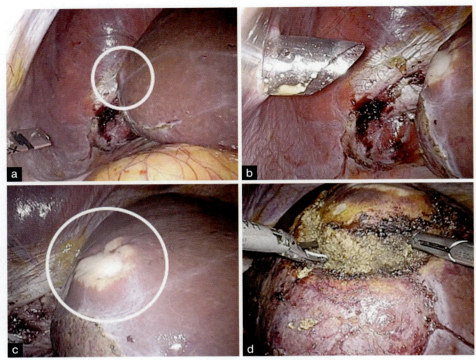

図Ⅱ-154　肋間ポートからの術野写真
a：臍部ポートからの腫瘍の観察：腫瘍頭側の観察が困難である．
b：肋間ポートの挿入：腫瘍を直視できる位置にポートを挿入する．
c：肋間ポートからの観察：良好な視野が得られることがわかる．
d：肝離断時：全周にわたり良好な視野のもと，腫瘍マージン・脈管を確認しながら，切離を進めることができる．

b．肝実質切離

手術手技は，前述のTAと同様である．肋間ポートからの観察を十分に行い，腫瘍・解剖学的ランドマーク・切除マージンを十分確認しながら，切離を進めていく（図Ⅱ-154）．

c．腫瘍摘出／閉腹

腫瘍切除後，出血・胆汁瘻のないことを十分確認し，手術を終了する．

横隔膜下腫瘍に対する腹腔鏡下手術は手術難易度が高く，より一層の安全性と確実性の担保が必要である．手術手技の研磨に加え，良好な視野確保が可能な適切なアプローチ法を選択していくことが肝要と思われる．

第Ⅲ章

術中・術後のトラブルと回避法

第Ⅲ章 術中・術後のトラブルと回避法

1 出 血

　肝は脈管に富んだ易出血性の実質臓器である．腹腔鏡下肝切除は開腹肝切除と比較し不慮の出血に対する対応において不利であり，かつ拡大視効果によってわずかな出血であっても術野の妨げとなり得る．ここでは，腹腔鏡下肝切除を安全かつ効率よく完遂するためには欠くことのできない出血制御，すなわち「出血させない工夫」と「不慮の出血への対応」について述べる．

A 「出血させない」ための工夫

　いうまでもなく，「出血させない」ことが最大の出血制御である．術前，術中画像検査の工夫や，適切なデバイスの選択は「出血させない」ための重要なポイントであるが，これらは他項を参照されたい．

1. inflow systemの制御

　近年，腹腔鏡下肝切除においてもプリングル法を用いることが定型化されつつある．小さな表在性の腫瘍では不要な場合もあるが，開腹術と比較し準備にやや時間を要することから，あらかじめ肝十二指腸間膜のテーピングを行い，緊急時に備えておくことが重要である（図Ⅲ-1a）．しかし，腹腔内癒着が強い症例では，肝十二指腸間膜のテーピングは開腹肝切除以上に困難でありプリングル法が行えない場合がある．

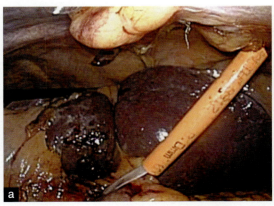
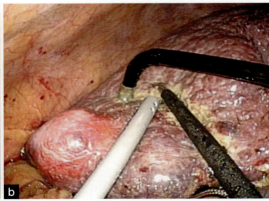

図Ⅲ-1　出血させない工夫
　a：プリングル法
　b：肝硬変症例に対するpre-coagulation（前凝固）

178

2. outflow systemの制御

　outflow systemからの出血は中心静脈圧（CVP）と密接な関連があり，CVPが高値であれば必然的に肝静脈からの逆流性の出血が増加する．このため肝離断中のCVPは低めに維持することが望ましいが，腹腔鏡下肝切除では下大静脈が緊満も虚脱もしていない状態，half-filled stateが理想的な目安として考えられている[1]．また腹腔鏡下肝切除では，気腹圧が存在するため開腹肝切除に比べ出血が抑制される．しかし，高い気腹圧は出血制御に有効である反面，CO_2ガス塞栓の危険性もはらむ．ブタを用いた実験では気腹圧12mmHgでもガス塞栓は起こりやすく，20mmHgでは全例にガス塞栓を認めたという報告もあり，止血目的で安易に気腹圧を上げることは控えるべきである[2,3]．Kobayashiらは気道内圧にも着目し，気道内圧が高い場合は気腹圧を上げるとCVPも上昇することで逆に静脈性出血の制御は困難であるため，気道内圧を下げることが重要であると述べ，著しい出血の場合は一時的に人工呼吸器を止めることも選択肢の一つと報告している[4]．

3. エネルギーデバイスを用いたpre-coagulation

　肝離断操作に先立ち，ラジオ波やマイクロ波など強力なエネルギーデバイスを用いて予定切離線に沿い肝表層の凝固を行う手技であり，「出血させない」工夫として大きな役割を担ってきた．現在はプリングル法の普及などによってその使用頻度は減少しつつあるが，癒着などによりプリングル法が不可能な場合や高度な肝硬変症例においては，今なお有効な手法である（図Ⅲ-1b）．

4.「出血させない」ための脈管処理

　腹腔鏡下肝切除は足側からの一方向の視野であることから，不用意な脈管処理を行うと脈管の背側に存在する分枝を見逃し思わぬ出血を招くことがある．このため，脈管を露出した後にライトアングル型鉗子などを用いて脈管の背側を確認する，「裏をとる」手技が重要視されている[5]．脈管の背側で鉗子の先端に抵抗を感じた場合は，分枝やほかの脈管が存在する可能性が高いため，脈管のさらなる露出を図るべきである．また，太い脈管を処理する際は，積極的にテーピングを行いデバイスが安全に挿入できるスペースを十分に確保することも重要である．Hem-o-lok®クリップは下先端部が鉤状となっており，太い脈管でも背側を確保しやすいが，単独使用では水平方向に逸脱し術後出血をきたす可能性があるため，金属クリップと併用することが望ましいと考えられる．

B　不慮の出血に対する基本手技

　腹腔鏡下肝切除では，いかに万全な準備や慎重な手術操作を行っていても不慮の出血には必ず遭遇するものであり，術者は常に術中出血への対応を念頭に置く必要がある（図Ⅲ-2）．

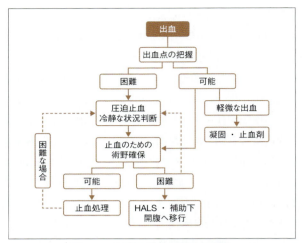

図Ⅲ-2　不慮の出血に対する対応

1. まずは圧迫，そして冷静な判断

　出血が軽微の場合は，吸引や送水を行うことで出血点が判断できる．吸引は持続的に行うと気腹が失われ術野展開が不良となるため，小刻みに吸引する手法がよい．一方，出血量が多い，離断面が狭いなど術野展開が不良で出血点が確認できない場合がある．この状況下でむやみに凝固やクリッピングを行っても止血はほぼ不可能であり，著しく状況を悪化させる要因ともなり得る．このとき，最も基本となる手技は「圧迫」である．ガーゼなどを使用するかニットタイプの止血剤を2〜3cm角に切っておき，出血点を圧迫，充填することで，まずはその場の止血を図る（図Ⅲ-3a，b）．しかし，腹腔鏡下肝切除ではこれらの基材を体腔に挿入するだけでも開腹術よりもはるかに時間を要するため，出血が著しい場合は使用中の器具や切離肝などで即座に圧迫し，その場の出血を極力抑えこむことも必要である．また，肝切離の部位によっては，鉗子などで肝を挙上させることもoutflow軽減に有効である．そして，流血がない状況を維持し，この間に冷静に状況を振り返ることが重要である．すなわち，①患者の全身状態を安全に維持できるか否か，②十分な術野確保や止血操作が現在のアプローチ法で可能か否かを判断し，いずれかが困難と考えられる場合は，躊躇せず補助下あるいは開腹術へ移行すべきである．

2. 十分な術野の確保

　適切な止血操作を行うためには安定した術野を得る必要がある．必要に応じてトロッカーの追加や位置変更も考慮する．先の圧迫止血を維持したまま周囲の肝離断操作を進め，離断面を十分に展開する（図Ⅲ-3c）．しかし，このとき新たな出血点をつくらないことを一層心がける必要がある．複数ヵ所の出血では術野展開が困難となり，以降の手術操作が行き詰まる可能性が高いためである．肝離断を進め術野展開が良好となった段階で，圧迫した基材を少しずつ除去していく．固着している場合は，送水しながら除去するとよい．すでに止血されているか軽微な出血となっている場合が多いが，ただちに操作を開始せず，まずは露出された脈管や出血点を十分に観察することが重要である

1 出 血

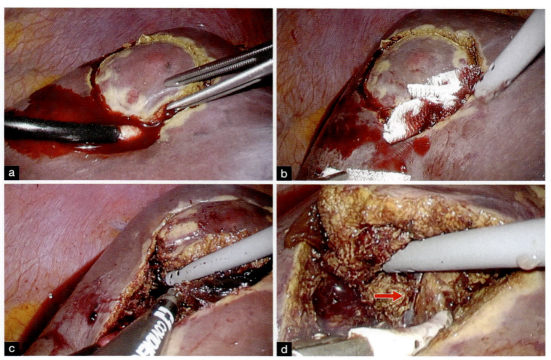

図Ⅲ-3　不慮の出血に対する基本手技
a：肝離断操作中の出血
b：止血剤による圧迫
c：肝離断による術野展開
d：出血点の脈管処理．矢印は明らかとなった損傷部位

（図Ⅲ-3d）．もし再出血が著しい場合は最初に立ち戻って再度圧迫止血を行う．

3．脈管に適した止血操作

　出血点が明らかとなれば適切な止血処理を選択する．可能であれば前述した脈管処理操作に準ずることが望ましいが，状況によっては再出血を繰り返すこともあり，臨機応変な対応も必要である．末梢肝静脈の引き抜き損傷の場合，断裂した脈管は実質内に埋没してしまい視認することが困難となることが多い．このような場合，モノポーラ電極を用いたsaline enhanced coagulationが有効である．これは生理的食塩水を介在させソフト凝固モードで凝固止血する手法で，電極を出血点周囲から出血点へ囲い込むような操作がポイントであるが（図Ⅲ-4），血液が多い環境では適切な止血は困難なため，生理的食塩水を残しつつも血液を十分に吸引しながら凝固を行う必要がある．中枢の肝静脈壁の損傷でも小さな孔であれば，電極で瞬間的に「そっとなでる」凝固操作で，損傷孔を縮小させ止血に有効な場合もある．しかし，持続的な使用は，壁の脆弱化を招く危険性があるため控えたほうがよい．視認できるグリソン鞘に対するsaline enhanced coagulationは胆管の熱損傷を招き，胆汁瘻や術後胆管狭窄などの合併症をきたす可能性が高く行うべきではない．加えて脈管処理の際も残肝側は可能な限りクリッピングまたは結紮を心がけ，グリソン鞘に対しては止血操作というよりも「確実な脈管処理」を行

181

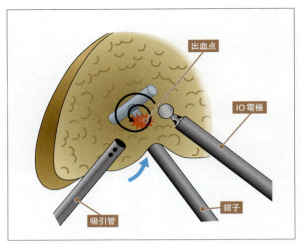

図Ⅲ-4　saline enhanced coagulationの操作法
出血制御のため鉗子などで肝を挙上し吸引管を併用しつつ，
出血点を囲い込むように凝固止血操作を行う．

う意識をもつことが，出血以外の合併症のリスク軽減にも重要である．一方，主肝静脈の損傷，とくに主肝静脈根部の損傷は最も危惧すべき出血である．その対応はおおむね縫合止血が必要となるため，これらの部位にかかわる術者は縫合技術を習得し，常に迅速な対応を想定しておくべきである．一般に，体内縫合では術者，対象，モニターが一直線に配置されるco-axialポジションや，縫合する対象と左右のポートが三角形を形成するtriangle formationが理想的であるが[6]，縫合止血の際は必ずしもこのような環境で行えるとは限らない．このため，トロッカーの追加や位置変更を考慮することや，助手が吸引や送水などを駆使し十分な術野確保を行うことで，可能な限り縫合止血に理想的な環境を整え，術者が縫合止血のみに専念できる状況におくことが重要である．両手を用いた縫合が困難な場合は，結紮手技を省略でき短時間で閉鎖が可能であるラプラタイ®スーチャークリップが有用な場合がある．

C　短肝静脈からの出血

短肝静脈からの出血は止血困難に陥ることがあり，確実なクリッピングによって「出血させない」ことが何より重要である．一部の損傷や脈管断端の頸が残されている場合は，下大静脈側を鉗子で大きく愛護的に把持しクリッピングを行えることもある（図Ⅲ-5）．このとき，慎重さを欠いた鉗子操作を行うと損傷部は容易に拡大するため注意を要する．一方で，引き抜き損傷などクリッピングが困難な場合は縫合止血を要する．

D　副腎からの出血

右肝授動操作で遭遇することがあり，まずは損傷部に止血剤を置いた後，右肝を正位置に戻すことで肝の重量で圧迫され，多くは出血制御が可能である．再度肝を脱転する

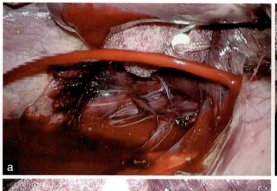
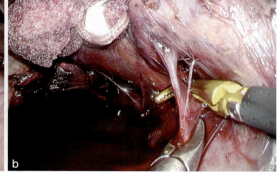
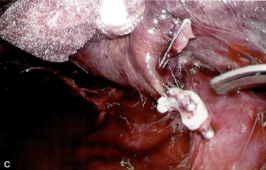

図Ⅲ-5　短肝静脈からの出血
a：短肝静脈からの出血
b：鉗子でクランプし出血制御
c：クリッピングによる止血操作（脈管処理）

とおおむね止血が得られているが，再出血をきたしやすく慎重な操作が必要である．saline enhanced coagulationは止血に有用であるが，副腎が刺激されることでごく短時間のうちに異常高血圧を認めることも多く，凝固止血の際は必ず麻酔科に声がけをして慎重な血圧の観察下に行うべきである．

E　HALS，Hybrid，開腹術への移行

　完全腹腔鏡下で出血制御が困難な場合，アプローチ法の変更を余儀なくされることもあるが，とくに右葉系の腹腔鏡下肝切除の場合HALSが有用な場合があり詳細は他項を参照されたい（図Ⅲ-6）．Hybridや開腹術へ移行する際，手術体位によっては開創器の設置位置の決定が難しく，開腹操作に時間を費やす可能性がある．このため執刀前に，あらかじめ開創器の固定器具を手術台の適した位置に設置しておき，いざというときに遅滞なく開腹操作が行えるよう準備をしておくことが重要である．また開腹によって一気に気腹が失われるため，思わぬ再出血や空気塞栓に遭遇する可能性も考えられ十分な注意が必要である．

F　止血確認時の注意点

　閉創前に止血確認を行うが，前述したとおり，腹腔鏡下肝切除では出血は気腹圧によっても制御されている．このため気腹下の観察で止血されていたとしても，見かけ上

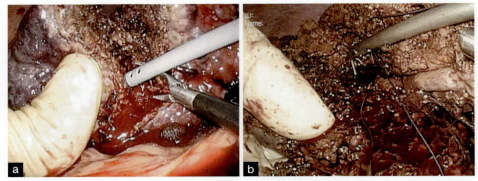

図Ⅲ-6　用手補助下（HALS）
a：HALSによる出血制御
b：HALS下での肝静脈縫合止血

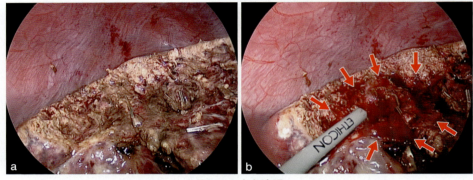

図Ⅲ-7　止血確認
a：気腹圧10mmHg下での観察
b：低圧気腹下での観察．複数ヵ所からの出血（矢印）を認め，再度止血操作を要した．

の可能性がある．最後の止血確認の際は，低圧気腹下での観察や，いったん気腹を止めて数分間放置した後，再度気腹を行って肝離断面などに凝血塊の付着や流血の有無を確認することで術後出血のリスクを軽減することができる（図Ⅲ-7）．

　腹腔鏡下肝切除における出血制御について概説した．出血の程度によっては腹腔鏡下肝切除を断念せざるを得ない場合もあるが，腹腔鏡下肝切除で遭遇する出血の多くは冷静かつ丁寧な操作によって克服できる可能性が高い．しかし，安易な止血操作は出血を助長させるばかりか，ほかの合併症を招く危険性もあり厳に慎むべきである．

第Ⅲ章 術中・術後のトラブルと回避法

2 他臓器損傷

　画像診断の発達により術前に十分なシミュレーションが可能となり，腹腔鏡下手術に用いるデバイスが改良され，肝腹側領域の部分切除や外側区域切除のみならず，葉切除，区域切除，亜区域切除のより高度な肝切除術式が腹腔鏡下で施行されるようになってきている．さらに，術式だけでなく肝硬変に伴う肝機能不良例，化学療法誘導性肝障害を背景にもつ症例，高度癒着が予想される再肝切除症例など，より難易度の高い肝切除でも積極的に腹腔鏡下肝切除が選択されるようになってきた．

　一方，デバイスが発達したとしても，腹腔鏡下手術の特性が大きく変化するわけではない．術野視野はモニター画像を通して認識し，奥行きに関する認識には限界があり，モニター画面に入らない部分はすべて完全な死角になる[1]．そのような腹腔鏡下手術の特性に由来する合併症については適応が拡大した現在こそ，より留意する必要がある．

　2010〜2018年でlaparoscopic hepatectomyおよびadverse effectをキーワードにPubMedで検索したところ，15編の論文がヒットし，症例報告を除いて実際に腹腔鏡下肝切除の合併症率について記載があったのは4編であった[2〜5]．腹腔鏡下肝切除の合併症率は12〜18％であり，他臓器損傷に関連する合併症として，後出血，気胸，腹腔膿瘍，脾損傷などがあげられていた．ただし，実際に副損傷があっても術中に対処できたものについては，合併症は発症せず統計には出にくいため，実際の他臓器損傷の頻度の把握は困難である．ここでは，筆者らが日常臨床で腹腔鏡下肝切除の際に留意する他臓器損傷につき手術の流れに沿って具体例をあげ，その対策について述べる．

A ファーストポート挿入時

　ポート挿入留置に関連する合併症は，腹腔鏡下肝切除の際の肝外合併症としては比較的高頻度なため注意を要する[6]．とくに手術既往のある症例でのファーストポート挿入は，腹腔内の癒着の程度が不明であるため注意が必要であり，「最初が肝心」とはこのことで，スムーズな手技が求められる．

1. ポートサイト出血

　肝臓以外の腹腔鏡術式でも当然起こり得るが，腹腔鏡下肝切除では，肝硬変，肝障害を伴う患者の頻度が高い．肝機能低下に伴う出血傾向により，出血をきたしやすいことはもちろんであるが，肝硬変に伴い腹壁に側副血行路を生じている場合があり，その場合の血管損傷は術中，術後の腹腔内出血や皮下出血を招く危険がある．とくに臍周囲やポートで腹直筋を貫く場合は注意したい．

2. 腹壁下癒着臓器損傷

「原発巣切除後の転移性肝腫瘍切除」や「再発に伴う再肝切除」では，前回の創直下での腹腔内臓器癒着が予想され，とくにファーストポート時に注意が必要である．

3. 体型や体位に伴う誤認

腹壁が薄く内臓脂肪も少ない痩せた例では，思いのほかすぐに腹部臓器に達してしまうことがある．一方，腹壁が厚く内臓脂肪過多症例では，小孔からでは創の様子が全くわからず，ブラインド操作が多くなりがちとなる．これらに体位変換が加わり，側臥位などで手術を始める際は，さらに副損傷のリスクが増加すると考えられる．

4. 対策について

a. 術前画像による腹壁側副血行路や癒着臓器の確認

術前検討時には，腫瘍病変の評価や予定切除範囲の評価などに目が行きがちであるが，腹腔鏡下肝切除を検討する場合（とくに肝硬変患者では），腹壁の側副血行路開存の有無や，腹壁への臓器癒着を予想確認することは必須と考えられる．

術前の3D-CTで腹壁情報や腹壁脈管走行を確認するのはもちろんのこと（図Ⅲ-8），血管や臓器情報を患者腹壁に投影させる報告もあり[7]，腹壁血管や直下にある臓器の損傷予防につながることが期待される．また，術前の超音波にて腹壁と臓器の移動性を確認することで，腹腔内癒着を評価しマッピングする工夫も試みられている[8]．

b. ポート挿入時の工夫

穿刺法に比べて開腹法にて直視下に腹腔に至ったほうが，他臓器損傷リスクは少ない．しかし，肥満患者などで腹壁が厚すぎる場合，10mm程度の切開では直視下の開腹が困難なこともある．その場合は，カメラ観察下にポート穿刺を行うオプティカル法の選択も考慮する[9]．

当科では，ファーストポート挿入時のリスク軽減のために，手術開始時に3cm程度

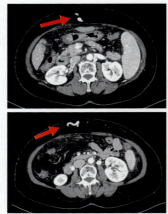
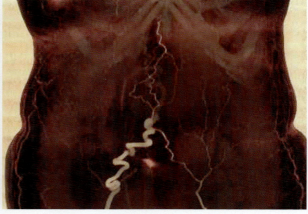

図Ⅲ-8 術前の3D合成画像
腹壁情報を術前画像で確認するために3D画像ソフト（SYNAPSE VINCENT）を用いて，CT画像から腹壁と腹壁血管走行の像を合成し，位置を把握する．

の小切開にて腹腔内にアクセスしている．これにより，腹壁条件にかかわらずほぼ直視下に，止血や癒着臓器の確認および剥離が可能である．創周囲の止血と癒着剥離を確認してから，マルチポートアクセスを装着しファーストポートとしている（図Ⅲ-9）．

また，手術途中でポート出血が判明した際などは，バルーン付きトロッカーに交換し圧迫することで出血をコントロールしておくことも可能である（図Ⅲ-10）．

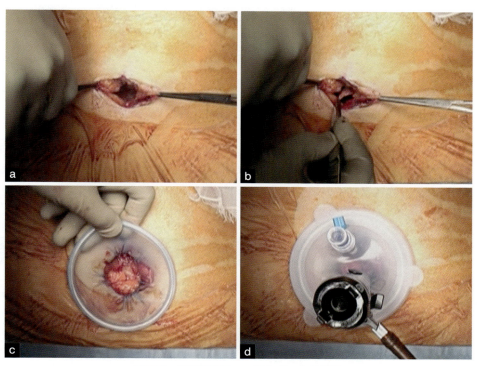

図Ⅲ-9　当科でのファーストポートの留置
　a　：30mm程度の小切開で開腹
　b　：創部直下の癒着も直視下に剥離可能
　c　：創周囲を可及的に剥離後，ラッププロテクター™装着
　d　：マルチポートアクセス（E・Zアクセス®）装着

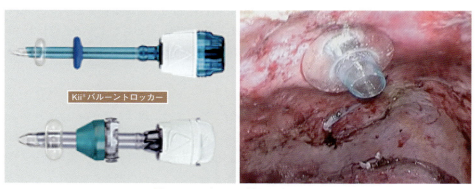

図Ⅲ-10　バルーン付きトロッカー
本来，安定的にトロッカーを固定するためのバルーンであるが，ポートから出血に対する圧迫止血にも使用できる．

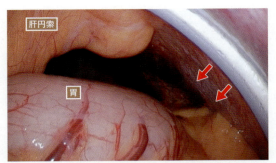

図Ⅲ-11 左側臥位での視野
左側臥位，肥満，挿管時の胃拡張などで，しっかりと気腹されていても，正中より左側では腹壁と臓器の間のスペースはほとんどなくなっている．

c. 左側臥位などの場合

　右側肝切除でとくに病変が背側にある場合，左側臥位，半側臥位などがとられることが多い．この場合，臍および正中より左側にポート留置する際は腸管など腹部臓器が腹壁側に寄っていることが多いため，思いのほか近くに臓器があり，スペースが限られることから留置には注意が必要である（図Ⅲ-11）．

B　肝と他臓器の癒着剝離時

　腹腔内観察の後，肝に癒着している臓器があればそれを剝離することが必要となる．前回の手術術式や既往歴にもよるが，主に大網，横行結腸，十二指腸，横隔膜などとの癒着が予想され，それらの剝離の際は臓器損傷に注意する．

1．大網損傷

　損傷そのものは大きな問題とはならないが，それに伴う出血が問題となる．とくに肝硬変症例では損傷時出血しやすい．そのため電気メスのみでなく，超音波凝固切開装置（LCS）やバイポーラ型の熱シール装置などのデバイスを使用しての大網処理を考慮する（図Ⅲ-12）．一方で，大網内に横行結腸や小腸が癒着して隠れていることも多く，癒着の状況がわかりにくい場合は，浅く剝離しながらこまめに止血および切離を繰り返す（図Ⅲ-13）．ブラインド操作での凝固デバイス使用は極力避けたい．

2．腸管損傷

　癒着の程度が軽ければ，電気メスなどでの剝離はドライかつスピーディーではあるが，気づかずに通電していることもあり，消化管の熱損傷が懸念される（図Ⅲ-14）．消化管の近くでは，鈍的剝離や剪刀による鋭的剝離を併用する．大腸癌術後の吻合部付近や重症胆囊炎術後など高度癒着がある場合は，その周囲から剝離し，高度な部分は十分に視野が確保されてから剝離することなどは，開腹手術時の損傷予防と変わるところはない．
　消化管周囲の癒着剝離でデバイスを使用する際は，熱の広がり方や前方キャビテー

2 他臓器損傷

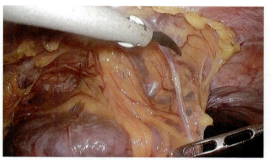

図Ⅲ-12 肝硬変例による大網血管の拡張
出血しやすいため，各種デバイスでシールしながら処理する．鉗子で張力をかける際の損傷にも注意が必要である．

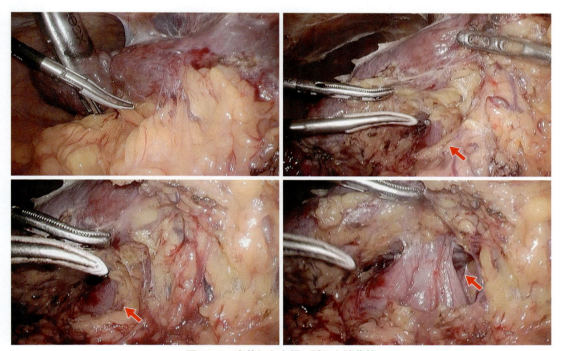

図Ⅲ-13 癒着した大網に隠れた消化管
胆嚢摘出と肝部分切除の既往例．大網を処理すると，すぐ背側で十二指腸の癒着も認めた．出血しやすいため，ブラインド操作を極力避けつつ，バイポーラ型の熱シールデバイスで剥離を進めた．

ションが生じるといった各デバイスの特徴を把握して選択する必要がある[10, 11]．また，消化管の直接把持による器械的損傷にも留意しておきたい．

　腸管損傷があった場合は，最小限の周囲剥離ができた後，速やかに修復しておくことで，後から損傷部位が再同定できないという事態を避けるようにする．修復自体は小範囲損傷であれば損傷部の縫合閉鎖で問題ないことが多い．

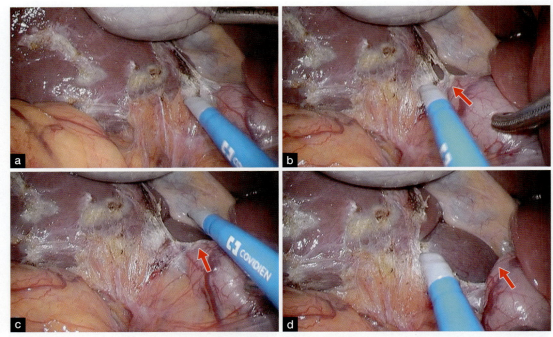

図Ⅲ-14 電気メスによる熱損傷
強い癒着でないため，電気メスで剥離を開始した(a)．消化管近くで電気メスを使用したため，軽度の熱損傷をきたしている(b, c)．さらには，剥離後は張力がかからず確認しづらい位置になってしまっている(d)．

C 肝脱転時

　肝脱転時には，横隔膜や心囊損傷のほかに，副腎や下横隔静脈，肝静脈根部，下大静脈(IVC)の損傷といった大出血の危険をはらんだ副損傷を起こし得る．

1. 心囊膜，横隔膜損傷

　肝鎌状間膜から冠状間膜を切開する際に起こると考えられる．速やかに膜を切開し術式を進めたいところではあるが，電気メスでの押し切りやLCSの前方キャビテーションに十分注意が必要である．とくに右肝脱転の際の横隔膜膜部と肝の剥離の際に横隔膜損傷をきたしやすい．十分な右肝脱転が必要な術式では，術前から左側臥位や半側臥位にする，もしくは術中に頭高位にするなどして，視野展開時に肝の重みを利用するなどの配慮が必要である．

　一度無漿膜野を剥離した後の再肝切除や穿刺によるラジオ波焼灼療法後など，肝実質と横隔膜が強く癒着している場合（図Ⅲ-15），または腫瘍が直接横隔膜に浸潤している場合などは，むしろ計画的に合併切除をしたほうがかえって肝実質や横隔膜の大きな損傷を防ぎ得ることもある．

　直接肺や心臓に損傷が及ばない限り，縫合閉鎖，脱気，胸腔ドレーン留置で横隔膜合併切除も安全に施行できる．再肝切除による癒着や腫瘍浸潤などで広範に横隔膜が欠損する可能性がある場合，修復にはゴアテックス®パッチの使用も考慮し準備しておく．

2 他臓器損傷

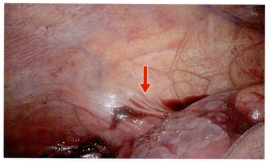

図Ⅲ-15　肝硬変，ラジオ波焼灼療法既往例
肝実質と横隔膜の一部が強く癒着している．横隔膜の膜部にあり，手前の肝実質が干渉して鉗子の自由度も下がることから，横隔膜損傷をきたしやすい．

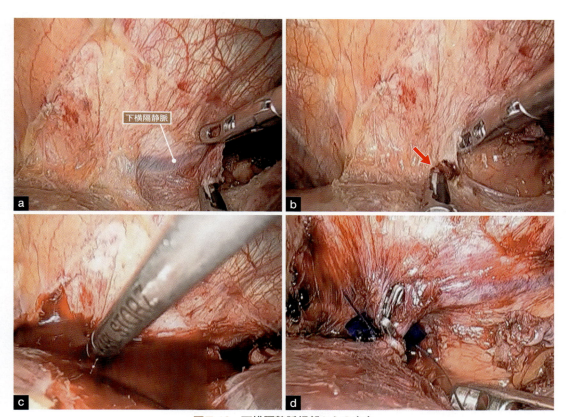

図Ⅲ-16　下横隔静脈根部からの出血
下横隔静脈付近での不用意な熱デバイスの使用により出血し（a，b），一瞬で視野が失われる（c）．出血部圧迫で視野確保の後に，ラプラタイ®付き縫合糸で縫合止血を施行する．

2．下横隔静脈，肝静脈根部，下大静脈の損傷

　肝脱転の際に最も注意すべき副損傷といえる．電気メスでの安易な切離や，LCSの前方キャビテーションによるものが多い．とくに下横隔静脈と肝静脈根部周囲の剥離の際は注意が必要であり（図Ⅲ-16），十分に離れたところから膜切開を進め，これら静脈の近くでは切開すべき膜と静脈を十分に剥離しておいてから切開したほうがよい．側臥位な

どいつもと異なる体位でかつ近接視野の場合，肝静脈の流入部位を誤認することもあるため，同部での膜切開では周囲臓器との位置関係や施行すべき膜切開の進行方向をよく確認しておく必要がある．

　IVCの損傷は短肝静脈の処理の際にも起こることがあり，とくにIVC近くの腫瘍で短肝静脈も隣接している場合などは，静脈が腫瘍の影響を受け圧迫され，視野不良で損傷をきたしやすいと考えられる．

　これら血管損傷をきたしやすい部位はある程度あらかじめ予想できることから，先に十分に周囲の剝離などを施行し，術野展開をよく行ってから処理することが大切である．しかし，注意していても損傷が起こる場合もあり，損傷した場合は出血量が多いため術野が一変しリカバリーが困難な事態に陥りかねない．そこで，「圧迫による一時止血と術野確保」から「ヘモスタットによる圧迫や縫合閉鎖による止血」への手順や，術者助手の役割については普段からチーム内でシミュレーションしておく必要があると考えられる．また，シート状のヘモスタットやラプラタイ®を付けた状態の縫合糸など，止血のための材料はすぐに使えるよう準備しておいたほうがよい．

3. 副腎損傷

　右肝脱転の際に，肝実質と副腎の剝離が必要なことがある．副腎は不用意な剝離で出血しやすい(図Ⅲ-17)．またその場合，出血量が多く視野不良となることがあり，出血点がはっきりしないまま焼灼などを試みてもコントロール困難となりがちである．まず

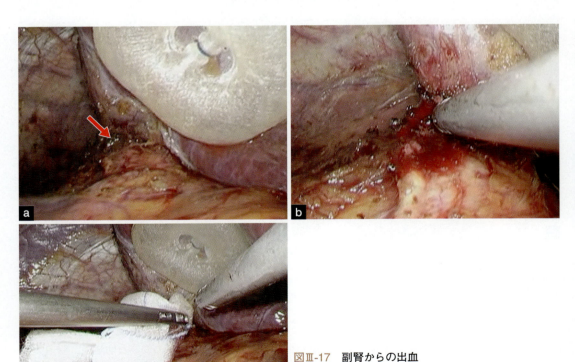

図Ⅲ-17　副腎からの出血
右副腎と肝実質が強く癒着していることがあり(a)，不用意な剝離や無理な展開ですぐに出血する(b)．焼灼で止まらないことも多く，まずは圧迫し視野を確保する(c)．肝の重さも利用して圧迫すると効果的．

は落ち着いて圧迫止血を行い，出血点を同定してから止血を試みるべきである．また，右副腎静脈がIVCに還流するのみでなく，近傍の短肝静脈に還流していることもあるため[12]，無理な止血操作で短肝静脈やIVCを損傷する可能性があり，注意が必要である．

　しかし，腹腔鏡下手術のほうが開腹時よりも術野が良好なことも多く，エネルギーデバイスなどを用いれば，問題なく剥離できることがほとんどである．なかには，肝実質と副腎が強固に癒着している場合や，かなり頭側まで副腎と肝が癒着している場合がある．このようなときは開腹時と同様に，IVC前面を通して副腎と肝の癒着部の背側にテーピングをかけておいてから，熱シールデバイスや自動縫合器などで処理することで，出血をコントロールしやすくなる．

D　肝実質切離時

　肝実質の切離時に，他臓器損傷をきたす可能性は比較的低いと考えられる．しかし，ポートからの器具の出し入れの際のブラインド操作で大網や消化管を損傷することなどは起こり得るため，器具の移動や周囲組織の把持開放は極力鏡視下で行う必要があり，カメラ助手との共同作業が重要である．また，鉗子やデバイスの経路上に癒着した他臓器などが隣接し触れてしまう場合は，肝実質切離中の視野外でそれら臓器損傷につながることがある．あらかじめ剥離の追加や，ガーゼやスポンジなどのリトラクターを用いて，器具のシャフトによる臓器損傷を防ぐようにしたい．

E　閉創時

　肝実質切離および洗浄後にもう一度術野を確認する．隠れた横隔膜損傷や熱損傷による消化管損傷が遅れてみつかる可能性があることから，横隔膜が腹腔側に膨隆しているときや，洗浄後も腸液様の汚染があるときなどは，徹底的に隠れた臓器損傷がないか確認する．損傷は必ずしも肝実質切離術野付近とは限らないため，損傷箇所がみつかるまで検索範囲を広げて確認する．

　ポート抜去時は，ここで初めて出血や損傷が判明することもあるので，注意が必要である．ポート留置部は創が小さく体表からの確認は困難なため，確実に鏡視下で確認し必要があれば修復止血を行っておきたい．焼灼で止血できないほどの出血の場合は腹腔側からの縫合なども検討するが，運針困難なことも多い．その場合は，鏡視確認下にエンドクローズ™やクローズシュアー™などを用いた筋膜縫合などで確実な止血を図っておきたい．

第Ⅲ章 術中・術後のトラブルと回避法

3 ガス塞栓

　腹腔鏡下肝切除の術中に起こり得る合併症の一つにガス塞栓がある．ガス塞栓は，肝実質には低圧系の肝静脈が存在するという解剖学的特殊性から術中危惧される重篤な合併症であり，これを回避するための工夫が安全に腹腔鏡下肝切除を行うために必要である．
　ここではこれまでの腹腔鏡下肝切除におけるガス塞栓に関する報告，および筆者らの経験したアルゴンガス塞栓症例をあげるとともに，ガス塞栓を回避するための工夫について述べる．

A　ガス塞栓症

1．炭酸ガス塞栓

　わが国では腹腔鏡下手術での気腹に使用される炭酸ガスによるガス塞栓症に注意を喚起した報告が多い[1〜5]．一方，欧米では術中偶発症としてのガス塞栓の報告はほとんどなく，実際には臨床で問題となる炭酸ガス塞栓を経験することは極めて少ないとも報告されている[6,7]．
　ブタを用いた動物実験で腹腔鏡下に肝切除を施行し，経食道心エコーでガス塞栓を観察したところ，全例で認められたと報告されている[8]．同じくブタを用いて気腹圧と中心静脈圧（CVP）の設定を変えて腹腔鏡下肝切除を行った実験では，経食道心エコーでほとんどのブタにガス塞栓が確認されたが，CVP低値群のみに循環動態の変化を認めたと報告している[9]．一般的には肝実質切離時に出血を減少させるためにCVPを低く保つが，腹腔鏡下肝切除時の低CVP管理は理論的にはガス塞栓のリスクが高くなる．
　臨床で問題となるのは，マイクロバブルとして血管内に混入したものではなく，マクロなガス塞栓である．Biertho らは，腹腔鏡下肝切除症例の約1％にガス塞栓を認めたと2002年に報告している[10]．しかし過去の報告では，ガス塞栓を起こしたとしても，通常，ごくわずかな循環動態の変化しか生じないといわれている[11〜13]．また，炭酸ガスによる気腹は空気と比べてもガス塞栓は起こりにくいという報告もあり，気腹圧を低く維持することで，さらにガス塞栓のリスクは軽減すると考えられている[14]．肝切除含めたすべての腹腔鏡下手術中に起こるガス塞栓症発生率は約0.15％とかなり低く[15]，腹腔鏡下の胆嚢摘出術では0.06％であったと報告されている[16]．しかし，ガス塞栓症が発症すると死亡率は30％と高くなるため[17,18]，腹腔鏡下手術自体は低侵襲であるものの，生命を脅かす可能性のある合併症を引き起こす可能性があることを忘れてはいけない．
　現在，ハイボリュームセンターを中心に肝葉切除などの主要な解剖学的肝切除術式

も広く行われている．肝葉切除や区域切除は，肝静脈をメルクマールに（切離面に露出して）実質切離を行い，しかも切離面積が大きくなることが多いためガス塞栓が起こりやすいと考えられるが，多くのハイボリュームセンターでは，腹腔鏡下肝切除は気腹圧12mmHg未満で行われており，臨床的に重度のガス塞栓症の発生率は低いことが報告されている．しかしながら，術中の最適な気腹圧設定とガス塞栓の発生リスクを明らかにするための検討は今後も必要である．

肝切除例に限らず腹腔鏡下の虫垂切除や胆嚢摘出でのガス塞栓症例が報告されており[19,20]，死亡症例の報告もある[20]．死亡例は剖検結果から，手術開始時に用いた気腹針による総腸骨静脈損傷部位（径1mmの小穴）から血管内にCO_2が侵入し，突然の心肺停止が原因であることが判明した．

開腹下肝切除と比較した腹腔鏡下肝切除の利点は，低侵襲性以外には拡大視効果により良好な術野が得られること，気腹圧による少ない出血量があげられる．肝切離中に出血が多いとき，麻酔科医にCVPを下げてもらったり，気腹圧を上げたりしているが，気腹圧を上げ過ぎるとガス塞栓のリスクは上昇する．しかも気腹圧をいくら上げても出血は制御できない場合がある．気道内圧が高い場合は気腹圧を上げるとCVPも上昇するため，静脈性出血の制御は困難である．一方，気道内圧が高くない場合は気腹圧がCVPより高くなりやすく，その際に下半身からの静脈還流量が減少してCVPが低下し，ガス塞栓のリスクが高くなることが報告されている[21]．CVPよりも気腹圧を高く設定することばかり考えず，麻酔科医に気道内圧や1回換気量を下げてもらうのも有効な手段の一つである．

2. アルゴンガス塞栓

アルゴンビーム凝固装置（ABC）は，強力な止血能力をもっており通常の開腹手術では多用されている止血器機である．しかしながら，腹腔鏡下肝切除に限らず他領域の腹腔鏡下手術においてもガス塞栓をきたし心停止をきたす恐れがある[20]．その原因はアルゴンガスの血液溶解度が非常に低いためであり，血液に混入しても比較的安定して気体そのままの形状を保ち存在できるということがあげられる．CO_2の血中溶解度が0.495mL/mLであるのに対して，アルゴンガスでは0.029mL/mLと約17倍の不溶性を有する[22]．ブタを用いた実験において，大腿静脈からCO_2，N_2Oといった可溶性ガスとアルゴンガス，ヘリウムガスといった非可溶性ガスを注入したところ，非可溶性ガス注入群では有意に肺動脈圧が高く，終末呼気炭酸ガス濃度（$ETCO_2$）は低値であった[23]．このことから非可溶性ガスであるアルゴンガスはガス塞栓をきたしやすいことがいえる．

ABC使用時には，短時間に大量のアルゴンガスが一気に噴出するため過剰な腹腔内圧の上昇をきたす．したがって，通常は気腹下でABCは使用しない．以前，筆者らはトロッカーの通気口を解放し腹腔内圧が上昇しないよう注意しながらABCを使用していたが，後述するアルゴンガス塞栓症例を経験後は一切使用しないことにしている．

3. 圧縮空気，窒素ガスによる塞栓

肝切除術に限らずいろいろな手術でより強固な止血を得るためにフィブリン糊などの

止血剤がスプレーキットにセットされて使用されているが，通常，圧縮空気または窒素ガスにより噴霧されている．開腹手術に限らず，以前から腹腔鏡下手術でも専用のスプレーキットが製品化されており，ガス塞栓の危険性はあるものの，これまではトロッカーの通気口を解放して腹腔内圧が高くならないように注意すればよいという認識で使用してきた．しかし，最近ではトロッカーの通気口を解放しても，圧縮空気や窒素ガスを用いてスプレーすることが禁止され，腹腔鏡下手術で使用する場合は用手的に噴霧することと添付文書も改正された．

B　アルゴンガス塞栓症例（自験例）

70代の女性．非B非C肝硬変（Child-Pugh A）が併存する多発肝細胞癌（S4：2cm, S6：1cm）症例であり，2ヵ所の病変はともに肝表面近くに存在していたため，腹腔鏡下にマイクロ波凝固によるpre-coagulation（前凝固）を併用した部分切除を行う方針とした（図Ⅲ-18）．

カメラポートを挿入し気腹圧8mmHgの設定で気腹した後，鉗子用トロッカーを2ヵ所置き開始した．肝右葉を軽度授動後にS6病変の切離予定線に沿ってマイクロ波凝固によるpre-coagulationを行った．続いてS4病変についても同様に切離予定線に沿ってpre-coagulationを行っていたところ，マイクロ波凝固針を抜いた部位より出血を認めたため，まず電気メスで止血した．しかし十分な止血が得られず出血が続くため，トロッカーの通気口を解放しつつ腹腔内圧を上昇させないよう注意しながらABCを用いて止血を試みた（図Ⅲ-19）．腹腔内圧上昇時に作動するアラームは鳴らなかったためABCによる止血を続けていた．出血の勢いも弱まってきたため，仕上げとばかりにABC先端が肝表面の出血点に接するくらいの距離で止血を続けたところ急激な血圧低下（140mmHg→50mmHg）およびETCO$_2$の低下を認めた（図Ⅲ-20）．脈拍は30台の徐脈となり，手術操作を止め心マッサージなどによる蘇生を開始した．留置していた中心静脈カテーテルより麻酔科医がガスを吸引したことからガス塞栓症と診断した．約18分後

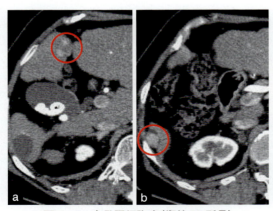

図Ⅲ-18　多発肝細胞癌（術前CT所見）
　　　　a：S4（2cm），b：S6（1cm）

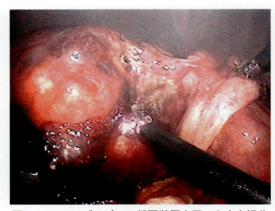

図Ⅲ-19　アルゴンビーム凝固装置を用いた止血操作

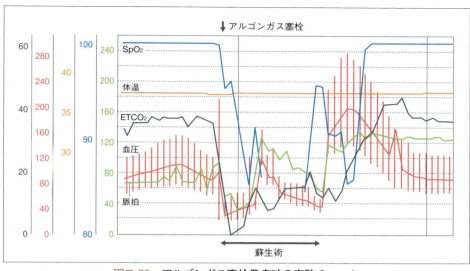

図Ⅲ-20　アルゴンガス塞栓発症時の麻酔チャート

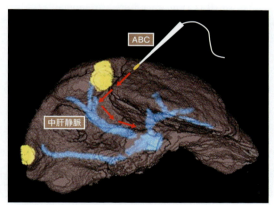

図Ⅲ-21　自験例において想定されたアルゴンガス塞栓の原因

に酸素飽和度は100％（純酸素投与下）となり循環動態も安定したため，開腹移行し2ヵ所の肝部分切除を行い手術は終了した．

その後，頭部および胸腹部のCTを施行しICUへ入室した．CTでは両側肺に浸潤影を認めたが，脳浮腫および大動脈，肺動脈内にガス像は認めなかった．

ICU入室4時間後には覚醒し，麻痺などもなく，低酸素脳症による合併症は認めなかった．呼吸状態も良好で翌朝抜管した．その後はとくに問題となる合併症はなく，順調に回復し術後4週間後に退院した．

自験例におけるアルゴンガス塞栓の原因について考察する．マイクロ波による穿刺部位の出血は肝表ではなく，その奥にある中肝静脈分枝からの出血であり，出血点にABC先端が接する距離でABCを使用したことにより，肝表面から穿刺経路に沿って肝実質内にアルゴンガスが侵入し肝静脈損傷部までガスが到達したと考える．腹腔内にガスが拡散することなく，直接肝静脈内へ侵入したために腹腔内圧も上昇せずアラームが作動

表Ⅲ-1　アルゴンガス塞栓症例

case	age (years), sex [male (M), female (F)]	primary disease	laparoscope	procedures	possible key processes	outcome	reference
1	N/A[a], M	HCC, LC	Yes	hepatic resection	N/A	dead	24
2	1.7, F	PTLD, s/p LTx	No	lymph node Bx needle liver Bx	hepatic needle puncture	alive	25
3	44, F	Bile leak, s/p LTx	No	bile duct revision needle liver Bx	direct ABC-liver contact hepatic needle puncture	alive	26
4	82, F	cholecystolithiasis	Yes	cholecystectomy	possible hepatic venous injury	alive	22
5	77, F	HCC, LC	No	hepatic resection	N/A	dead	27
6	61, F	intrahepatic lithiasis	Yes	hepatic resection	possible hepatic venous injury	alive	28
7	77, F	HCC, LC	Yes	MCT hepatic resection	direct ABC-liver contact hepatic needle puncture	alive	29

ABC：Argon beam coagulator, HCC：hepatocellular carcinoma, LC：liver cirrhosis, MCT：microwave coagulation treatment, PTLD：post-transplant lymphoproliferative disorders, s/p LTx：state of post liver transplantation, a：not available

しなかったのではないかと考えた（図Ⅲ-21）．自験例を含めて，これまでに報告されているアルゴンガス塞栓症例7例（表Ⅲ-1）[22, 24〜29]をみるとリスク因子は，①気腹下での鏡視下手術，②肝への針穿刺，③ABC先端と肝との接触，④肝静脈系の損傷があげられる．7例中4例が肝切除施行例であったが，ほかの3例は針生検や胆嚢摘出術であった．しかも生検後にガス塞栓が起こった2例は開腹の症例であった．このことから気腹下でのABC使用に限って起こり得る術中偶発症ではないということがわかる．自験例もそうであったが，開腹下での使用でもABC先端と肝とが接触した状態でガス噴射するのは非常に危険である．

C　ガス塞栓への対処

　腹腔鏡下肝切除に限らず，腹腔鏡下手術において炭酸ガス塞栓が起これば突然の血圧低下や不整脈・徐脈が出現する．循環動態の変動をきたすようなガス塞栓の場合，終末呼気CO_2分圧の低下によって発見されることが多い．CO_2の低下があれば，経食道心エコーや胸壁ドップラー心雑音の検査をする．その場合の対応は，気腹中であればただちに送気を中断し，笑気投与を中止し，純酸素を吸入させる．また，体位を頭低位，左側臥位とし右房カテーテルから炭酸ガスを吸引，除去する[3]．

　肝切除に限らず腹腔鏡下の手術では程度の差はあれ，ミクロのレベルでのガス塞栓は起こっていると考えられる．したがって，臨床上問題となるマクロなガス塞栓を予防することが重要である．現在，腹腔鏡下でもほとんどの肝切除術式が保険収載されている

が，安全な腹腔鏡下肝切除のさらなる普及のためにはガス塞栓を防止するための取り組みが重要である．

　術中のABC使用あるいはフィブリン糊など止血剤噴霧スプレーの使用に関しては，トロッカーの通気口を解放して腹腔内圧上昇を予防したとしても，肝損傷部位から直接肝静脈内にガスが侵入することがあるため腹腔鏡下では使用すべきでない．

第Ⅲ章 術中・術後のトラブルと回避法

4 自動縫合器関連

　肝切除手術に対する自動縫合器の応用により腹腔鏡下肝切除は飛躍的な発展を遂げたが，この自動縫合器によるトラブルは，しばしば重篤な合併症の原因となり得る．したがって，腹腔鏡下肝切除を行う際には，自動縫合器の特性を十分理解しておかなければならない．

　肝切除においては，主にリニアステープラーを，グリソン一括切離や胆管，門脈などの個別処理，肝静脈切離や，脈管に肝実質をつけて切離する外側区域切除，肝実質を切離するstapler hepatectomyなどで使用している．

　自動縫合器を使用する際に重要なことは，①切離する組織が均一の厚さであること，②肝実質にかかったクリップなどを噛み込まないこと，③ステープラーの厚さを十分に考慮することである．各シチュエーションでどのようなステープラーカートリッジを使用するかは，本書の第Ⅱ章「術式別の手術手技」を参照されたい．ここでは，自動縫合器のトラブルの種類，その回避法，対策について述べる．

A　トラブルの種類

1．ミスファイヤー（ステープル不形成）

　原因は，①ステープラーカートリッジの選択ミス，②器械の構造上の欠陥のいずれかが考えられる．とくに薄いカートリッジで肝静脈などの脈管を切離する際に肝実質がついていたり，横隔膜などの周囲組織を噛み込んでしまっていたりする場合や，厚い組織に薄すぎるステープラーを使用すると，ミスファイヤーが起こる．組織厚に適したカートリッジを選択することと，対象組織が厚い場合にはカートリッジの根元まで組織を挿入しないこと，カートリッジをゆっくり閉じること，ファイヤーの前に15秒程度時間をおいて組織を圧縮することにより，ステープラーに組織をなじませてから切離することが勧められる．肝静脈根部などを切離する際にミスファイヤーが起こると，重篤な大出血や空気塞栓が起こり得る．stapler hepatectomyにおいては，術中ミスファイヤーが起こった場合，出血量が有意に多く，46.1％に術後合併症が起こり（ミスファイヤーなしの場合13.2％；オッズ比5.6），死亡率も15.4％（ミスファイヤーなしの場合3.1％；オッズ比5.7）に有意に上昇したと報告されている[1]．

2．後出血

　動脈性出血がほとんどである．グリソンは動脈血流が豊富であり，切離後，閉腹前にしっかり断端のステープル形成の状態および止血を確認することが重要である．グリ

4 自動縫合器関連

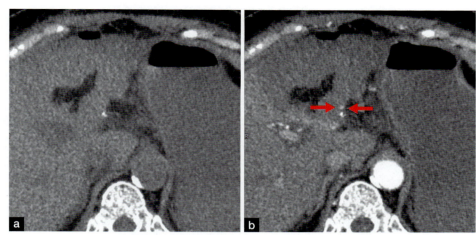

図Ⅲ-22 自動縫合器で切離したグリソンからの術後3日目の出血
a：単純CT，b：造影CT
グリソンからの出血は動脈性出血であり，微小なものでも出血が続くことがある．

ソンの微小動脈からの出血であっても，術後数日経過して後出血を認めることもある（図Ⅲ-22）．

3. 残肝の脈管（とくに胆管）の巻き込み

　腫瘍が切離予定グリソン近傍に位置する場合に，無理に中枢側に寄って切離しようとすると，残肝の脈管，とくに胆管を巻き込んでしまい，胆管狭窄をきたすことがある．グリソンを自動縫合器で切離する場合には，肝離断面が十分に開いた良好な視野のもと，切除グリソンの首を長くして，末梢側で無理なく切離できるように心がけるべきである．またステープラーの先端が，ほかの組織を巻き込まないよう留意することも極めて重要である．

4. ファイヤーが途中で止まってしまう

　1ストローク目から，あるいは途中からファイヤーが固くて握れない状況があり得る．原因としてはカートリッジ誤装填や厚すぎる組織を挟んだ状態に安全機構が働く場合（ロックアウト），あるいはクリップなどの噛み込みが考えられる．

B 対処法

1. グリソンからの出血

　グリソン切離後には動脈性出血が多く，切離後，閉腹前にしっかりと確認すべきである．出血のある場合には，クリップか縫合で止血する．
　組織厚に応じた適切なカートリッジ選択に加え，切離対象組織が厚い場合，ステープラーの根元まで組織を挿入しないこと，ゆっくり圧挫すること，切離後に断端のステープル形成の状態および止血を確認することが重要である．

2. 残肝脈管(とくに胆管)の巻き込み

　日本肝胆膵外科学会の高度技能専門医制度委員会では，開腹，腹腔鏡にかかわらず右側肝切除においてグリソン一括で処理する場合には一次分枝で処理するのではなく，二次分枝以下で処理することを推奨している．開腹の肝切除同様，肝門部付近に腫瘍が存在する場合には，個別処理を行うほうがよい．術前，安全に切離できる術式をシミュレーションしておくことが大切であり，やむを得ず中枢側に寄って切離しなければならない場合には，術中造影かICG蛍光法により，残肝の胆管狭窄がないことを確認すべきである．

3. 下大静脈・肝静脈切離からの出血

　主要肝静脈根部や右下大静脈靱帯，右副腎の処理時，あるいは太い右下肝静脈の処理時など，ミスファイヤーや切離時に強いテンションをかけることによる血管の裂傷などにより，下大静脈(IVC)あるいは肝静脈根部から思わぬ大出血や空気塞栓をきたす可能性がある．ミスファイヤーによる大出血が起こったとき，グリソンや肝静脈末梢であれば，開腹に移行するとしても完全鏡視下で当面の圧迫止血は可能であるが，IVCや肝静脈根部の損傷は致死的である．内視鏡技術に精通した肝臓外科医であれば，腹腔鏡下に修復できたという症例報告もみられるが[2]，内視鏡下の縫合止血に精通していない場合には，手間取っていると術中死を招く恐れもあり，よほどの症例数の経験と自信がない場合には，躊躇することなく開腹移行を選択すべきである．ただし，開腹してもその止血は簡単ではなく，いかに短時間で開腹して，吸引しながら肝静脈根部にアプローチし，術野をつくり，損傷部位を修復するかを普段からチームの間でディスカッションして，イメージトレーニングしておく必要がある．

　開腹移行後の対応は，開腹肝切除におけるIVCからの出血と同様であるが，このような場合に備えて，肝静脈根部を切離するような腹腔鏡下肝切除は，肝胆膵高度技能専門医あるいは指導医のような開腹肝臓外科にも精通した上級医が手洗いで手術に入っていることが好ましいと考える．すなわち，まず損傷部位を鉗子やガーゼなどで可能な限り圧迫止血し，空気塞栓を避けるために頭低位にして，麻酔科，自科の人員の招集を求める．速やかに開腹した後は，IVC，肝静脈からの出血は圧が低く術者の指の圧迫で止血できるはずなので，まずは慌てないで指先で止血を行う．決して急いで鉗子をかけて止血しようとしてはいけない．ブラインドの鉗子操作で出血している裂孔部が，さらに大きくなるリスクが高いからである．小さな裂孔からの出血であれば，先曲がりの鑷子で把持しながら縫合止血が可能であるが，大きな裂孔からの出血の場合には，指で止血しながらまずは出血部の近傍(IVC)に大きな針の3-0プロリン糸をブラインドでかけることである．このプロリン糸を保持することで状況は好転する．プロリン糸を保持しながら，引き続き指で止血しつつ，裂孔部に大きな針の3-0プロリンをかけるともう安全である．その後は，止血していた指先を少しずつずらしながら縫合止血を進めていく．大きな針のプロリン糸を出血部近傍のIVCにかけることがピットフォールを抜け出すポイントである．

　このような事態を避けるために，血管クリップを装着してからステープルで切離した

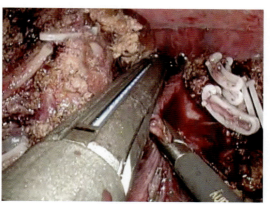

図Ⅲ-23 腹腔鏡下右葉切除における右肝静脈切離
万が一のミスファイヤーに備えて鉗子で右肝静脈根部を把持する．

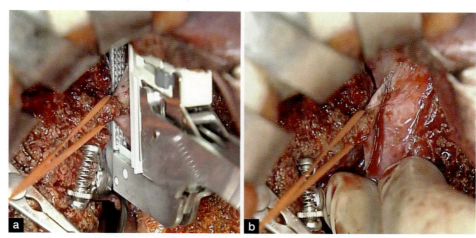

図Ⅲ-24 腹腔鏡補助下グラフト採取術における肝静脈切離
カッターのついていないTA™ステープラーにてステープリングした後に，ハサミで切離する．

り，ミスファイヤーに備えて自動縫合器で切離するときには，鉗子と吸引管を操作視野のなかに入れておく，あるいは肝静脈根部を把持したりする慎重さも必要である（図Ⅲ-23）．また，腹腔鏡補助下肝切除で小開腹を置いている場合には，TA™ステープラーなどのカッターのついていないステープラーで縫合し（図Ⅲ-24），ステープル形成の状態，ステープルラインを確認しながら切離するのも一つの安全な方策と考える．

4. ファイヤーが途中で止まってしまう場合の対処法

このような状況に対しては，各メーカーの手動，電動いずれの自動縫合器も解除法が必ずある．現場で慌てないためにも使用前に，途中でファイヤーが止まってしまった場合の解除法について各メーカーのホームページやパンフレットなどで確認しておく必要がある．ステープラーによる切離予定部位周囲では，極力クリップの使用を控えるなど，熟考しながら肝実質切離を進めるべきである．

自動縫合器の原理，使用方法を術前にしっかり把握しておくことが重要である．また，重篤な合併症につながるミスファイヤーを防ぐためにもカッターの厚さの選択で迷ったときには，厚めのカッターを選択したほうがよい．万が一，ミスファイヤーが起こり，開腹移行せざるを得ないときには，どのような手順で行うか，チームで話し合っておく（訓練しておく）ことも重要である．

肝臓内視鏡外科研究会での
アンケート結果

　2010年4月に腹腔鏡下肝部分切除術と腹腔鏡下肝外側区域切除術が保険収載されて以降，腹腔鏡下肝切除の実施件数は顕著な増加傾向を示していたが，2014年11月に，保険適用外の高難度肝切除術を腹腔鏡下手術で施行し，患者が死亡するケースが相次いだとのマスコミ報道がなされ，腹腔鏡下肝切除に対する社会の風当たりが強まり，施行例も急激に落ち込むこととなった．肝臓内視鏡外科研究会では，腹腔鏡下肝切除の実施状況を把握し，安全性を正確に評価することを目的として，手術実施前に症例を登録する前向きレジストリーシステムを構築し，2015年に運用を開始した．一方，前向き登録システム開始以前の手術成績がどうであったかを明らかにするために，後ろ向きのアンケート調査を行うことも第9回肝臓内視鏡外科研究会（2015年11月）中に決定され，筆者らの施設が実施を担当することとなった．ここでは，実施したアンケート結果を報告する．

本アンケートの目的，方法

　本アンケートは腹腔鏡下肝切除症例前向き登録開始以前の成績を明らかにすることを目的とした多施設後ろ向き研究として行われた．2016年2月に獨協医科大学病院生命倫理委員会の承認を受けた後（承認番号27131），肝臓内視鏡外科研究会参加施設へ研究参加を呼びかけ，最終的に66施設から4,112症例が登録された．

　調査項目は，前向き登録における項目と同一とした（表1）．調査データはExcelファイルに記入された状態で回収，連結され，IBM SPSS Statistics ver.24を用いて解析を行った．

表1　アンケート調査項目

A．治療開始前項目
患者背景，倫理委員会の承認の有無，治療費用，疾患名，腫瘍占拠部位，最大腫瘍径，腫瘍数，主要脈管との関係，リンパ節転移・肝外転移の有無，HBV・HCV感染の有無，腹腔鏡手術の予定アプローチ法，予定術式，術者の腹腔鏡下肝切除経験数，手術既往，全身状態，肝予備能，腹腔鏡下肝切除のdifficulty score[1,2]

B．手術終了時項目
手術日，手術アプローチ，術式，切除肝個数，同時手術の有無，局所凝固療法の併用の有無，術式変更の有無，手術時間，出血量，術中輸血の有無，術後ドレーン留置の有無，術中偶発症の有無，背景肝の状態，手術操作および内視鏡手術設定

C-1．退院時項目
手術根治度，経口摂取開始日，術後合併症の有無およびその内容・程度，再手術の有無，術後在院日数，在院死亡の有無

C-2．90日以内の再入院
90日以内の再入院の有無，再入院理由，再手術の有無，在院日数，在院死亡の有無

結 果

A 治療開始前項目

1．患者背景

登録された4,112例の内訳は男性2,650例，女性1,456例（記載なし6例），年齢の平均値は65.7歳，中央値は68歳であった．BMIの中央値は22.9（最小値12.9，最大値45.3）であった．倫理委員会の承認は47.3％であり，52.3％で不要症例，回答なしが0.5％であった．また，治療費用は保険診療が87.6％と多数であり，ついで研究費2.6％，自費1.2％という結果であった．

2．腫瘍因子

診断分類は肝細胞癌が58.0％で最も多く，大腸癌肝転移26.7％，大腸癌以外の肝転移3.9％，肝内胆管癌2.6％，その他8.8％であった（図1a）．「その他」の多くは，生体肝移植ドナー手術であった．腫瘍の占拠部位（複数選択可能）の分布は図1bに示すとおりであり，S3，S6，S2，S8，S5の順となった．最大腫瘍径の中央値は23mm（最小値1mm，最大値175mm）で，82.6％が単発であった（図1c）．

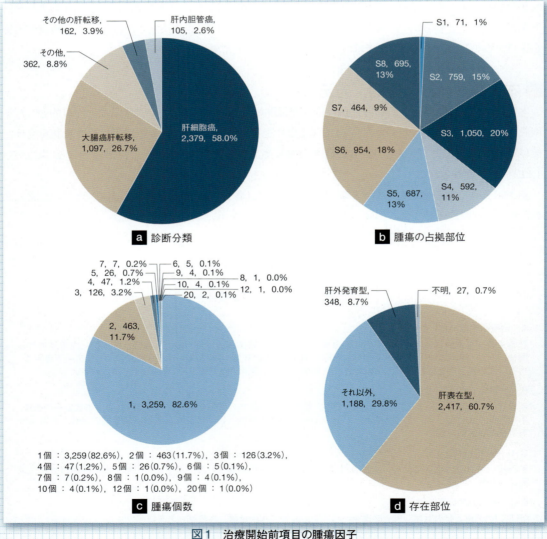

図1　治療開始前項目の腫瘍因子

腫瘍の存在部位は肝表在型（60.7%）と肝外発育型（8.7%）で多くを占めた（図1d）．腫瘍脈管への近接症例は13.5%であった．

3. 肝予備能

Child-Pugh分類は5点75.9%，6点が13.4%とほとんどの症例が肝予備能良好例であったが，Child-Pugh B，C例も少数ながら認められた．ICG検査は85.4%の症例で施行されていたが，4.7%では非施行，記載のないものも9.9%あった．肝障害度はA 77.8%，B 15.6%，C 0.7%，不明6.0%であった．術中の背景肝所見として慢性肝炎，肝硬変を認めたものがそれぞれ26.5%，27.8%であった．

4. 手術因子

術者の腹腔鏡下肝切除経験数は11〜50例が最も多く49.6%，ついで10例以内30.4%であった（図2a）．difficulty scoreは2〜6点の症例が多くを占めた（図2b）．

B 手術終了時項目

1. 手術因子

手術のアプローチはPure-Lap 76.6%，Hybrid 17.2%と両者で多くを占めた．術式（切除範囲）はHr0（部分切除）63.6%，Hr-LLS（外側区域切除）13.7%であり，major hepatectomy（Hr-2以上）の施行例は7.2%であった．術式のコンバージョン率は7.1%であり，Pure-Lapから開腹やHALS，Hybridへの変更例がほとんどであった．手術時間の中央値は268分，術中出血量の中央値は120mL（最大値8,703mL）であった．

2. 術中偶発症

術中偶発症の発生率は2.1%（85例）であり，その内容は出血，静脈損傷，ガス塞栓などであった．

C 術後合併症，短期予後とそれらに相関する因子

1. 術後合併症とそれに相関する因子

Clavien-Dindo分類[3] gradeⅢ以上の合併症の頻度は5.0%であり，gradeⅤ（患者死亡）14例を含

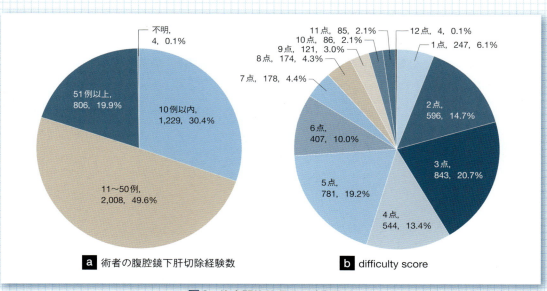

図2　治療開始前項目の手術因子

んでいた．肝障害度との関連をみると，肝障害度B/CでClavien-Dindo grade Ⅲ以上の合併症頻度が増加していた（p＝0.001）．また，difficulty scoreが上昇するのに伴い，同様に合併症の頻度が増加していた．Clavien-Dindo grade Ⅲ以上の合併症発症と相関する因子は術中出血量（250mL以上，ハザード比1.974），手術時間（360分以上，ハザード比1.799），赤血球輸血（あり，ハザード比1.767），肝切除範囲（Hr-1以上，ハザード比1.749），difficulty score（6以上，ハザード比1.569），血清アルブミン値（4.1mg/dL未満，ハザード比1.515）であった．

2．周術期患者死亡率

再入院後の患者死亡も合計すると，30日以内の患者死亡6例，90日以内の患者死亡17例となり，30日死亡率は0.14％，90日死亡率は0.41％という結果であった．死亡例の多くは肝硬変合併肝細胞癌症例であった．

考　察

今回の検討では，術後の罹患率，死亡率ともに許容できる結果であると考えられた．肝臓内視鏡外科研究会ホームページに公開されている2017年12月までの前向き登録の結果では，全術式の30日死亡率0.12％，90日死亡率0.22％，また肝亜区域以上の30日死亡率0.22％，90日死亡率0.67％であり[4]，今回の後ろ向き研究のデータと大きな差は認められない．また，多くの施設では当時の保険適用を守った術式のみが行われていたことが今回のデータからうかがえ，腫瘍条件や肝予備能データの分布からも，症例の選別も含め，慎重かつ適正に施行されていたのではないかと推察される．一方，少ないながらも周術期患者死亡例が認められ，多くは肝硬変合併肝細胞癌症例であったことから，術前肝予備能評価の重要性はもちろんであるが，difficulty scoreの高い腹腔鏡下肝切除を計画する際には十分な配慮が必要であると考えられる．

本研究は後ろ向き研究であり，かつ参加呼びかけに自発的に応じていただいた施設からのデータのみであることから，バイアスを完全に排除するのは困難である．とくに手術施行例の少ない施設からの登録は少ないため，経験豊かなハイボリュームセンターの結果の集計となっている可能性がある．しかしながら66施設から4,000例を超える症例登録を得られたことから，一定の知見は得られたものと確信している．

本研究から，前向き登録開始以前のわが国の腹腔鏡下肝切除実施状況の一端が明らかとなり，良好な短期成績が確認された．

肝臓内視鏡技術認定制度

　腹腔鏡下肝切除(LLR)は肝疾患に対する低侵襲性手術として急速に普及している．2014年に行われた第2回腹腔鏡下肝切除術国際コンセンサス会議において，Minor LLR (Couinaud分類におけるsegment 2，3，4b，5，6での腹腔鏡下肝部分切除および肝外側区域切除)は世界的にみても標準的術式として考えられるようになった[1]．

　わが国では2010年度に腹腔鏡下肝部分切除および肝外側区域切除が保険収載された．日本内視鏡外科学会(JSES)による内視鏡外科手術に関するアンケート調査—第13回集計結果報告によると，LLRの年間件数は保険収載前の2009年度に比し，2015年度には約3倍と急速に増加している[2]．さらに2016年には，開腹肝切除術式に対する診療報酬区分に相応する形で腹腔鏡下手術の保険適用が肝亜区域切除以上の術式にも拡大された．このように，LLRはハイボリュームセンターを中心にさらなる広がりをみせていることから，LLRにおける技術の習得，そのためのトレーニングシステム構築の必要性は急務であるとされている[1]．ここではわが国において行われているLLRの技術獲得への目標となるJSESでの技術認定制度，そしてトレーニングシステムの実際について述べる．

■ 技術認定制度

　JSESではプロフェッショナルオートノミーに基づき2004年より内視鏡外科手術に対する技術認定制度を導入した．手術技術を高い基準に従い評価し，後進を指導するにたる者を認定すると規定している．

　2010年に保険適用となった肝切除は2012年度より技術認定制度の対象手術となった[3]．LLRの技術においては，内視鏡下および開腹下ともに肝切除の基本的手技が評価されるべきであるとともに，保険収載されているLLRのなかで最も頻度の高い術式を技術評価の対象とすべきとされ，肝内での脈管処理を伴う完全鏡視下での肝部分切除，すなわち"大きな部切"が評価対象術式となった．技術認定制度では申請者の手術手技は未編集ビデオによって評価される．一方で，HALSやHybrid例は対象外であるが，それは有用性の否定ではなく，単に技術評価の困難性によるものとされている．

　申請にはJSES会員かつ，日本外科学会専門医あるいは指導医であることが条件となっている．専門医での申請は，取得後2年以上の内視鏡外科の修練が必要とされている．腹腔鏡下肝切除は高難度の内視鏡外科手術として分類されているが，高難度手術20例以上を術者／指導的助手として経験していること，専門領域の高難度手術を独力で完遂・指導できること，学会・セミナー参加など内視鏡外科手術に関する一定の業績を有することなどが応募資格となっている．

　技術評価は，臓器共通評価項目60点分，臓器別評価項目40点分の計100点によりなされる[4]．

　臓器共通評価では，手術の進行を含む一般的内視鏡外科手技が評価され，なかでも術者の主体性や協調性が重要視されている．縫合結紮手技にも配点が大きい．

　臓器別評価では，超音波による腫瘍の同定と切離線の決定，肝実質切離における術野展開，手術

表1 腹腔鏡下肝切除の技術認定評価項目

	手術手技評価項目		点数
1	超音波検査による腫瘍の同定と切離線決定		4点
2	肝実質切離　術野展開		6点
3	肝実質切離　手術器具の選択と使用		6点
4	肝実質切離　出血制御		6点
5	肝実質切離　脈管の確保と切離		6点
6	肝実質切離　サージカルマージン		4点
7	切除肝の回収と摘出		2点
		小計	34点
	手術難易度評価項目		点数
	硬変肝，障害肝の存在と腫瘍の局在		6点
		合計	40点

器具の選択と使用，出血制御，脈管の確保と切離，そしてサージカルマージンの確保，検体の摘出などが評価項目となっている(表1)．すなわち，肝離断面の両側が十分に視認され，操作点は術野の中心としてとらえられている必要がある．また，ドライな術野のもと，ブラインド操作なく手術器具が滞りなく使用され，肝内脈管の裏が安全に確保されるという肝実質切離手技が求められている．なお，肝の頭背側領域での切除や肝障害を伴う症例は難易度が高いものとして加点される．

一方で，ブラインド操作からの出血，不適切な脈管の確保・切離操作からの出血，切離面への明らかな腫瘍の露出，あるいは腫瘍の破損により腹腔内・腹壁への汚染が懸念されるような場合は不適切な手技であり，"落第地雷"としてとくに注意が必要とされている．

いかなる手術も，適切な症例・術式の選択のうえで，周到な準備と基本手技の確実な遂行の上に成り立つといえるが，本制度で示されている事柄は安全にLLRを行うための共通的かつ基本的指標たり得ると考えられる．

腹腔鏡下肝切除のトレーニングシステム

わが国では2007年に発足した肝臓内視鏡外科研究会において，LLRの安全な普及を目指した活動が行われるなか，JSESの後援と企業の協力によって2009年からLLRハンズオンセミナーが行われている[5]．2日間にわたって行われる本セミナーの内容は，系統的かつ臨床的な講義とともに，実験動物を用いたトレーニングからなっている(表2)．講義では，LLRの創始から現在に至るまでの歴史的変遷が示される．これは安全にLLRが遂行されるために払われていた努力や工夫，そのなかで徐々に蓄積されたエビデンスが紹介され，参加者はLLRを総論から知ることができる．そして，前述したJSES技術認定制度にある安全・確実にLLRを行うための基本手技のポイントや考え方が詳しく示される．さらに実臨床でのトピックに関する講義が続く．また，参加者からのビデオ提示からなるビデオクリニックが催されるが，ここでは基本的手技の確認とともに，技術的な修正が必要な点や課題を克服し，ステップアップにつなげるための指摘や討論がなされる．

このように，LLRを安全に施行するための十分な座学が行われたうえで，本セミナーにおいて最も重要な実技講習が行われる．実験動物にはブタが用いられるが，実習の開始前にはブタ肝の解剖が示

表2　腹腔鏡下肝切除ハンズオンセミナーの内容

講義	・腹腔鏡下肝切除―総論 ・JSES技術認定制度からみた基本手技のポイント ・腹腔鏡下肝切除―臨床でのトピック ・ビデオクリニック ・動物実習―解剖と概略
動物実習	・肝部分切除(小範囲) ・肝部分切除(大範囲) ・自動縫合器による肝実質切離 ・用手補助下(HALS)肝部分切除 ・肝門脈管処理(グリソン一括処理) ・系統的肝切除(ICG蛍光法)
セミナー総括	・受講修了証発行

され，インストラクターからの実技講習デモンストレーションビデオが紹介される．実習ではトロッカーの挿入後，肝十二指腸間膜のテーピング確保がなされる．腹腔鏡用超音波を使用しながら小さな範囲の肝部分切除に始まり，さまざまな手術器具の特性や基本的な術野展開について学ぶことができる．その後，大きな肝部分切除に移るが，肝内での脈管確保と処理，より確実な出血コントロールや術野確保によった肝実質切離手技が求められる．これら手技は繰り返し行われ，learning curveを経ながらより安定した手技の獲得へとつながっていく．さらに，ブタ肝外側左葉を切除する際には自動縫合器による肝実質一括切離を経験できる．その後，トラブルシューティングや適応拡大において有用なHALSによってヒトにおける右肝頭背側領域での肝部分切除を想定した実技を経験できる．そして，グリソン一括法による肝門脈管処理から，最近では近赤外線蛍光ICGカメラを用いた系統的阻血領域の確認・切除なども行えるようになり，極めて充実した実習内容となっている．実技終了後にはJSES公認セミナーとしての受講修了証が発行される．

　本セミナーはこれまでに26回，延べ800名あまりの受講者を数えており，繰り返しの受講者も少なくない．わが国でのLLR普及において極めて大きな役割を担っているとともに，同様のカリキュラムで海外からの受講者に対しても本セミナーが行われている．

　LLRの技術評価とその内容はわが国にて考案されたものである．さらにLLRのためのトレーニングが組織的に定期的かつ持続的に試みられているのも知る限りわが国のみである．これらは連動し，安全確実なLLRの技術獲得において相乗効果を生んでいるといえる．そして今後のLLRの発展において，国内のみならず国際的にもこの技術認定制度とトレーニングシステムは重要な役割を担っていくであろう．

前向きレジストリーの現状報告

前向きレジストリーの経緯

　2014年秋に保険適用外の高難度肝臓手術（部分切除と外側区域切除を除く）を腹腔鏡手術で行い死亡する症例が続いたとのマスコミ報道がなされ，腹腔鏡下肝切除に対する社会の評価は厳しいものとなった．実際には，開腹手術と比較して死亡率が高いという事実はなかったが，腹腔鏡下肝切除の安全性評価は急務であり，肝臓内視鏡外科研究会は腹腔鏡下肝切除の前向き症例登録システムを構築した．全術式を対象として，手術前，手術後，退院時，再入院時に予定術式，手術内容，術後経過を登録することで，患者の安全性の担保および透明性の確保，重篤な有害事象の共有が可能となった．2015年10月より前向き症例登録を開始したが，2016年4月に亜区域以上の肝切除も保険収載されたことにより，肝臓内視鏡外科研究会とNCD（National Clinical Database）の両者で亜区域切除以上の前向き症例登録をすることが義務付けられた．ここでは，肝臓内視鏡外科研究会の前向きレジストリーについて述べる．

登録状況

　肝臓内視鏡外科研究会では，登録症例数と登録施設数の推移，死亡率をホームページ上に公表してきた（図1，2）．2018年8月までに，339の登録施設から9,040例（月間約300例）の登録があった（図1）．部分切除＋外側区域切除と亜区域切除以上の推移をみると，それぞれの症例数は安定してい

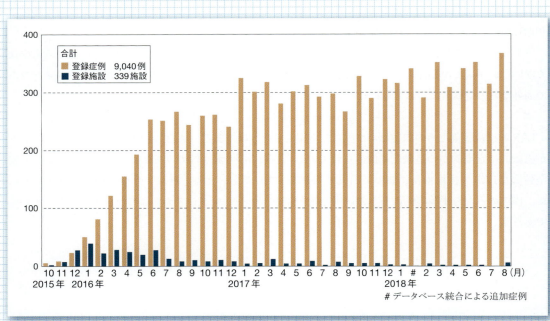

図1　登録症例数，登録施設数の月別推移

前向きレジストリーの現状報告

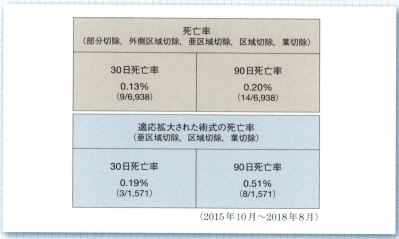

図2　死亡率

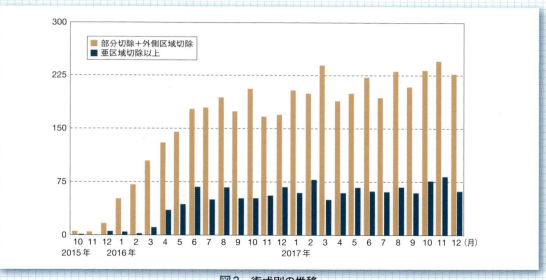

図3　術式別の推移

た(図3)．死亡率をみると、全術式での30日死亡率は0.13%、90日死亡率は0.20%であり、亜区域切除以上では、30日死亡率は0.19%、90日死亡率は0.51%であった(図2)．いずれも低い死亡率であり、安全に腹腔鏡下肝切除が行われたと考えられる．

前向きレジストリーの今後

　肝臓内視鏡外科研究会の前向き症例登録は、2018年9月までの手術症例登録で終了し、10月からはNCDに一本化された．しかし、肝臓内視鏡外科研究会が立ち上げ、実施したこの前向き症例登録は、腹腔鏡下肝切除の安全な普及と透明性の確保に大いに貢献したものと考えられる．9,000例を超える前向き登録は世界に類をみないビッグデータであり、今後さまざまな解析がなされ、論文化される予定となっている．

213

参考文献

第Ⅰ章 適応と基本的手技

1 適応（疾患・腫瘍条件・肝機能）

1) Wakabayashi G, et al: Recommendations for laparoscopic liver resection: A report from the second international consensus conference held in Morioka. Ann Surg, 261(4): 619-629, 2015.
2) 有泉俊一, 山本雅一: 外科的アプローチ. 肝胆膵, 69(5): 781-788, 2014.
3) 日本医学放射線学会, 日本放射線科専門医会 編: 肝海綿状血管腫の画像診断ガイドライン2007年版.
4) 古屋佳子, 他: 完全腹腔鏡下肝部分切除を行った肝外発育型巨大肝血管腫の1例. 東京女子医科大学雑誌, 84(2): 54-57, 2014.
5) 大腸癌研究会 編: 大腸癌治療ガイドライン（医師用）2016年版. 金原出版, 2016.
6) 日本胃癌学会 編: 胃癌治療ガイドライン（医師用）第5版. 金原出版, 2018.
7) 日本肝臓学会 編: 肝癌診療ガイドライン2017年版. 金原出版, 2017.
8) Yamamoto M, et al: Effectiveness of systematized hepatectomy with Glisson's pedicle transection at the hepatic hilus for small nodular hepatocellular carcinoma: Retrospective analysis. Surgery, 130(3): 443-448, 2001.
9) Ariizumi S, et al: Sectionectomy is suitable for patients with T2 hepatocellular carcinoma according to the modified international union against cancer TNM Classification. Dig Surg, 24(5): 342-348, 2007.
10) Yamamoto M, et al: The value of anatomical liver sectionectomy for patients with a solitary hepatocellular carcinoma from 2 to 5 cm in greatest diameter. J Surg Oncol, 100(7): 585-588, 2009.
11) Kaibori M, et al: Comparison of anatomic and non-anatomic hepatic resection for hepatocellular carcinoma. J Hepatobiliary Pancreat Sci, 24(11): 616-626, 2017.
12) Takasaki K, et al: Predetermining postoperative hepatic function for hepatectomies. Int Surg, 65(4): 309-313, 1980.
13) 幕内雅敏, 他: 肝硬変合併肝癌治療のStrategy. 外科診療, 29(11): 1530-1536, 1987.
14) Ariizumi S, et al: Novel virtual hepatectomy is useful for evaluation of the portal territory for anatomical sectionectomy, segmentectomy, and hemihepatectomy. J Hepatobiliary Pancreat Sci, 20(3): 396-402, 2013.

2 Difficulty Scoring System

1) Miura F, et al: Validation of the board certification system for expert surgeons (hepato-biliary-pancreatic field) using the data of the National Clinical Database of Japan: Part 1-Hepatectomy of more than one segment. J Hepatobiliary Pancreat Sci, 23(6): 313-323, 2016.
2) Ban D, et al: A novel difficulty scoring system for laparoscopic liver resection. J Hepatobiliary Pancreat Sci, 21(10): 745-753, 2014.
3) Uchida H, et al: Clinical utility of the difficulty scoring system for predicting surgical time of laparoscopic liver resection. J Laparoendosc Adv Surg Tech A, 26(9): 702-706, 2016.
4) Tanaka S, et al: Validation of a difficulty scoring system for laparoscopic liver resection: A multicenter analysis by the endoscopic liver surgery study group in Japan. J Am Coll Surg, 225(2): 249-258, 2017.
5) Wakabayashi G: What has changed after the Morioka consensus conference 2014 on laparoscopic liver resection? Hepatobiliary Surg Nutr, 5(4): 281-289, 2016.
6) Hasegawa Y, et al: A novel model for prediction of pure laparoscopic liver resection surgical difficulty. Surg Endosc, 31(12): 5356-5363, 2017.
7) Kawaguchi Y, et al: Difficulty of laparoscopic liver resection: Proposal for a new classification. Ann Surg, 267(1): 13-17, 2018.

8) Lee MK 4th, Gao F, Strasberg SM: Perceived complexity of various liver resections: Results of a survey of experts with development of a complexity score and classification. J Am Coll Surg, 220 (1): 64-69, 2015.
9) Halls MC, et al: Are the current difficulty scores for laparoscopic liver surgery telling the whole story? An international survey and recommendations for the future. HPB (Oxford), 20 (3): 231-236, 2018.
10) Tzeng CD, Vauthey JN: Evaluation of new classifications for liver surgery: Can anatomic granularity predict both complexity and outcomes of hepatic resection? Ann Surg, 267 (1): 24-25, 2018.
11) Lin CW, et al: The learning curve of laparoscopic liver resection after the Louisville statement 2008: Will it be more effective and smooth? Surg Endosc, 30 (7): 2895-2903, 2016.
12) Nomi T, et al: Learning curve for laparoscopic major hepatectomy. Br J Surg, 102 (7): 796-804, 2015.
13) Hasegawa Y, et al: Safely extending the indications of laparoscopic liver resection: When should we start laparoscopic major hepatectomy? Surg Endosc, 31 (1): 309-316, 2017.

4 画像診断の応用 ②

1) Landsman ML, et al: Light-absorbing properties, stability, and spectral stabilization of indocyanine green. J Appl Physiol, 40 (4): 575-583, 1976.
2) Ishizawa T, et al: Intraoperative fluorescent cholangiography using indocyanine green: A biliary road map for safe surgery. J Am Coll Surg, 208 (1): e1-e4, 2009.
3) Kawaguchi Y, et al: Usefulness of indocyanine green-fluorescence imaging for visualization of the bile duct during laparoscopic liver resection. J Am Coll Surg, 221 (6): e113-e117, 2015.
4) Ishizawa T, et al: Fluorescent cholangiography illuminating the biliary tree during laparoscopic cholecystectomy. Br J Surg, 97 (9): 1369-1377, 2010.
5) Kono Y, et al: Techniques of fluorescence cholangiography during laparoscopic cholecystectomy for better delineation of the bile duct anatomy. Medicine (Baltimore), 94 (25): e1005, 2015.
6) Terasawa M, et al: Applications of fusion-fluorescence imaging using indocyanine green in laparoscopic hepatectomy. Surg Endosc, 31 (12): 5111-5118, 2017.
7) Ishizawa T, et al: Real-time identification of liver cancers by using indocyanine green fluorescent imaging. Cancer, 115 (11): 2491-2504, 2009.
8) Ishizawa T, et al: Mechanistic background and clinical applications of indocyanine green fluorescence imaging of hepatocellular carcinoma. Ann Surg Oncol, 21 (2): 440-448, 2014.
9) van der Vorst JR, et al: Near-infrared fluorescence-guided resection of colorectal liver metastases. Cancer, 119 (18): 3411-3418, 2013.
10) Aoki T, et al: Image-guided liver mapping using fluorescence navigation system with indocyanine green for anatomical hepatic resection. World J Surg, 32 (8): 1763-1767, 2008.
11) Ishizawa T, et al: Positive and negative staining of hepatic segments by use of fluorescent imaging techniques during laparoscopic hepatectomy. Arch Surg, 147 (4): 393-394, 2012.

5 新しい肝臓解剖の考え方

1) Sugioka A, et al: Systematic extrahepatic Glissonean pedicle isolation for anatomical liver resection based on Laennec's capsule: Proposal of a novel comprehensive surgical anatomy of the liver. J Hepatobiliary Pancreat Sci, 24 (1): 17-23, 2017.
2) Yamamoto M, Ariizumi S: Glissonean pedicle approach in liver surgery. Ann Gastroenterol Surg, 2 (2): 124-128, 2018.
3) Laennec RTH: Lettre sur des Tuniques qui enveloppent certains Viscères, et fournissentdes gaines membraneuses à leurs vaisseaux. Journ De Méd Chir et Pharm Vendémiaire an XI; p. 539-575, et Germinal an XI; 1802. p. 73-89.
4) Hayashi S, et al: Connective tissue configuration in the human liver hilar region with special reference to the liver capsule and vascular sheath. J Hepatobiliary Pancreat Surg, 15 (6): 640-647, 2008.
5) 本田五郎, 他: 早期胆嚢癌に対する腹腔鏡下胆嚢全層切除のコツとその剥離層の組織学的検討. 胆道, 27 (4): 705-711, 2013.
6) Takasaki K, et al: Newly developed systematized hepatectomy by Glissonean pedicle transection method. Syujutsu, 40 (1): 7-14, 1986 (in Japanese).

7) Kiguchi G, et al：Use of the inter-Laennec approach for laparoscopic anatomical right posterior sectionectomy in semi-prone position. Surgical Oncology, 29：140-141, 2019.

6 アプローチ法（Pure-Lap, HALS, Hybrid）
1) Buell JF, et al：The international position on laparoscopic liver surgery：The Louisville statement, 2008. Ann Surg, 250（5）：825-830, 2009.
2) 肝臓内視鏡外科研究会：アンケート調査結果（http://lapliver.jp/overview/contents/survey/）
3) Koffron AJ, et al：Laparoscopic liver surgery for everyone：The hybrid method. Surgery, 142（4）：463-468, 2007.
4) Wakabayashi G, et al：Recommendations for laparoscopic liver resection：A report from the second international consensus conference held in Morioka. Ann Surg, 261（4）：619-629, 2015.
5) Kaneko H, et al：Laparoscopy-assisted hepatectomy for giant hepatocellular carcinoma. Surg Laparosc Endosc Percutan Tech, 18（1）：127-131, 2008.
6) Huang MT, et al：Hand-assisted laparoscopic hepatectomy for solid tumor in the posterior portion of the right lobe：Initial experience. Ann Surg, 238（5）：674-679, 2003.
7) Takahara T, et al：Minimally invasive donor hepatectomy：Evolution from hybrid to pure laparoscopic techniques. Ann Surg, 261（1）：e3-e4, 2015.
8) Vigano L, et al：The learning curve in laparoscopic liver resection：Improved feasibility and reproducibility. Ann Surg, 250（5）：772-782, 2009.
9) Kaneko H, et al：Evolution and revolution of laparoscopic liver resection in Japan. Ann Gastroenterol Surg, 1（1）：33-43, 2017.
10) Han HS, Cho JY, Yoon YS：Techniques for performing laparoscopic liver resection in various hepatic locations. J Hepatobiliary Pancreat Surg, 16（4）：427-432, 2009.
11) Wu X, et al：Perioperative and long-term outcomes of laparoscopic versus open liver resection for hepatocellular carcinoma with well-preserved liver function and cirrhotic background：A propensity score matching study. Surg Endosc. 2018；doi：10.1007/s00464-018-6296-8.
12) Han HS, et al：Laparoscopic versus open liver resection for hepatocellular carcinoma：Case-matched study with propensity score matching. J Hepatol, 63（3）：643-650, 2015.
13) Cardinal JS, et al：Laparoscopic major hepatectomy：Pure laparoscopic approach versus hand-assisted technique. J Hepatobiliary Pancreat Sci, 20（2）：114-119, 2013.

7 体位とポート配置
1) 金沢静香, 他：腹腔鏡下肝切除術における手術セッティング簡素化にむけた取り組み：器械の展開と配置, 器械出しの工夫. 日本手術医学会誌, 37（4）：301-305, 2016.
2) 石沢武彰, Brice G：Gayet腹腔鏡下肝胆膵手術 ムービーでみる局所解剖. p.6-8, 南江堂, 2012.
3) Chen JC, et al：Left jackknife position：A novel position for laparoscopic hepatectomy. Chin J Cancer, 36（1）：31, 2017.
4) 後藤田直人：腹腔鏡下肝外側区域切除術. 消化器外科, 40（5）：769-776, 2017.
5) Lee W, et al：Role of intercostal trocars on laparoscopic liver resection for tumors in segments 7 and 8. J Hepatobiliary Pancreat Sci, 21（8）：E65-E68, 2014.
6) 若林 剛, 他：上腹部開腹既往症例に対する腹腔鏡下胆嚢摘出術—超音波検査による術前癒着マッピング—. 胆と膵, 13（1）：67-70, 1992.

9 肝実質切離に用いる器機
1) Makuuchi M, Hasegawa H, Yamazaki S：Ultrasonically guided subsegmentectomy. Surg Gynecol Obstet, 161（4）：346-350, 1985.
2) 寺嶋宏明, 山岡義生：超音波外科吸引装置（CUSA）—肝実質離断操作の基本操作とそのコツ. 臨床外科, 64（2）：149-154, 2009.
3) Takayama T, et al：Randomized comparison of ultrasonic vs clamp transection of the liver. Arch Surg, 136（8）：922-928, 2001.
4) Kobayashi S, et al：An experimental study on the relationship among airway pressure, pneumoperitoneum pressure, and central venous pressure in pure laparoscopic hepatectomy. Ann

Surg, 263 (6): 1159-1163, 2016.
5) Takasaki K: Glissonean pedicle transection method for hepatic resection: A new concept of liver segmentation. J Hepatobiliary Pancreat Surg, 5 (3): 286-291, 1998.

10 グリソン鞘と血管の処理
1) Wakabayashi G, et al: Recommendations for laparoscopic liver resection; A report from the second international consensus conference held in Morioka. Ann Surg, 261 (4): 619-629, 2015.
2) Ciria R, et al:Comparative short-term benefits of laparoscopic liver resection; 9000 cases and climbing. Ann Surg, 263 (4): 761-777, 2016.
3) 臓器別評価項目 (http://www.jses.or.jp/member/pdf_gijutsu1/kanzou.pdf)
4) 伊藤直子, 他: 腹腔鏡下系統的肝切除術. 手術, 65 (3):309-313, 2011.
5) Ho CM, et al: Total laparoscopic limited anatomical resection for centrally located hepatocellular carcinoma in cirrhotic liver. Surg Endosc, 27 (5): 1820-1825, 2013.

第Ⅱ章 術式別の手術手技

1 部分切除
1) Kaneko H, et al: Evolution and revolution of laparoscopic liver resection in Japan. Ann Gastroenterol Surg, 1: 33-43, 2017.
2) 日本内視鏡外科学会ホームページ 技術認定制度 (http://www.jses.or.jp/member/gijutsu.html)
3) 別府 透, 他: ラジオ波熱凝固療法を応用した内視鏡下肝切除術. 癌と化学療法, 31: 1740-1742, 2004.
4) Beppu T, et al: Advances in endoscopic surgery for hepatocellular carcinoma. J Microwave Surg, 26: 67-72, 2008.
5) Beppu T, et al: Hybrid-including endoscopic versus open hepatic resection for patients with hepatocellular carcinoma meeting the Milan criteria: A propensity case-matched analysis. Anticancer Res, 35 (3): 1583-1590, 2015.
6) Lee W, et al: Comparison of laparoscopic liver resection for hepatocellular carcinoma located in the posterosuperior segments or anterolateral segments: A case-matched analysis. Surgery, 160 (5): 1219-1226, 2016.
7) 内視鏡外科手術に関するアンケート調査—第13回集計結果報告—. 日本内視鏡外科学会雑誌, 21: 658-723, 2016.
8) Ichida H, et al: Use of intercostal trocars for laparoscopic resection of subphrenic hepatic tumors. Surg Endosc, 31 (3): 1280-1286, 2017.
9) 別府 透, 他: 内視鏡下肝癌手術に使用するデバイス—特徴と使い分け—. 消化器外科, 27: 1583-1590, 2004.
10) Kudo H, et al: Visualization of subcapsular hepatic malignancy by indocyanine-green fluorescence imaging during laparoscopic hepatectomy. Surg Endosc, 28 (8): 2504-2508, 2014.
11) Cho JY, et al: Association of remnant liver ischemia with early recurrence and poor survival after liver resection in patients with hepatocellular carcinoma. JAMA Surg, 152 (4): 386-392, 2017.
12) Yamashita S, et al: Remnant liver ischemia as a prognostic factor for cancer-specific survival after resection of colorectal liver metastases. JAMA Surg , 152 (10): e172986, 2017.
13) Kanazawa A, et al: Impact of laparoscopic liver resection for hepatocellular carcinoma with F4-liver cirrhosis. Surg Endosc, 27 (7): 2592-2597, 2013.
14) Morise Z, et al: Can we expand the indications for laparoscopic liver resection? A systematic review and meta-analysis of laparoscopic liver resection for patients with hepatocellular carcinoma and chronic liver disease. J Hepatobiliary Pancreat Sci, 22 (5): 342-352, 2015.
15) Yamashita Y, et al: Long-term favorable surgical results of laparoscopic hepatic resection for hepatocellular carcinoma in patients with cirrhosis: A single-center experience over a 10-year period. J Am Coll Surg, 219 (6): 1117-1123, 2014.
16) Belli G, et al: Laparoscopic redo surgery for recurrent hepatocellular carcinoma in cirrhotic patients: Feasibility, safety, and results. Surg Endosc, 23 (8): 1807-1811, 2009.

17) Cheung TT, et al: Long-term survival analysis of pure laparoscopic versus open hepatectomy for hepatocellular carcinoma in patients with cirrhosis: A single-center experience. Ann Surg, 257(3): 506-511, 2013.
18) Doi K, et al: Endoscopic radiofrequency ablation in elderly patients with hepatocellular carcinoma. Anticancer Res, 35(5): 3033-3040, 2015.
19) Takahara T, et al: Long-term and perioperative outcomes of laparoscopic versus open liver resection for hepatocellular carcinoma with propensity score matching: A multi-institutional Japanese study. J Hepatobiliary Pancreat Sci, 22(10): 721-727, 2015.
20) Beppu T, et al: Long-term and perioperative outcomes of laparoscopic versus open liver resection for colorectal liver metastases with propensity score matching: A multi-institutional Japanese study. J Hepatobiliary Pancreat Sci, 22(10): 711-720, 2015.
21) Wakabayashi G, et al: Recommendations for laparoscopic liver resection: A report from the second international consensus conference held in Morioka. Ann Surg, 261(4): 619-629, 2015.

2 外側区域切除

1) Wakabayashi G, et al: Recommendations for laparoscopic liver resection: A report from the second international consensus conference held in Morioka. Ann Surg, 261(4): 619-629, 2015.
2) 佐々木 章, 他: 肝癌に対する完全腹腔鏡下肝切除術. 外科治療, 105(2): 192-196, 2011.
3) Kaneko H, Takagi S, Shiba T: Laparoscopic partial hepatectomy and left lateral segmentectomy: Technique and results of a clinical series. Surgery, 120(3): 468-475, 1996.
4) 幕内雅敏, 他: 肝硬変合併肝癌治療のStrategy. 外科診療, 29(11): 1530-1536, 1987.
5) Arita J, et al: Routine preoperative liver-specific magnetic resonance imaging does not exclude the necessity of contrast-enhanced intraoperative ultrasound in hepatic resection for colorectal liver metastasis. Ann Surg, 262(6): 1086-1091, 2015.
6) 金子順一, 他: 腹腔鏡下手術のための新規超音波プローブの開発―臓器をあらゆる方向から診るために―. メディックス, 62: 4-7, 2015.
7) Sasaki A, et al: Ten-year experience of totally laparoscopic liver resection in a single institution. Br J Surg, 96(3): 274-279, 2009.
8) Kaneko H, et al: Hepatic resection using stapling devices. Am J Surg, 187(2): 280-284, 2004.

3 内側区域切除

1) Couinaud C: 肝臓の外科解剖. 二村雄次訳, 医学書院, 1996.
2) Belghiti J, et al: The Brisbane 2000 terminology of liver anatomy and resections. HPB, 2(3): 333-339, 2000.
3) 神谷順一: 胆道外科の要点と盲点 肝内区域胆管枝の外科解剖. 二村雄次編, 文光堂, 2009.
4) 左近賢人, 門田守人: 肝内側区域切除術. 消化器外科, 20(3): 265-271, 1997.
5) 日本肝臓学会 編: 科学的根拠に基づく肝癌診療ガイドライン2017年版. 金原出版, 2017.
6) 幕内雅敏, 他: 肝硬変合併肝癌治療のStrategy. 外科診療, 29(11): 1530-1536, 1987.
7) Kobayashi S, et al: An experimental study on the relationship among airway pressure, pneumoperitoneum pressure, and central venous pressure in pure laparoscopic hepatectomy. Ann Surg, 263(6): 1159-1163, 2016.

4 前区域切除

1) Wakabayashi G, et al: Standardization of basic skills for laparoscopic liver surgery towards laparoscopic donor hepatectomy. J Hepatobiliary Pancreat Surg, 16(4): 439-444, 2009.
2) Sugioka A, Kato Y, Tanahashi Y: Systematic extrahepatic Glissonean pedicle isolation for anatomical liver resection based on Laennec's capsule: Proposal of a novel comprehensive surgical anatomy of the liver. J Hepatobiliary Pancreat Sci, 24(1): 17-23, 2017.
3) Cho A, et al: Safe and feasible inflow occlusion in laparoscopic liver resection. Surg Endosc, 23(4): 906-908, 2009.
4) Inoue Y, et al: Anatomical liver resections guided by 3-dimensional parenchymal staining using fusion indocyanine green fluorescence imaging. Ann Surg, 262(1): 105-111, 2015.

5) Kaneko H, et al：Hepatic resection using stapling devices. Am J Surg, 187(2)：280-284, 2004.

5 後区域切除
1) Hashizume M, et al：Laparoscopic hepatic resection for hepatocellular carcinoma. Surg Endosc, 9(12)：1289-1291, 1995.
2) Ikeda T, et al：Pure laparoscopic right hepatectomy in the semi-prone position using the intrahepatic Glissonian approach and a modified hanging maneuver to minimize intraoperative bleeding. Surg Today, 41(12)：1592-1598, 2011.
3) Ikeda T, et al：Pure laparoscopic hepatectomy in semiprone position for right hepatic major resection. J Hepatobiliary Pancreat Sci, 20(2)：145-150, 2013.
4) 池田哲夫, 他：手術手技 半腹臥位での完全腹腔鏡下肝切除術―肋間ポートを用いた双方向アプローチ―. 手術, 67(4)：463-468, 2013.
5) Ikeda T, et al：Laparoscopic liver resection in the semiprone position for tumors in the anterosuperior and posterior segments, using a novel dual-handling technique and bipolar irrigation system. Surg Endosc, 28(8)：2484-2492, 2014.

6 左葉切除
1) Ban D, et al：A novel difficulty scoring system for laparoscopic liver resection. J Hepatobiliary Pancreat Sci, 21(10)：745-753, 2014.
2) 田中肖吾, 他：高度肝機能障害を有する肝細胞癌症例に対する腹腔鏡下肝切除術の治療成績. 日本内視鏡外科学会雑誌, 20(5)：459-467, 2015.
3) Iida H, et al：Low incidence of lymph node metastasis after resection of hepatitis virus-related intrahepatic cholangiocarcinoma. World J Surg, 41(4)：1082-1088, 2017.
4) 久保正二, 他：腹腔鏡下肝外側区域切除術・部分切除術. 消化器外科, 38(4)：495-502, 2015.

8 尾状葉切除
1) 板野 理, 北川雄光：腹腔鏡下肝授動術. 腹腔鏡下肝切除術, p.25-31, 南山堂, 2010.
2) 神谷順一：肝門部の外科解剖. 胆道, 21(1)：91-96, 2007.

9 S2およびS3切除
1) Otsuka Y, et al：Laparoscopic hepatectomy for liver tumors：Proposals for standardization. J Hepatobiliary Pancreat Surg, 16(6)：720-725, 2009.
2) 大塚由一郎, 金子弘真：肝疾患に対する内視鏡外科手術の現況―適応と手技. 臨床外科, 72(1)：28-32, 2017.

10 S5およびS6切除
1) Wakabayashi G, et al：Recommendations for laparoscopic liver resection：A report from the second international consensus conference held in Morioka. Ann Surg, 261(4)：619-629, 2015.
2) 日本肝臓学会 編：肝癌診療ガイドライン2017年版. 金原出版, 2017.
3) 金沢景繁：安全な開腹下および腹腔鏡下肝胆膵手術をサポート. トンプソン開創器ユーザーズボイス, 11-14, 株式会社アムコ, 2016.
4) 金沢景繁, 他：体位とトロッカー挿入位置. 腹腔鏡下肝切除術, 肝臓内視鏡外科研究会 監, 金子弘真, 若林 剛 編著, 18-24, 南山堂, 2010.

11 S7およびS8切除
1) Okuda Y, et al：A safe and valid procedure for pure laparoscopic partial hepatectomy of the most posterosuperior area：The top of segment 7. J Am Coll Surg, 220(3)：e17-e21, 2015.
2) Okuda Y, et al：A useful and convenient procedure for intermittent vascular occlusion in laparoscopic hepatectomy. Asian J Endosc Surg, 6(2)：100-103, 2013.
3) Okuda Y, et al：Intrahepatic Glissonean pedicle approach to segment 7 from the dorsal side during laparoscopic anatomic hepatectomy of the cranial part of the right liver. J Am Coll Surg, 226(2)：e1-e6, 2018.

12 ドナー肝切除 ① (腹腔鏡補助下：Hybrid)

1) Mizoe A, et al：Systematic laparoscopic left lateral segmentectomy of the liver for hepatocellular carcinoma. J Hepatobiliary Pancreat Surg, 5(2)：173-178, 1998.
2) Buell JF, et al：The international position on laparoscopic liver surgery：The Louisville statement, 2008. Ann Surg, 250(5)：825-830, 2009.
3) Soyama A, et al：Standardized less invasive living donor hemihepatectomy using the hybrid method through a short upper midline incision. Transplant Proc, 44(2)：353-355, 2012.
4) Soyama A, et al：A hybrid method of laparoscopic-assisted open liver resection through a short upper midline laparotomy can be applied for all types of hepatectomies. Surg Endosc, 28(1)：203-211, 2014.
5) Imamura H, et al：Self-assessment of postoperative scars in living liver donors. Clin Transplant, 27(6)：E605-610, 2013.
6) Takahara T, et al：The first comparative study of the perioperative outcomes between pure laparoscopic donor hepatectomy and laparoscopy-assisted donor hepatectomy in a single institution. Transplantation, 101(7)：1628-1636, 2017.
7) Troisi RI：Open or laparoscopic living donor liver hepatectomy：Still a challenging operation！Am J Transplant, 14(3)：736, 2014.
8) Suh KS, et al：Pure laparoscopic living donor hepatectomy：Focus on 55 donors undergoing right hepatectomy. Am J Transplant, 18(2)：434-443, 2018.
9) Coelho FF, et al：Laparoscopy-assisted versus open and pure laparoscopic approach for liver resection and living donor hepatectomy：A systematic review and meta-analysis. HPB (Oxford), 20(8)：687-694, 2018.
10) Mochizuki K, et al：The usefulness of a high-speed 3D-image analysis system in pediatric living donor liver transplantation. Ann Transplant, 17(1)：31-34, 2012.
11) Baimakhanov Z, et al：Preoperative simulation with a 3-dimensional printed solid model for one-step reconstruction of multiple hepatic veins during living donor liver transplantation. Liver Transpl, 21(2)：266-268, 2015.
12) 曽山明彦, 他：臨牀研究 腹腔鏡併用肝胆膵手術におけるsurgical retractorオムニトラクトの有用性. 臨牀と研究, 92(1)：118-121, 2015.
13) Takatsuki M, et al：Two-surgeon technique using saline-linked electric cautery and ultrasonic surgical aspirator in living donor hepatectomy：Its safety and efficacy. Am J Surg, 197(2)：e25-27, 2009.
14) Takatsuki M, et al：Technical refinements of bile duct division in living donor liver surgery. J Hepatobiliary Pancreat Sci, 18(2)：170-175, 2011.
15) Hong SK, et al：Optimal bile duct division using real-time indocyanine green near-infrared fluorescence cholangiography during laparoscopic donor hepatectomy. Liver Transpl, 23(6)：847-852, 2017.
16) Soyama A, et al：Hybrid procedure in living donor liver transplantation. Transplant Proc, 47(3)：679-682, 2015.
17) Kinoshita A, et al：Prevention of gastric stasis by omentum patching after living donor left hepatectomy. Surg Today, 42(8)：816-818, 2012.
18) Eguchi S, et al：Standardized hybrid living donor hemihepatectomy in adult-to-adult living donor liver transplantation. Liver Transpl, 24(3)：363-368, 2018.

13 ドナー肝切除 ② (完全腹腔鏡下：Pure-Lap)

1) Takahara T, et al：The first comparative study of the perioperative outcomes between pure laparoscopic donor hepatectomy and laparoscopy-assisted donor hepatectomy in a single institution. Transplantation, 101(7)：1628-1636, 2017.
2) Lee KW, et al：One hundred and fifteen cases of pure laparoscopic living donor right hepatectomy at a single center. Transplantation, 102(11)：1878-1884, 2018.
3) Saito M, et al：What is the most preferred wound site for laparoscopic donor nephrectomy？：A questionnaire assessment. J Laparoendosc Adv Surg Tech A, 21(6)：511-515, 2011.

14 ロボットによる切除

1) Giulianotti PC, et al：Robotics in general surgery：Personal experience in a large community hospital. Arch Surg, 138(7)：777-784, 2003.
2) Ho CM, et al：Systematic review of robotic liver resection. Surg Endosc, 27(3)：732-739, 2013.
3) 宇山一朗，他：ロボット肝切除．腹腔鏡下肝切除術，金子弘真，若林　剛　編著，p.79-84，南山堂，2010.
4) 加藤悠太郎，他：同時性肝転移を伴う大腸癌に対するda Vinci S^{HD} Surgical Systemを用いた大腸・肝同時切除術．手術，65(1)：91-95, 2011.
5) 杉岡　篤，他：ロボット手術の現状と展望　ロボット支援下肝切除の現況と展望．手術，66(12)：1681-1688, 2012.
6) 小島正之，他：肝胆膵外科診療の最前線　肝胆膵外科におけるロボット手術の現状と展望．消化器外科，40(6)：885-893, 2017.
7) 杉岡　篤，他：消化器外科におけるロボット手術の最前線　肝腫瘍に対するロボット手術．消化器外科，41(1)：41-56, 2018.
8) 須田康一，他：ロボット支援胸腔鏡下食道亜全摘術．手術，67(10)：1429-1434, 2013.
9) Sugioka A, Kato Y, Tanahashi Y：Systematic extrahepatic Glissonean pedicle isolation for anatomical liver resection based on Laennec's capsule：Proposal of a novel comprehensive surgical anatomy of the liver. J Hepatobiliary Pancreat Sci, 24(1)：17-23, 2017.
10) Nota C, et al：Robot-assisted laparoscopic liver resection：A systematic review and pooled analysis of minor and major hepatectomies. HPB (Oxford), 18(2)：113-120, 2016.
11) Giulianotti PC, et al：Robot-assisted laparoscopic extended right hepatectomy with biliary reconstruction. J Laparoendosc Adv Surg Tech A, 20(2)：159-163, 2010.

15 その他の術式―横隔膜下腫瘍に対するアプローチ法の工夫―

1) Kaneko H, et al：Laparoscopic partial hepatectomy and left lateral segmentectomy：Technique and results of a clinical series. Surgery, 120(3)：468-475, 1996.
2) Wakabayashi G, et al：Standardization of basic skills for laparoscopic liver surgery towards laparoscopic donor hepatectomy. J Hepatobiliary Pancreat Surg, 16(4)：439-444, 2009.
3) Ban D, et al：A novel difficulty scoring system for laparoscopic liver resection. J Hepatobiliary Pancreat Sci, 21(10)：745-753, 2014.
4) Teramoto K, et al：Laparoscopic and thoracoscopic partial hepatectomy for hepatocellular carcinoma. World J Surg, 27(10)：1131-1136, 2003.
5) Murakami M, et al：Video-assisted thoracoscopic surgery：Hepatectomy for liver neoplasm. World J Surg, 35(5)：1050-1054, 2011.
6) Fuks D, Gayet B：Laparoscopic surgery of postero-lateral segments：A comparison between transthoracic and abdominal approach. Updates Surg, 67(2)：141-145, 2015.
7) 青木武士，他：腹腔鏡下肝切除における3Dナビゲーションの実際．胆と膵，34(1)：49-53, 2013.
8) 青木武士，他：腹腔鏡下肝部分切除術．消化器外科，41(5)：718-732, 2018.
9) Aoki T, et al：Three-dimensional virtual, endoscopy for laparoscopic and thoracoscopic liver resection. J Am Coll Surg, 221(2)：e21-e26, 2015.
10) Aoki T, et al：Routes for virtually guided endoscopic liver resection of subdiaphragmatic liver tumors. Langenbecks Arch Surg, 401(2)：263-273, 2016.
11) Aoki T, et al：Preoperative tattooing for precise and expedient localization of landmark in laparoscopic liver resection. J Am Coll Surg, 221(5)：e97-e101, 2015.
12) 青木武士，他：LED励起ICG蛍光video navigation systemを用いた新しい肝区域同定法．外科治療，96(6)：1047-1049, 2007.
13) Aoki T, et al：Intraoperative fluorescent imaging using indocyanine green for liver mapping and cholangiography. J Hepatobiliary Pancreat Sci, 17(5)：590-594, 2010.
14) Wakabayashi G, et al：Recommendations for laparoscopic liver resection：A report from the second international consensus conference held in Morioka. Ann Surg, 261(4)：619-629, 2015.

第Ⅲ章 術中・術後のトラブルと回避法

1 出血

1) Gayet B, et al: Totally laparoscopic right hepatectomy. Am J Surg, 194(5): 685-689, 2007.
2) Makabe K, et al: Efficacy of occlusion of hepatic artery and risk of carbon dioxide gas embolism during laparoscopic hepatectomy in a pig model. J Hepatobiliary Pancreat Sci, 21(8): 592-598, 2014.
3) Otsuka Y, et al: Gas embolism in laparoscopic hepatectomy: What is the optimal pneumoperitoneal pressure for laparoscopic major hepatectomy? J Hepatobiliary Pancreat Sci, 20(2): 137-140, 2013.
4) Kobayashi S, et al: An experimental study on the relationship among airway pressure, pneumoperitoneum pressure, and central venous pressure in pure laparoscopic hepatectomy. Ann Surg, 263(6): 1159-1163, 2016.
5) 日本内視鏡外科学会HP 技術認定制度 評価基準(肝)
 (http://www.jses.or.jp/member/pdf_gijutsu1/kanzou.pdf)
6) 内田一徳: 内視鏡下結紮・縫合操作. 消化器外科, 40(8): 1179-1188, 2017.

2 他臓器損傷

1) Mizuguchi T, et al: Rapid recovery of postoperative liver function after major hepatectomy using saline-linked electric cautery. Hepatogastroenterology, 55(88): 2188-2192, 2008.
2) van der Poel MJ, et al: Outcome and learning curve in 159 consecutive patients undergoing total laparoscopic hemihepatectomy. JAMA Surg, 151(10): 923-928, 2016.
3) Lewin JW, et al: Long-term survival in laparoscopic vs open resection for colorectal liver metastases: Inverse probability of treatment weighting using propensity scores. HPB (Oxford), 18(2): 183-191, 2016.
4) Martin RC 2nd, et al: Laparoscopic versus open hepatic resection for hepatocellular carcinoma: Improvement in outcomes and similar cost. World J Surg, 39(6): 1519-1526, 2015.
5) Bueno A, et al: Laparoscopic limited liver resection decreases morbidity irrespective of the hepatic segment resected. HPB (Oxford), 16(4): 320-326, 2014.
6) Nguyen KT, Gamblin TC, Geller DA: World review of laparoscopic liver resection-2,804 patients. Ann Surg, 250(5): 831-841, 2009.
7) Sugimoto M, et al: Image overlay navigation by markerless surface registration in gastrointestinal, hepatobiliary and pancreatic surgery. J Hepatobiliary Pancreat Sci, 17(5): 629-636, 2010.
8) 久保田喜久, 大塚由一郎, 金子弘真: 腹腔鏡下肝切除のための術前画像診断. 肝胆膵画像, 14(3): 205-211, 2012.
9) Tanaka C, et al: Optical trocar access for initial trocar placement in laparoscopic gastrointestinal surgery: A propensity score-matching analysis. Asian J Endosc Surg, Epub ahead of print, 2018 Apr 19.
10) 渡邊祐介, 倉島庸, 平野聡: 高周波手術装置(電気メス)の原理と有害事象. 臨床外科, 72(5): 520-525, 2017.
11) 藤原道隆, 他: 超音波凝固切開装置と血管シーリング装置の原理, 歴史と特徴. 臨床外科, 72(5): 526-534, 2017.
12) 守屋仁布, 他: 右副腎静脈と短肝静脈の位置関係からみた腹腔鏡下右副腎摘除術. 臨床解剖研究会記録, No.4: 36-37, 2004.

3 ガス塞栓

1) 新田浩幸, 他: 腹腔鏡下肝切除術の手術手技. 手術, 59(4): 455-460, 2005.
2) 黒川剛, 稲垣均, 野浪敏明: 腹腔鏡下肝切除の要点. 臨床外科, 60(8): 1029-1033, 2005.
3) 金子弘真: 腹腔鏡下外側区域切除術. 消化器外科, 27(6): 980-986, 2004.
4) 藤田文彦, 他: 肝外側区域切除術. 手術, 59(6): 869-874, 2005.
5) 森俊幸, 杉山政則, 跡見裕: 肝癌. 外科治療, 92(1): 22-30, 2005.
6) 水口徹, 他: 腹腔鏡下肝切除術. 消化器外科, 29(8): 1227-1233, 2006.
7) Viganò L, et al: Laparoscopic liver resection: A systematic review. J Hepatobiliary Pancreat Surg, 16(4): 410-421, 2009.

8) Schmandra TC, et al：Transoesophageal echocardiography shows high risk of gas embolism during laparoscopic hepatic resection under carbon dioxide pneumoperitoneum. Br J Surg, 89 (7)：870-876, 2002.
9) Jayaraman S, et al：The association between central venous pressure, pneumoperitoneum, and venous carbon dioxide embolism in laparoscopic hepatectomy. Surg Endosc, 23 (10)：2369-2373, 2009.
10) Biertho L, Waage A, Gagner M：Laparoscopic hepatectomy. Ann Chir, 127 (3)：164-170, 2002.
11) Koffron AJ, et al：Evaluation of 300 minimally invasive liver resections at a single institution：Less is more. Ann Surg, 246 (3)：385-392, 2007.
12) Buell JF, et al：Experience with more than 500 minimally invasive hepatic procedures. Ann Surg, 248 (3)：475-486, 2008.
13) Bryant R, et al：Laparoscopic liver resection-understanding its role in current practice：The Henri Mondor Hospital experience. Ann Surg, 250 (1)：103-111, 2009.
14) Bazin JE, et al：Haemodynamic conditions enhancing gas embolism after venous injury during laparoscopy：A study in pigs. Br J Anaesth, 78 (5)：570-575, 1997.
15) Sharma KC, et al：Laparoscopic surgery and its potential for medical complications. Heart Lung, 26 (1)：52-64, 1997.
16) Lindberg F, Bergqvist D, Rasmussen I：Incidence of thromboembolic complications after laparoscopic cholecystectomy：Review of the literature. Surg Laparosc Endosc, 7 (4)：324-331, 1997.
17) Cottin V, Delafosse B, Viale JP：Gas embolism during laparoscopy：A report of seven cases in patients with previous abdominal surgical history. Surg Endosc, 10 (2)：166-169, 1996.
18) Magrina JF：Complication of laparoscopic surgery. Clin Obstet Gynecol, 45 (2)：469-480, 2002.
19) Yacoub OF, et al：Carbon dioxide embolism during laparoscopy. Anesthesiology, 57 (6)：533-535, 1982.
20) Lantz PE, Smith JD：Fatal carbon dioxide embolism complicating attempted laparoscopic cholecystectomy--case report and literature review. J Forensic Sci, 39 (6)：1468-1480, 1994.
21) Kobayashi S, et al：An experimental study on the relationship among airway pressure, pneumoperitoneum pressure, and central venous pressure in pure laparoscopic hepatectomy. Ann Surg, 263 (6)：1159-1163, 2016.
22) Kono M, et al：Cardiac arrest associated with use of an argon beam coagulator during laparoscopic cholecystectomy. Br J Anaesth, 87 (4)：644-646, 2001.
23) Roberts MW, et al：Cardiopulmonary responses to intravenous infusion of soluble and relatively insoluble gases. Surg Endosc, 11 (4)：341-346, 1997.
24) Croce E, et al：Laparoscopic liver tumour resection with the argon beam. Endosc Surg Allied Technol, 2 (3-4)：186-188, 1994.
25) Veyckemans F, Michel I：Venous gas embolism from an Argon coagulator. Anesthesiology, 85 (2)：443-444, 1996.
26) Stojeba N, et al：Possible venous argon gas embolism complicating argon gas enhanced coagulation during liver surgery. Acta Anaesthesiol Scand, 43 (8)：866-867, 1999.
27) Ousmane ML, Fleyfel M, Vallet B：Venous gas embolism during liver surgery with argon-enhanced coagulation. Eur J Anaesthesiol, 19 (3)：225, 2002.
28) Min SK, Kim JH, Lee SY：Carbon dioxide and argon gas embolism during laparoscopic hepatic resection. Acta Anaesthesiol Scand, 51 (7)：949-953, 2007.
29) Ikegami T, et al：Argon gas embolism in the application of laparoscopic microwave coagulation therapy. J Hepatobiliary Pancreat Surg, 16 (3)：394-398, 2009.

4 自動縫合器関連

1) Raoof M, et al：Morbidity and mortality in 1,174 patients undergoing hepatic parenchymal transection using a stapler device. Ann Surg Oncol, 21 (3)：995-1001, 2014.
2) Li H, Wei Y：Hepatic vein injuries during laparoscopic hepatectomy. Surg Laparosc Endosc Percutan Tech, 26 (1)：e29-31, 2016.

■ 肝臓内視鏡外科研究会でのアンケート結果

1) Ban D, et al: A novel difficulty scoring system for laparoscopic liver resection. J Hepatobiliary Pancreat Sci, 21(10): 745-753, 2014.
2) Tanaka S, et al: Validation of a difficulty scoring system for laparoscopic liver resection: A multicenter analysis by the endoscopic liver surgery study group in Japan. J Am Coll Surg, 225(2): 249-258, 2017.
3) Dindo D, Demartines N, Clavien PA: Classification of surgical complications: A new proposal with evaluation in a cohort of 6,336 patients and results of a survey. Ann Surg, 240(2): 205-213, 2004.
4) 肝臓内視鏡外科研究会ホームページ(http://lapliver.jp)

■ 肝臓内視鏡技術認定制度

1) Wakabayashi G, et al: Recommendations for laparoscopic liver resection: A report from the second international consensus conference held in Morioka. Ann Surg, 261(4): 619-629, 2015.
2) 日本内視鏡外科学会:内視鏡外科手術に関するアンケート調査―第13回集計結果報告―13th Nationwide Survey of Endoscopic Surgery in Japan. 日本内視鏡外科学会雑誌, 21(6): 658-723, 2016.
3) Sakai Y, Kitano S: Practice guidelines on endoscopic surgery for qualified surgeons by the endoscopic surgical skill qualification system. Asian J Endosc Surg, 8(2): 103-113, 2015.
4) 日本内視鏡外科学会―技術認定制度(http://www.jses.or.jp/member/gijutsu1.html#hyokakijun)
5) 日本内視鏡外科学会―公認研究会・後援講習会(http://www.jses.or.jp/member/association.html)

編者略歴

金子 弘真（KANEKO Hironori）
▶ 東邦大学医学部外科低侵襲学分野　特任教授

1952年東京都生まれ．1976年東邦大学医学部卒業．東邦大学第2外科入局．1987年米国Connecticut州Hartford病院外科にて3年間の臨床研究．1993年最初の腹腔鏡下肝切除術を開始．翌年世界で初めての腹腔鏡下肝外側区域切除を行う．2005年東邦大学大森病院消化器センター外科教授．2008年東邦大学医学部一般消化器外科主任教授．2015年第27回日本肝胆膵外科学会会長，2016年第78回日本臨床外科学会会長．2017年東邦大学医学部外科低侵襲学分野特任教授，同年NPO法人肝臓内視鏡外科研究会理事長．

若林　剛（WAKABAYASHI Go）
▶ 上尾中央総合病院肝胆膵疾患先進治療センター　センター長

1957年東京都生まれ．1982年慶應義塾大学医学部卒業．1988年米国Harvard Medical Schoolにて3年間の留学後，川崎市立川崎病院に勤務．1993年慶應義塾大学外科学教室助手，1994年Berlin自由大学，2001年米国Jackson記念病院に短期留学．その後，慶應義塾大学外科学教室専任講師を経て，2005年岩手医科大学医学部外科学講座教授，2015年上尾中央総合病院肝胆膵疾患先進治療センター長．日本外科学会，日本消化器外科学会，日本肝胆膵外科学会など国内外を代表する30以上の学会に所属し，その多くの理事，評議員などの役員を務める．

腹腔鏡下肝切除術ガイド

2019年12月1日　1版1刷　　　　　©2019

監修者	編　者
肝臓内視鏡外科研究会	金子弘真　若林　剛

発行者
株式会社　南山堂　代表者　鈴木幹太
〒113-0034　東京都文京区湯島4-1-11
TEL 代表 03-5689-7850　　www.nanzando.com

ISBN 978-4-525-31361-6　　定価（本体13,000円＋税）

〈出版者著作権管理機構 委託出版物〉
複製を行う場合はそのつど事前に（一社）出版者著作権管理機構（電話03-5244-5088，FAX 03-5244-5089，e-mail: info@jcopy.or.jp）の許諾を得るようお願いいたします．

本書の内容を無断で複製することは，著作権法上での例外を除き禁じられています．また，代行業者等の第三者に依頼してスキャニング，デジタルデータ化を行うことは認められておりません．

──────── **付属 DVD-Video をご使用になる前にお読みください** ────────

※このディスクを著作権者に無断で複製（異なるテレビジョン方式を含む），放送（有線・無線），上映，公開，レンタルすることは法律で禁止されています．

※ DVD-Video とは，映像と音声を高密度に記録したディスクです．DVD-Video 対応プレーヤーで再生してください．DVD-ROM 再生機やパソコンなど，一部の機種で再生できない場合があります．

※本 DVD-Video に収録されたソフトウェアおよびデータは，著作権によって保護されています．

※本 DVD-Video を著作者の許可なく複製，ネットワークへの転送，および営利目的での使用，または転売することを禁じます．

※本 DVD-Video は図書館における館外貸出を禁止します．

※本 DVD-Video に関し，株式会社南山堂は一切動作保証をいたしません．また，本 DVD-Video の使用により利用者または第三者に直接・間接的損害が生じても，いかなる責任も負わないものとし，一切の賠償も行わないものとしますので，予めご了承ください．

※社名および商品名は，各社の登録商標です．